骨伤科常见疾病诊疗精要

GUSHANGKE CHANGJIAN JIBING ZHENLIAO JINGYAO

编著 孔 超

上海交通大学出版社
SHANGHAI JIAO TONG UNIVERSITY PRESS

内容提要

本书首先介绍了骨伤病的分类和病因、病机；然后详细阐述了上肢骨折与脱位、下肢骨折与脱位、躯干骨折与脱位等内容。本书较为全面地阐述了骨伤科常见疾病的病因、发病机制、临床表现、相关检查、诊断原则和治疗方法等内容，适合外科医师、骨科医师和实习医师参考使用。

图书在版编目（CIP）数据

骨伤科常见疾病诊疗精要 / 孔超编著. --上海：上海交通大学出版社，2023.12
ISBN 978-7-313-29393-0

Ⅰ.①骨… Ⅱ.①孔… Ⅲ.①中医伤科学－诊疗 Ⅳ.①R274

中国国家版本馆CIP数据核字（2023）第168215号

骨伤科常见疾病诊疗精要
GUSHANGKE CHANGJIAN JIBING ZHENLIAO JINGYAO

编　　著：孔　超	
出版发行：上海交通大学出版社	地　　址：上海市番禺路951号
邮政编码：200030	电　　话：021-64071208
印　　制：广东虎彩云印刷有限公司	
开　　本：889mm×1194mm 1/32	经　　销：全国新华书店
字　　数：266千字	印　　张：10.375
版　　次：2023年12月第1版	插　　页：2
书　　号：ISBN 978-7-313-29393-0	印　　次：2023年12月第1次印刷
定　　价：198.00元	

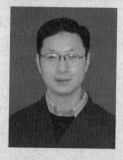

孔 超 ◎

男，毕业于河南中医药大学中医骨伤专业，现就职于山东省邹城市中医院。擅长骨折、关节脱位的手术及手法整复，小针刀治疗颈肩腰腿痛等疾病。曾多次获"优秀医师""先进个人"等荣誉称号。发表论文6篇，出版著作2部。

前 言
FOREWORD

过去半个多世纪以来，随着生产力的飞速发展和科学技术的不断进步，我国骨伤科学也获得了长足的进展。当今我国骨伤科学既沿袭了我国传统医学历史长河中有益的经验和科学的学术思想，又总结了近、现代骨伤科名家之先进的方法和理论，同时还吸收了现代科学技术发展的新成就，从而使我国骨伤科学正在逐步形成一门既具有我国传统医学特色和优势，又具有现代时代特征的重要临床学科。

随着21世纪生命科学的到来，骨伤科学的发展正面临着严峻的机遇和挑战。一方面，独具特色的中医和中西医结合骨伤科学的研究越来越受到医学界和广大患者的关注；另一方面，有些人对现代中医和中西医结合骨伤科的特点和优势认识不足，未从我国的国情出发，而是一味地盲目追赶西医骨科"高、新、尖"诊疗技术的潮流，加之目前受经济利益的驱动，诊治骨伤科疾病的一些有效的传统方法大有被湮没之势。因此，系统且全面地总结骨伤科临床诊治经验以展现我国骨伤科学的特点和优势，已是迫在眉睫。

为了能给骨伤科医师提供一部特色突出、系统而又全面的临床参考书，我编写了《骨伤科常见疾病诊疗精要》一书。本书旨在系统地阐述骨伤科学的理论、方法和技术，全面地反映现代中医和中西医结合骨伤科学在防治骨伤科疾病方面的成就和方法，详细地总结防治骨伤疾病方面的丰富经验和心得体会，以适应骨伤科学的学科发展需要。

本书首先简要地介绍了骨伤病的分类、病因和病机；然后详细地阐述了上肢骨折与脱位、下肢骨折与脱位、躯干骨折与脱位等内容。本书选题新颖、资料翔实、内容丰富、通俗易懂，适合外科医师、骨科医师和实习医师参考使用，也可作为社区医师、乡镇医师的学习用书。

由于编写时间仓促，加上编者编写经验、水平有限，书中不足或疏漏之处在所难免。在此，恳请广大读者在阅读过程中提出宝贵的意见，以便再版时改进。

孔超

山东省邹城市中医院

2023 年 2 月

目　录

CONTENTS

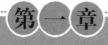

第一章
骨伤病的分类、病因和病机

第一节　骨伤病的分类

根据骨伤科研究对象的特点,骨伤科疾病主要包括筋骨损伤与筋骨关节疾病两大部分。

一、筋骨损伤的分类

损伤是对外界各种创伤因素作用于人体,引起皮肉、筋骨、脏腑等组织结构破坏及其局部和全身反应疾病的统称。根据损伤的性质和特点可进行以下分类。

(一)按损伤的部位分类

1.外伤

外伤指皮、肉、筋、骨、脉的损伤,临床可分为骨折、脱位与筋伤。

(1)骨折:指由于外力作用使骨的完整性或连续性发生部分或完全的断裂,古称"折骨"。

(2)脱位:指构成关节的骨端关节面脱离正常位置,引起关节功能障碍者,古称"脱白"或"脱价"。

(3)筋伤:指各种暴力或慢性劳损等原因所造成筋的损伤的统称。

2.内伤

内伤指因外力作用引起入体内部气血、经络、脏腑损伤或功能紊乱,而产生一系列症状的统称,古称"内损"。与中医内科由于七情六欲、饮食劳倦等原因所致的内伤有着本质不同。根据其病理不同,可分为气血损伤、脏腑损伤、经络损伤等各种类型;根据脏腑损伤部位不同又可分为头部内伤、胸部内伤、腹部内伤等类型。

(二)按损伤的性质分类

1.急性损伤

急性损伤指由于急骤的暴力所引起的损伤。

2.慢性劳损

慢性劳损指由于劳逸失度或体位不正确,而外力又经年累月作用于人体所致的损伤。

(三)按受伤的时间分类

1.新伤

新伤指 2～3 周以内的损伤或受伤后立即就诊者。

2.陈伤

陈伤又称"宿伤",是指新伤失治,日久不愈,或愈后又因某些诱因,隔一定时间在原受伤部位复发者。

(四)按受伤部位的皮肤或黏膜是否破损分类

1.闭合性损伤

闭合性损伤指受钝性暴力损伤而外部无创口者。皮肤、黏膜完整,则伤处不受污染,外邪不易侵入。

2.开放性损伤

开放性损伤指由于锐器、火器、刀刃等锐性暴力或钝性暴力作用,使皮肤或黏膜破损,而有创口流血,深部组织与外界环境相通者。皮肤或黏膜破损,外邪可从伤口侵入,容易发生感染,故变证多端。

(五)按受伤的程度不同分类

损伤的严重程度与致伤因素的性质强度、作用时间的长短、受伤的部位及其面积的大小和深度等有关。可分为轻伤或重伤。

(六)按伤者的职业特点分类

一般可分为生活性损伤、工业性损伤、农业性损伤、交通性损伤、运动性损伤及战争性损伤等。因为损伤的发生是与工作职业和生活习惯有一定的关系,如运动员及舞蹈、杂技、武打演员容易发生各种运动损伤等。

(七)按致伤因素的理化性质分类

一般可分为物理性损伤、化学性损伤和生物性损伤等。物理性损伤包括外力、高热、冷冻、电流等。骨伤科学研究的对象主要是外力因素引起的损伤。

二、筋骨病损的分类

筋骨关节疾病主要研究的是非外力因素引起人体骨骼、关节、筋肉等运动系统的疾病。其范畴有各种骨与关节的疾病,还有"筋"病。中医的"筋"还包含《灵枢·经筋》所列的十二经筋,经筋的含义类似周围神经循行路线,其疾病的主要症状有疼痛、麻木不仁及萎废不用等。筋骨关节疾病的分类方法较多,以下是常见的筋骨关节疾病,按其病因、部位及相似的临床表现来归纳分类。

(一)骨与关节先天性畸形

1.骨关节发育障碍

如成骨不全、软骨发育不全、石骨症、婴儿骨皮质增厚症等。

2.脊柱先天性畸形

如斜颈、寰椎枕骨化、枢椎齿状突畸形、半椎体畸形脊椎裂等。

3.四肢先天性畸形

如先天性高肩胛症、先天性骨缺如、先天性多指、先天性髋关节脱位、先天性胫骨假关节先天性马蹄内翻足等。

(二)骨关节感染性疾病

1.骨痈疽

骨痈疽指化脓性细菌侵入骨、关节而引起骨与关节化脓性感染的疾病,中医统称为"骨痈疽"。骨组织化脓性感染为化脓性骨髓炎,急性期中医为"附骨痈",慢性期中医为"附骨疽";关节化脓性感染为化脓性关节炎,中医又称"关节流注"。

2.骨关节结核

骨关节结核指结核分枝杆菌侵入骨或关节而引起的化脓性、破坏性病变的疾病,因其发病于骨或关节,消耗气血津液,后期形体羸瘦、正气衰败、缠绵难愈,中医称为"骨痨",西医称为"骨关节结核"。

(三)筋骨关节痹证

筋骨关节痹证指由于素体虚弱,正气不足,腠理不密,风、寒湿、热等外邪乘虚而入,侵袭人体,闭阻经络,气血运行不畅,引起的筋骨关节疼痛肿胀、麻木、重着等病证。包含了风湿性关节炎、类风湿关节炎、强直性脊柱炎、痛风性关节炎、创伤性关节炎、退行性关节炎等疾病。

(四)筋骨关节痿证

筋骨关节痿证指人体遭受外伤、邪毒侵袭或正气亏损后,出现以肢体筋脉弛缓、肌肉瘦削、手足痿软无力及麻木为特征的病症的统称。临床以下肢瘦弱,步履艰难,甚则不能随意运动者较为多见,故《黄帝内经》有"痿躄"之称。多发性神经炎、脊髓灰质炎、脑性瘫痪、肌病性瘫痪、偏瘫、截瘫、单瘫、肌萎缩症等,均属痿证范畴。

(五)筋挛

筋挛指由于先天发育障碍、损伤、缺血、邪毒侵袭、炎症、瘫痪等原因,使身体某群筋肉持续性收缩,或皮肤、关节囊韧带失去正常弹性而挛缩,引起关节运动功能障碍的统称,如缺血性肌挛缩症、手内在肌挛缩症、掌腱膜挛缩症、髂胫束挛缩症、关节挛缩症等。

(六)骨坏死性疾病

中医称"骨蚀",属"骨痹"范畴。在临床上有一些特定的好发部位,如骨骺骨软骨病、剥脱性骨软骨病、创伤性骨坏死、激素性骨坏死等疾病。

(七)代谢性筋骨关节疾病

代谢性骨病指各种原因引起的骨内矿物质或骨基质代谢障碍,以及由此造成的骨组织生物化学和形态变化而出现的症状和体征。临床常出现骨质疏松、骨的生长障碍、骨的发育畸形或骨的坏死等,如佝偻病、骨软化症、骨质疏松症等疾病。

(八)骨肿瘤

骨肿瘤指发生在骨及骨的附属组织的肿瘤,包括原发性肿瘤、继发性肿瘤、瘤样病变等。对于骨肿瘤的分类,现仍以组织形态及细胞来源为基础分类,也可按良性、中间与恶性肿瘤等分类。

(九)地方病性骨病

与地域的水源、气候、饮食等因素有关的疾病称地方性骨病,如大骨节病、氟骨病等。

(十)职业病性骨病

因从事接触有害物质的工种引起的相关疾病,如减压病、职业中毒及放射病等。

第二节 骨伤病的病因

一、骨折病因

骨或骨小梁的完整性破坏或连续性中断即为骨折。造成骨折的原因主要有外力作用和人体内在病理因素两种。

(一)外力作用

外力可分为直接暴力、间接暴力、肌肉牵拉力和持续损伤 4 种。不同的外力形式所致的骨折,其临床特点各异。

1.直接暴力

骨折发生于外来暴力直接作用的部位,如火器伤、机器绞、轧伤、碰撞打击伤所引起的骨折,多呈横形或粉碎性骨折,常合并明显的软组织损伤,如为开放性骨折,骨折断端与外界交通形式多为由外向内穿破皮肤,容易导致感染。若发生在前臂或小腿,两骨骨折部位多在同一平面。

2.间接暴力

骨折发生在远离外来暴力作用的部位。间接暴力包括传达暴力、扭转暴力等。骨折多为斜形或螺旋形;如跌倒时手掌触地,因间接暴力可在桡骨下端、桡尺骨、肱骨髁上或肱骨近端等部位发生骨折,这类骨折软组织损伤相对较轻。如为开放骨折,骨折断端与外界交通形式多为由内向外穿破皮肤,感染率较低。若发生在前臂或小腿,则两骨骨折的部位多不在同一个平面。

3.肌肉牵拉力

肌肉牵拉暴力是指急剧而不协调的肌肉收缩所引起的肌肉附着处骨块的撕脱。这类骨折的好发部位为髌骨、尺骨鹰嘴、肱骨内上髁、肱骨大结节、胫骨结节、第五跖骨基底部、髂前上棘等处。

4.持续累积损伤

长期反复的震动或循环往复的疲劳运动,可使骨内应力集中积累,造成慢性损伤性骨折。如新兵长途强行军可导致第二跖骨颈或腓骨下端骨折,操纵机器震动过久可致尺骨下端骨折,这种骨折多无移位或移位不多,但愈合较慢。

(二)病理因素

病理骨折的概念常见于脆骨病、佝偻病骨软化症、甲状旁腺功能亢进、骨髓炎、骨囊肿、骨巨细胞瘤、骨肉瘤、转移性肿瘤侵犯骨骼及骨质疏松等,病变发展到一定程度,骨质遭到严重破坏时,即便是轻微外力,亦可导致骨折。

二、脱位病因

(一)外因

外伤性脱位多由直接或间接暴力作用所致。其中间接暴力(传达、杠杆、扭转暴力等)引起者较多见。

(二)内因

1.生理因素

主要与年龄、性别、体质、局部解剖结构特点等有关。外伤性脱位多见于青壮年,儿童和老年人较少见。儿童体重轻;关节周围韧带和关节囊柔软,不易撕裂;关节软骨富有弹性,缓冲作用大。虽遭受暴力的机会多,但不易脱位,而常常造成骨骺滑脱。老年人活动相对较少,遭受暴力的机会少,因其骨质相对疏松,在遭受外力时易发生骨折,故发生脱位者也较少。男性外出工作较多,工作量较大,关节活动范围较大,发生关节脱位的机会相应也大于女性。年老体弱者,筋肉松弛,易发生关节脱位,尤以颞颌关节脱位较多见。

2.病理因素

先天性关节发育不良、关节和关节周围韧带松弛较易发生脱位,如先天性髋关节脱位。关节脱位后经手法复位成功,如未能固定足够的时间或根本未固定,关节囊和关节周围韧带的损伤未能很好修复或修复不全,常可导致关节再脱位或习惯性脱位。关节内病变或近关节病变可引起骨端或关节面损坏,导致病理性关节脱位。如化脓性关节炎、骨关节结核等疾病的中、后期可并发关节脱位。

三、筋骨病损病因

正如《金匮要略》所言"千般灾难,不越三条",筋骨病损的病因也分为外因、内因、不内外因。宋代陈言《三因极一病证方论·三因论》曰:"六淫,天之常气,冒之则先从经络流入,内合于脏腑,为外所因;七情,人之常性,动之则先自脏腑郁发,外形于形体,为内所因;其如饮食饥饱,叫呼伤气,尽神度量,疲极筋力,阴阳违逆,及至虎狼毒虫,金疮踒折,疰忤附着,畏压缢溺,有悖常理,为不内外因。"

外感六淫,流注经络,内入脏腑,继而伤至筋脉骨肉,此为外因。《素问·痹论》曰:"风寒湿三气杂至,合而为痹也。其风气胜者为行痹,寒气胜者为痛痹,湿气胜者为著痹也。"指出痹症多为外感风寒湿邪。又《素问·痿论》曰:"肺热叶焦,则皮毛虚弱急薄,著则生痿躄也。"指出火热邪毒可以伤阴劫血,而导致筋脉骨肉失养而发生痿痹。

内伤七情,郁发于脏腑,外形于肢体,此为内因。是由于情绪变化引起脏腑精气功能紊乱而致疾病发生或诱发的一类病因。七情内伤可直接伤及内脏,作用于脏腑所主之体。也会因情志致病,影响脏腑气机使其升降失常。《素问·举痛论》说:"百病生于气也,怒则气上,喜则气缓,悲则气消,恐则气……惊则气……思则气结。"气机的失调进一步影响精血津液的输布,产生如血瘀、痰饮等病理产物。

不为邪气情志所生,如饮食所伤、劳倦过度、跌打损伤、虫兽伤、溺水等,即为不内外因。大部分急性的筋骨病损多由跌打损伤引起,活动不慎,闪腰顿挫,猝受外力,筋伤骨折。而慢性劳损性的疾病则常由劳倦过度引起,外在长期积累性的损伤作用于机体,造成如现代之颈椎病、腰肌劳损、骨关节炎等疾病,其临床特点是起病缓慢、迁延反复。这类疾病的治疗强调除了在药物与局部治疗之外,更应注重平素正确生活习惯的养成。

导致筋骨病损病的病因常常不是孤立的,三因之间也多有互相影响与转化。如骨质疏松引起的病理性骨折,多是素体虚弱,后天生化无力,筋骨失养,在受到外界暴力之下发生的骨折。所以在治疗筋骨病损的时候,要"分别三因,归于一治",全面而整体的用药施治。

第三节　骨伤病的病机

一、骨折的病机

骨折移位概念的程度和方向,既与暴力的大小、方向、作用点及搬运情况等外在因素有关,又与肢体远侧端的重心、肌肉附着点及其收缩牵拉力等内在因素有关。骨折移位方式有下列 5 种。

(一)成角移位

两骨折段的轴线交叉成角,以角顶的方向称为向前、向后、向外或向内成角。

(二)侧方移位

两骨折端相对移向侧方,四肢按骨折远端的移位方向称为向前、向后、向内或向外侧方移位。脊柱则以上位椎体移位的方向来分。

(三)短缩移位

骨折端互相重叠或嵌插,骨的长度因而缩短。

(四)分离移位

两骨折端互相分离,使肢体的长度增加,分离移位多由肢体的重力或牵引造成。

(五)旋转移位

骨折端绕骨的纵轴而旋转。旋转移位可使相邻关节的运动平面发生改变,使其功能活动发生严重障碍。

二、脱位的病机

脱位的发生是外力或病变破坏了稳定关节的因素,如关节囊、韧带等所形成的骨端关节面失去正常的位置关系。

(1)韧带损伤,关节稳定性降低,可形成半脱位,或进一步发展成全脱位。

(2)关节囊撕裂或破裂,失去对关节头的约束,关节头可从关节囊的破口处滑出,形成脱位。

(3)关节面正常关系改变。

一般情况下,韧带损伤、关节囊撕裂是脱位的先决条件,而残余暴力使关节头移位,关节面失去正常的对应关系,才产生脱位。颞颌关节脱位时,可无韧带及关节囊的撕裂。

三、筋骨病损的病机

人体是由皮肉、筋骨、气血、津液脏腑、经络等共同组成的一个有机整体,人体生命活动主要是脏腑功能的反映,脏腑功能活动的物质基础是气血、津液。脏腑各有不同的生理功能,通过经络联系全身的皮肉、筋骨等组织,构成复杂的生命活动,它们之间保持着相对的平衡,相互联系、相互依存、相互制约,无论是在生理活动上还是在病理变化上都有着不可分割的关系。人体筋骨系统的损伤,正如《正体类要·序》所述:"肢体损于外,则气血伤于内,营卫有所不贯,脏腑由之不和。"这明确指出了外伤与内损、局部与整体之间的辨证关系。所以在损伤的发生和发展的辨证论治过程中,应从整体观念出发,对损伤与皮肉、筋骨、气血、津液、脏腑、经络等之间的生理病理关系加以综合分析,才能正确认识损伤的本质和病理现象的

因果关系。故中医骨伤科治疗损伤疾病的原则之一就是强调局部
与整体的统一观。

(一)气血

气血运行于全身,周流不息,外而充养皮肉筋骨,内则灌溉五脏
六腑,维持着人体正常的生命活动,气血与人体的一切生理活动和
各种病理变化密切相关。

"气"一方面来源于父母的先天之精气,另一方面来源于从肺吸
入的清气与脾胃所化生之水谷精气的后天之气。这两种气相互结
合而形成"真气",成为人体生命活动的动力源泉和最基本的力量。
《灵枢·刺节真邪》曰:"真气者,所受于天,与谷气并而充身者也。"
真气沿着经脉分布到全身各处,形成心气、肺气、胃气、肾气、营气、
卫气等。气的主要功能,是一切生理活动的推动作用、温养形体的
温煦作用防御外邪侵入的防御作用、血和津液的化生、输布、转化的
气化和固摄作用。气在全身流通,无处不到,上升下降,维持着人体
动态平衡。

"血"由脾胃运化而来的水谷精气变化而成,《灵枢·决气》曰:
"中焦受气取汁,变化而赤,是谓血。"血形成之后,循行于脉中,依靠
气的推动而周流于全身,有营养各个脏腑、器官、组织的作用。《素
问·五藏生成》曰:"肝受血而能视,足受血而能步,掌受血而能握,
指受血而能摄。"说明全身的脏腑、皮肉、筋骨都需要得到血液的充
足营养,才能进行各种生理活动。

"气"与"血"两者的关系十分密切。血随气沿着经脉而循行全
身,相互依附,周流不息,以营养五脏、六腑、四肢、百骸。《素问·阴
阳应象大论》阐述了气血之间的关系是"阴在内,阳之守也;阳在外,
阴之使也。"而《血证论·吐血》则比喻为"气为血之帅,血随之而运
行;血为气之守,气得之而静谧。"

气血与损伤的关系极为密切,是损伤病机的核心内容。《杂病
源流犀烛·跌仆闪挫源流》中所说:"跌仆闪挫,卒然身受,由外及
内,气血俱伤病也。"当人体受到外力损伤后,常可导致气血运行紊
乱而产生一系列的病理变化。

1.伤气

因负重用力过度、举重呼吸失调、跌仆闪挫或撞击胸部等因素，导致人体气机运行失常，脏腑、器官、组织发生病变，出现"气"的功能失常及相应的病理现象。损伤轻者表现为气滞气虚，严重者可出现气闭、气脱，内伤肝胃还可见气逆等症。

（1）气滞：人体某一部位、某一脏腑的损伤，使气的流通发生障碍，出现"气滞"的病理现象。

《素问·阴阳应象大论》曰："气伤痛，形伤肿。"气本无形，郁滞则气聚，聚则似有形而实无质，气机不通之处，即伤病之所在。损伤气滞的特点为外无肿形、痛无定处、自觉疼痛范围较广、体表无明确压痛点。气滞在损伤中多见于胸胁迸伤或挫伤，出现胸胁胀痛，呼吸、咳嗽时均可牵掣作痛等。

（2）气虚：是全身或某一脏腑、器官、组织出现功能不足和衰退的病理现象。在某些慢性和严重损伤后期、体质虚弱和老年患者等均可见到。其主要证候为伤痛绵绵不休、疲倦乏力语声低微、气短、自汗、脉细软无力等。

（3）气闭：常为严重损伤而骤然导致气血错乱，气为血壅，气闭不宣的病理现象。其主要证候为一时性的晕厥不省人事、窒息、烦躁妄动、四肢抽搐或昏睡困顿等。

（4）气脱：严重损伤可造成本元不固而出现气脱，是气虚最严重的表现。如开放性损伤、头部外伤等严重损伤，失血过多造成气随血脱。气脱者多突然昏迷或醒后又昏迷，表现呼吸浅促、面色苍白、四肢厥冷、二便失禁、脉微弱等证候。

（5）气逆：损伤而致内伤肝胃，可造成肝胃气机不降而反逆上，出现嗳气频频、作呕欲吐或呕吐等症。

2.伤血

由于跌打坠堕、挤压挫撞以及各种机械冲击等伤及血脉，以致损伤出血或瘀血停积，而出现伤血的各种病理现象。伤血主要有血瘀、血虚、血脱和血热，其与伤气又有互为因果的关系。

（1）血瘀：多由于局部损伤出血，离经之血停滞或血液循行迟缓而不流畅,出现血瘀的病理现象。血有形,形伤肿,瘀血阻滞,经脉不通,不通则痛,故血瘀出现伤处肿胀、青紫、疼痛,面色晦暗、唇舌青紫脉细或涩等证候。痛如针刺刀割,痛点固定不移,是血瘀最突出的症状。由于瘀血不去,可使血不循经,反复出血不止。在损伤疾病中,常常气血两伤,气滞血瘀,肿痛并见,或伤气偏重,或伤血偏重,以及先痛后肿或先肿后痛等表现。

(2)血虚:是体内血液不足出现血亏虚的病理现象。在损伤疾病中,由于失血过多,新血一时未及补充;或因瘀血不去,新血不生;或筋骨严重损伤,累及肝肾,肝血肾精不充所致。表现为面色不华或萎黄、头晕、目眩、心悸、手足发麻、心烦失眠、爪甲色淡、唇舌淡白、脉细无力等证候。还可表现为局部损伤之处久延不愈,甚至血虚筋挛、皮肤干燥、头发枯焦,或关节缺少血液滋养而僵硬、活动不利。血虚患者,往往由于全身功能衰退,同时可出现气虚证候。气血俱虚则损伤局部愈合缓慢,功能长期不能恢复等。

(3)血脱:在创伤严重失血时,往往会出现四肢厥冷、大汗淋漓、烦躁不安甚至晕厥等虚脱症状。血虽以气为帅,但气的宁谧温煦需要血的濡养。失血过多时,气浮越于外而耗散,出现气随血脱、血脱气散的虚脱证候。

(4)血热:损伤后积瘀化热或肝火炽盛、血分有热均可引起血热。临床可见发热、口渴、心烦、舌红绛、脉数等证候,严重者可出现高热昏迷。积瘀化热,邪毒感染,还可致局部血肉腐败,酝酿液化成脓。血热妄行,则可见出血不止等症状。

(二)经络

经络内贯脏腑,外达肌表,网络全身,沟通内外上下,是调节体内各部分功能活动的通路。经络具有运行气血、营运阴阳、濡养筋骨、滑利关节的作用。经络包括十二经脉、奇经八脉、十五别络,以及经别、经筋等。《灵枢·本藏》曰:"经脉者,所以行血气而营阴阳,濡筋骨,利关节者也。"每一经脉都连接着内在的脏或腑,同时脏腑又存在相互表里的关系。《灵枢·经别》曰:"夫十二经脉者,人之所以生,病之所以成,人之所以治,病之所以起。"人体的生命活动,疾病变化和治疗作用,都是通过经络来实现的。

经络的病候主要有两方面:一是脏腑的损伤可以累及经络,而经络损伤又可内传脏腑出现症状;二是经络运行阻滞,会影响它循行所过组织器官的功能,出现相应部位的证候。《杂病源流犀烛·跌仆闪挫源流》曰:"损伤之患,必由外侵内,而经络脏腑并与俱伤。"《伤科真传秘抄》曰:"若为伤科而不知此十二经脉之系统,则虽有良药,安能见效,而用药、用手法,亦非遵循于此不可也。"《证治准绳·疡医》曰:"察其所伤,有上下轻重浅深之异,经络气血多少之殊。"

(三)脏腑

脏腑是化生气血,通调经络,濡养皮肉筋骨,主持人体生命活动的主要器官。脏与腑的功能各有不同,《素问·五藏别论》中曰:"五脏者,藏精气而不泻也。""六腑者,传化物而不藏。"脏的功能是化生和贮藏精气,腑的功能是腐熟水谷、传化糟粕、排泄水液。脏腑的生理各有所主,其主病亦各有不同之见证,损伤后势必造成脏腑生理功能紊乱,出现一系列病理变化。脏腑发生病变,必然会通过它的有关经络表现在体表,而位于体表的组织器官和经脉本身的病变,同样可以影响其所属的脏腑出现功能紊乱。《血证论》强调"业医不知脏腑,则病原莫辨,用药无方"。

1.肝、肾

筋骨损伤和肝、肾的关系十分密切,"肝主筋""肾主骨"的理论亦广泛地运用在损伤的辨证治疗上。

肝主筋,全身筋肉的运动与肝有密切关系。《杂病源流犀烛·筋骨皮肉毛发病源流》中说:"筋也者,所以束节络骨,绊肉绷皮,为一身之关纽,利全体之运动者也,其主则属于肝。"《素问·五藏生成》曰:"肝之合筋也,其荣爪也。"这些都说明肝主筋,主关节运动。运动属于筋,而筋又属于肝,肝血充盈才能养筋,筋得其所养,才能运动有力而灵活。若肝血不足,血不养筋,则出现手足拘挛、肢体麻木、屈伸不利等症。

肝藏血,肝脏具有贮藏血液和调节血量的功能。人静则血归于肝,人动则血运于诸经。《素问·五藏生成》曰:"故人卧,血归于……足受血而能步,掌受血而能握,指受血而能摄。"元代张洁古《活法机要》曰:"夫从高坠下,恶血留内,不分十二经络,医人俱作风中肝经,留于胁下,以中风疗之。血者,皆肝之所主,恶血必归于肝,不问何经之所伤,必留于胁下,盖肝主血故也。"如跌仆闪挫迸伤的疼痛多发生在胁肋少腹处,正是因为肝在胁下,肝经起于大趾,循少腹,布两胁的缘故。

肾主骨、主生髓,《素问·阴阳应象大论》曰:"肾生骨髓。""在体为骨。"《素问·五藏生成》曰:"肾之合骨也。"《灵枢·本神》曰:"肾藏精。"肾藏精,精生髓,髓养骨,所以骨的生长、发育、修复,均须依赖肾脏精气所提供的营养和推动,骨髓充实则骨骼坚强。《诸病源候论·腰痛不得俯仰候》曰:"肾主腰脚。"《医宗必读》认为腰痛的病因"有寒有湿,有风热,有挫闪,有瘀血,有滞气,有积痰,皆标也,肾虚其本也"。所以肾虚者易患腰部扭闪和劳损等症,而出现腰背酸痛、腰脊不能俯仰等证候。又如损骨必内动于肾,因肾生精髓,故骨折后如肾生髓不足,则无以养骨,故在治疗时须用补肾续骨之法,常配合入肾经的药物。筋骨相连,在骨折时也必然伤筋,筋伤则内动于肝,若肝血不充,无以荣筋,筋失滋养而影响修复。肝血肾精不足,还可以影响骨折的愈合,所以在补肾的同时须养肝、壮筋,常配合入肝经的药物。

2.脾、胃

主运化、胃主受纳,为气血生化之源,把水谷化为精微,并将精微物质转输至全身,对气血的生成和维持正常活动所必需的营养起着重要的作用。《素问·痿论》曰:"脾主身之肌肉。"《素问·五藏生成》曰:"脾之合肉也。"《素问·阴阳应象大论》曰:"脾在体为肉,在脏为脾。"《灵枢·本神》曰:"脾气虚则四肢不用。"脾胃受纳运化功能旺盛,则肌肉壮实,四肢活动有力,胃气强,五脏俱盛,损伤也容易恢复;若脾胃运化失常,化源不足,无以滋养脏腑筋骨,则肌肉瘦削,四肢疲怠,软弱无力,胃气弱,五脏俱衰,伤后不易恢复。所以有"胃气一败,百药难施"的说法,损伤之后要注重调理脾胃的功能。此外,脾还具有统摄血液防止溢出脉外的功能,它对损伤后的修复也起着重要的作用。

3.心、肺

"心主血,肺主气",气血的周流循环,输布全身,还有赖于心肺功能的健全。心肺调和,则气血得以正常循环输布,才能发挥煦濡的作用,筋骨损伤才能得到修复。《素问·五藏生成论》曰:"诸气者皆属于肺。"肺主一身之气,如果肺气不足,不但会影响呼吸功能,而且也会影响真气的生成,从而导致全身性的气虚,出现体倦无力、气短、自汗等症状。《素问·痿论》曰:"心主身之血脉。"心气有推动血液循环的功能。血行脉中,不仅需要心气的推动,而且也需血液的充盈,气为血之帅,而又依附于血。因此损伤后出血太多,血液不足而心血虚损时,心气也会随之不足,出现心悸、胸闷、眩晕等症。

(四)筋骨

1."筋出槽""骨错缝"

"筋出槽""骨错缝"是筋骨系统的病理状态,是中医骨伤科学的特有术语。

(1)"筋出槽"是与正常情况下"筋柔"相对应的病理状态,指在暴力或者慢性积累性外力作用下引起筋的正常形态结构、功能状态或者解剖位置发生异常改变。病理状态下,以手触摸筋伤之处,可以感觉到筋的张力增高,柔顺性下降,或出现凸凹不平的结节状改变,似乎高出周围正常的组织结构,或触及筋的凹槽,称为"筋出槽"。临床以局部疼痛、活动不利、触诊局部张力增高,可触及结节、条索等并伴有压痛为特征。可表现为筋强、筋歪筋断、筋走、筋粗、筋寒、筋热等多种形式。

(2)"骨错缝"是与正常情况下"骨正"相对应的病理状态,指在暴力或者慢性积累性外力作用下引起骨关节细微移位,并伴有疼痛和活动受限的一种病理状态。临床以局部疼痛,活动受限,触诊可见关节运动终末感增强,松动度下降并伴有局部压痛为主要特征。X线、CT等检查可发现异常改变。依照其错缝程度可以分为"骨节间微有错落不合缝""骨缝参差""骨缝开错""骨缝叠出""骨缝裂开"等。临床上,筋出槽者,未必伴有骨错缝;而骨错缝时,则必伴有筋出槽。

2.病机筋

病机筋的主要功能是连属关节,络缀形体,主司关节运动。《灵枢·经脉》曰:"筋为刚。"筋的功能坚劲刚强,能约束骨骼。《素问·五藏生成》曰:"诸筋者,皆属于节。"说明人体的筋都附着于骨上,大筋联络关节,小筋附于骨外,"所以屈伸行动,皆筋为之。"

凡筋的损伤多影响肢体的功能,局部肿痛、青紫,关节屈伸不利等。即使在"伤骨"的病症中,由于筋附着于骨的表面,筋亦往往首先受伤;关节脱位时,关节四周筋膜多有破损。所以,在治疗骨折、脱位时都应考虑筋伤的因素。慢性的劳损,亦可导致筋的损伤,如"久行伤筋",说明久行过度疲劳,可致筋的损伤。临床上筋伤机会甚多,其证候表现和病理变化复杂多端,一般来说,筋急则拘挛,筋弛则痿弱不用。

骨属于奇恒之腑,《灵枢·经脉》曰:"骨为干。"《素问·脉要精微论》又曰:"骨者,髓之府,不能久立,行则振掉,骨将惫矣。"指出骨的作用,不但为立身之主干,还内藏精髓,肾藏精、精生髓、髓养骨,骨受损伤,可累及肾,两者互为影响。

骨的损伤包括因各种暴力所引起的骨折、脱位。筋骨的损伤必然累及气血伤于内,因脉络受损,血瘀气滞,为肿为痛。所以治疗伤骨时,必须行气消瘀以纠正血瘀气滞的病理变化。伤筋损骨还可累及肝肾精气,《备急千金要方》曰"肾应骨,骨与肾合""肝应筋,与肝合"。肝肾精气充足,可促使肢体骨骼强壮有力。过度疲劳也能使人体筋骨受伤,"五劳所伤"所论久行伤筋与久立伤骨,如临床所见的跖骨疲劳骨折等。因此,伤后要注意调补肝肾,充分发挥精生骨髓的作用,促进筋骨的修复。

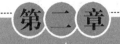

第二章
上肢骨折与脱位

第一节 锁 骨 骨 折

锁骨为两个弯曲的弧形管状长骨,横置于胸壁前上方外侧,侧架于胸骨与肩峰之间。内侧与胸骨柄相应的切迹构成胸锁关节;外侧端与肩峰内侧借着关节囊、肩锁韧带、三角肌、斜方肌肌腱附着部和喙锁韧带形成肩锁关节,其下有颈部至腋窝的臂丛神经和锁骨下动、静脉及神经穿过。锁骨略似"S"形,由内向外逐渐变细。外侧1/3凸向背侧,上下扁平,横断面呈扁平状椭圆形;锁骨内侧2/3凸向腹侧,横断面呈三角形;中1/3与外1/3交接处,横断面为类似椭圆形。由于其解剖上的弯曲形态,以及各部位横断面的不同形态,在中外1/3交接处就形成应力上的弱点而容易发生骨折。如果锁骨骨折移位严重或整复手法不当,手术操作失误,有可能造成其后下方的臂丛神经或锁骨下动脉损伤。

锁骨骨折是常见的上肢骨折之一,占全身骨折的3.5%~5.1%,占肩部骨折的53.1%,尤以儿童及青壮年多见。

一、病因、病理与分类

间接与直接暴力均可引起锁骨骨折,但间接暴力致伤较多,直接暴力致伤较少见。直接暴力可以从前方或上方作用于锁骨,发生横断性或粉碎性骨折。粉碎性骨折的骨折片如向下移位,有压迫或刺伤锁骨下神经和血管的可能;如骨折片向上移位,有穿破皮肤形成开放性骨折的可能。幼儿骨质柔嫩而富有韧性，多发生青枝骨折，骨折后骨膜仍保持联系。在胸锁乳突肌的牵拉下，骨折端往往向上成角。患者跌倒，上肢外展，掌心、肘部触地，或从高处跌下，肩外侧着地，传导的间接暴力经肩锁关节传至锁骨，并与身体向下的重力交会于锁骨的应力点，形成剪力而造成锁骨骨折，多为横断形或短斜形骨折。

根据受伤机制和骨折特点，锁骨骨折分为外 1/3 骨折、中外 1/3 骨折和内 1/3 骨折。

（一）中外 1/3 骨折

为锁骨骨折中最多见的一种，多为间接暴力所致。直接暴力引起的是由于锁骨中外端直接受打击或跌倒时锁骨直接撞击所致。骨折常为横断形或小斜形，老人多为粉碎性。骨折移位较大，近侧骨折端因受胸锁乳突肌的牵拉而向上后方移位，远侧骨折端因肢体重量作用与胸大肌、胸小肌及肩胛下肌等牵拉而向前下方移位，并因这些肌肉和锁骨下肌的牵拉作用，向内侧造成重叠移位。儿童一般为青枝骨折，向前上成角。粉碎性骨折由于骨折块的相对移位，常使粉碎的骨折片旋转、分离、倒立，桥架于两骨折端之间，给治疗带来困难。

（二）外 1/3 骨折

多由肩部着地或直接暴力损伤所致。骨折常为斜形、横断形，粉碎性较少。若骨折发生于肩锁韧带和喙锁韧带之间，骨折外侧端由于受肩、前臂的重力作用而与内侧端相对分离移位。若骨折发生在喙锁韧带的内侧，骨折内侧端由于胸锁乳突肌的牵拉，可向上移位；而外侧端受肩锁韧带和喙锁韧带的约束，多无明显改变。若为粉碎性骨折，骨折的移位则无一定规律。如喙锁韧带断裂，又可导致锁骨近侧端向后上方移位，更增重两骨折端的移位。治疗时必须手术修复此韧带，才能维持骨折端的复位固定。

（三）内 1/3 骨折

临床很少见。其骨折移位与中外 1/3 骨折相同，但外侧端由于三角肌与胸大肌的影响常有旋转发生。在正位 X 线片呈钩形弯曲，两断端不对应。如为直接暴力引起,因胸锁乳突肌及肋锁韧带的作用,骨折端很少移位。

二、临床表现与诊断

锁骨骨折一般有明显的外伤史,并且其典型体征是损伤后患者的痛苦表情:头偏向伤侧,同时用健侧手托住伤侧前臂及肘部。局部压痛及肿胀均较明显,特别是骨折移位严重者,锁骨上下窝变浅或消失,甚至有皮下瘀斑,骨折端局部畸形。若有骨折移位时,断端常有隆起;若骨折重叠移位,患者肩部变窄,肩内收向下倾斜,肩功能明显丧失。检查骨折处:局部肌肉痉挛,完全骨折者可摸到皮下移位的骨折端,有异常活动和骨擦感,患侧上肢外展和上举活动受限。骨折重叠移位者从肩外侧至前正中线的距离两侧不等长,患侧较健侧可短 1～2 cm。合并锁骨下血管损患者,患肢麻木,血液循环障碍,桡动脉搏动减弱或消失;合并臂丛神经损伤者,患肢麻木,感觉及反射均减弱;若合并皮下气肿者,则出现游走性疼痛。

X 线正位片可以确定骨折的部位、类型和移位的方向。但是,由于锁骨有前后的生理弯曲,X 线正位片不易发现骨折前后重叠移位,所以必要时可拍锁骨侧位片。如果发现骨折近端向前或远端有向下向内弯曲时,则提示骨折有旋转移位的可能,不要误诊为单纯的分离移位,否则就难以达到满意的复位效果。婴幼儿多为青枝骨折,局部畸形及肿胀不明显,但活动伤侧上肢及压迫锁骨时,患儿哭闹。

锁骨外 1/3 骨折,常被局部挫伤的症状所掩盖,容易发生误诊。凡肩峰部受直接暴力撞击者,应仔细对比检查两侧肩部,了解锁骨有无畸形、压痛,并且可用一手托患侧肘部向上推进,了解有无异常活动。

另外,锁骨外 1/3 骨折应与肩锁关节脱位相鉴别,两者均有肩外侧肿胀疼痛及关节活动受限。后者可用力将锁骨外端向下按使之复位,松手后又隆起,X 线正位片可见锁骨外端上移,肩锁关节间隙变宽。

三、治疗

锁骨骨折绝大多数可采用非手术治疗,即使是有明显移位及粉碎性骨折,如无相应的血管、神经症状或其他绝对手术指征,应慎做手术,因手术对患者无疑是一种损伤,而且有一定比例的病例会并发骨折延迟愈合或不愈合(约3.7%)。对有明显移位的锁骨骨折采用手法复位外固定治疗,有的虽难以维持解剖位置,但均能愈合,愈合后有的局部虽遗留有轻度隆起,但一般不影响功能。有部分医师和患者为了追求骨折的解剖对位而采用手术治疗,亦有部分学者通过手法复位力争解决重叠移位,寻求有效外固定,使骨折复位对位满意率大为提高。对有明确血管、神经压迫症状和开放性骨折,应主张积极的手术治疗。

(一)小儿锁骨骨折

对新生儿及婴儿的锁骨骨折,考虑到小儿生理性可塑性,一般不需复位,也不需固定。在护理时尽量不要移动患肢及肩关节,1周之后症状多会消失。

幼儿锁骨骨折多为青枝骨折或不完全性骨折,一般不需特殊复位,只需用颈腕吊带限制患肢活动即可。因幼儿锁骨骨折后,由于骨塑形能力很强,一定的畸形可在生长发育过程中自行矫正。年龄较大幼儿(3~6岁)的锁骨骨折,可使用柔软材料的"8"字形绷带固定,伤后1~2周内患儿多仰卧位休息,肩部垫薄软垫,使两肩后伸,以保持骨折对位良好,骨折愈合后局部隆起畸形多不明显,"8"字形绷带一般需固定4周左右。

少年儿童锁骨骨折时,对有移位的骨折应施行手法复位,"8"字形绷带固定。伤后1~2周内患儿局部疼痛等症状较重,令其多卧床休息,患儿一般多能配合,取仰卧位,背部垫薄软枕,使两肩后伸,以保持骨折有较好的对位,1~2周后骨折对位会相对稳定。注意调整"8"字形绷带的松紧,观察有无血管、神经压迫及皮肤勒伤症状。固定至少4周,伤后2~3个月内避免剧烈的活动。

(二)成人锁骨骨折

1.手法复位外固定治疗

有移位的锁骨中1/3骨折或中外1/3骨折,应首选手法复位外固定治疗;锁骨内1/3骨折大多移位不多,仅用外固定即可;锁骨外端骨折必要时可加用肩肘弹力带固定。

(1)手法复位:方法很多,有膝顶复位法、外侧牵引复位法、仰卧位复位法、穿腋复位法、拔伸牵引摇肩复位法等,其中以膝顶复位法较常用。山东省莱芜人民医院研制锁骨复位器进行复位,胶布"8"字形绷带固定,取得了满意的效果。此法治疗500例新鲜锁骨骨折,平均临床愈合期为1个月,解剖或近解剖对位达83%,优良率14%。此法有很强的实用性,可在临床推广应用。

1)膝顶复位法:患者坐凳上,挺胸抬头,双臂外展,双手叉腰,助手站于患者背后,一足踏在凳缘上,将膝部顶在患者背部后伸,以矫正骨折端重叠移位,并使骨折远端向上后方对接骨折近端。术者面对患者,以两手拇、示、中指分别捏住骨折远、近端,用捺正手法矫正侧方移位。

2)外侧牵引复位法:患者坐凳上,一助手立于健侧,双手绕患侧腋下抱住其身;另一助手站于患侧,双手握住患肢前臂,向后上牵引拔伸。术者面对患者,两手拇、示、中指分别捏住骨折近、远端,用捺正手法矫正侧方移位。

3)仰卧复位法:适合于患者体质瘦弱,或为多发性骨折者。患者仰卧位,在两肩胛之间纵形垫一枕头,助手站于患者头侧,两手按压患者两肩部前方,使患者呈挺胸、耸肩状,以矫正重叠移位和成角,术者站在患侧,用两手拇、示、中指在骨折端进行端提、捺正,使之复位。

4)穿腋复位法:患者坐凳上,术者站患侧背后,以右侧为例,术者右手臂抱绕在患肢上臂,穿过其腋下,手掌抵住患侧肩胛骨,利用杠杆作用,使肩胛后伸,从而将骨折远端向外侧拔伸,矫正骨折重叠移位,术者左手拇、示、中指捏住骨折近端,向前下捺正,接合骨折远端。

手法复位要领：手法的关键是要把双肩拉向上、向外、向后的位置，以矫正骨折的重叠畸形，一般的情况下骨折重叠畸形矫正后，多可达到接近解剖对位。有残余侧方移位者，术者只能用拇、示、中指捏住骨折两端上下捏挤搓正，不宜用按压手法，特别是粉碎性骨折，用手法向下按压骨折碎片，不但难以将垂直的骨片平伏，而且有可能造成锁骨下动、静脉或臂丛神经损伤，故应忌用按压手法。一般情况下垂直的骨片不会影响骨折的愈合，在骨折愈合过程中，随着骨痂的生长，这些碎骨片多能逐渐被新生骨包裹。

（2）固定方法：锁骨骨折的外固定方法很多，有"8"字形绷带固定法、"8"字形石膏绷带固定法、双圈固定法、"T"形板固定法、锁骨带固定法等。但这些固定方法多存在有稳定性差、断端易重叠移位致突起成角畸形，有的易造成皮肤搓伤等缺点。问题的关键在于难以将锁骨、肩部固定在一个相对稳定的结构状态，因而常遗留有一定的隆起畸形。临床实践中，"8"字字形胶布绷带固定和双圈固定法是一种较为理想的外固定方法。

1)"8"字形绷带固定法：患者坐位，两腋下各置棉垫，用绷带从患侧肩后经腋下，绕过肩前上方，横过背部，绕对侧腋下，经肩前上方，绕回背部至患侧腋下，包绕8～12层，包扎后，用三角巾悬吊患肢于胸前。也可将绷带改用石膏绷带固定，方法相同。

2)双圈固定法：患者坐位，选择大小适当的纱布棉圈，分别套在患者的两肩上，胸前用纱布条平锁骨系于双圈上，然后在背后拉紧双圈，迫使两肩后伸，用布条分别在两圈的上下方系牢，最后在患侧腋窝部的圈外再加棉垫1～2个，加大肩外展，利用肩下垂之力，维持骨折对位。

3)"T"形夹板固定法：用与双肩等宽的"T"形夹板，夹板前全部用棉花衬垫，在两肩胛之间置一厚棉垫，再放置"T"形夹板于背部，上下方与两肩平齐，然后用绷带缠扎两肩胛及胸背，将夹板固定妥当。注意观察有无血管、神经压迫症状，如有压迫，及时调整。定期拍X线片复查。

4)锁骨复位器及使用法：锁骨复位器由把手与丝杠、套筒与挂钩及底座与顶板三部分组成。使用时患者端坐于方凳上,抬头挺胸,双手叉腰,两肩尽量后伸,在患者腋下垫约 5 cm 厚棉花,用绷带"8"字形固定 3～4 圈。再以绷带围绕腋下和肩峰四周做成 1 个布圈,左右各一。然后将顶板放在两肩胛之间的脊柱上,将双圈挂在钩上,顺时针方向旋转把手,使套筒后移,双钩将双圈牵引向后,从而将双肩拉向外后,一般畸形可随之消失。经 X 线透视复位尚不满意者,术者可在骨折端施以手法捺正,复位满意后,用 5 cm 宽胶布做"8"字形固定,再去除复位器。

外固定的要领:有移位的锁骨骨折,虽可设法使其复位,但实际许多传统的固定方法都难以维持其复位,最终锁骨总是残留有一定的隆起畸形,一般虽不影响功能,但外形不很美观。因此不少学者在外固定方法和固定器具上进行了许多改进和创新,如采用毛巾固定、布带条固定、方巾固定和弹力绷带固定等。有的在骨折断端前上方,放置高低垫、合骨垫或平垫,用扇形纸夹板固定,这些固定方法均取得了一定的效果。固定的要领是要能使固定物置于肩峰和肱骨头的前方,真正能对肩峰和肱骨头产生一种向后、向上、向外的拉力,使机体保持挺胸位,对锁骨、肩部具有较好的约束力。临床上有些固定方法,固定物未能固定到肩峰和肱骨头处,而是直接压在骨折的远端,反而增加了骨折远端向下移位的倾向力,这种固定不但不能对肩部和锁骨起到有效的约束作用,而且还有可能加重畸形的发生。

(3)医疗练功:骨折复位固定后即可做手指、腕、肘关节的屈伸活动和用力握拳,中期可做肩后伸的扩胸活动。在骨折愈合前,严禁抬臂动作,以免产生剪力而影响骨折的愈合。后期拆除外固定后,可逐渐做肩关节的各种活动。必要时配合按摩、理疗,促进肩关节的恢复。

2.手法整复经皮骨圆针闭合穿针固定

随着影像学的进步,经皮穿针内固定技术在锁骨骨折的治疗中已有应用。对锁骨外 1/3 骨折,可行骨圆针从肩峰处经皮顺行穿针内固定。因锁骨为"S"形,对中 1/3 骨折,须从骨折断端经皮逆行穿针内固定。山东省文登整骨医院用自制锁骨钳施行端提回旋复位经皮逆行穿针内固定治疗锁骨骨折253例,优良率达98.42%。

(1)骨圆针经皮顺行穿针内固定法:患者仰卧位,患肩背部垫高约30°,臂丛阻滞或局部麻醉下无菌操作。按骨折的部位确定好进针点,一般在肩峰的后缘处,将选用的2～2.5 mm的骨圆针插入皮下,在X线的监视下,将骨圆针锤入或钻入骨折远端,骨折复位后再将骨圆针锤入或钻入骨折近端2～3 cm,勿钻入过深,以防发生意外。一般平行钻入2根骨圆针交叉固定,针尾折弯埋入皮下,无菌包扎,颈腕带悬吊前臂于胸前。

(2)骨圆针经皮逆行穿针内固定法:患者仰卧位,患肩背部垫高约30°,臂丛阻滞麻醉或局部麻醉下无菌操作。方法是用特制锁骨钳,经皮夹持锁骨远折段并回旋提起断端,选用2～2.5 mm的骨圆针自断端经皮由内向外插入远折段骨髓腔内,然后锤入或钻入骨圆针,使针尖从肩锁关节后方穿出,骨折复位后,再将骨圆针顺行锤入近端骨髓腔内,针尾留在肩后部,折弯后埋入皮下,无菌包扎,颈腕带悬吊于胸前。

骨圆针经皮穿针内固定的要领:必须严格选择适应证,以横断形和短斜形骨折较为适合。手术操作应在X线监视下进行,经皮逆行穿针内固定,在操作中应防止锁骨钳夹持过深,一般夹持锁骨前后缘上下径的1/2～2/3为宜,骨圆针刺入皮肤时,应严格控制其深度,谨防损伤锁骨下血管、神经。进针深度以超过骨折线2～4 cm并进入骨皮质为宜,过浅固定不牢,过深穿破骨皮质易损伤其他组织。

有用小型经皮钳夹抱骨式骨外固定器治疗锁骨骨折的报告,骨外固定器由抱骨钳夹、可调整的双导向装置和撑开杆所组成。经皮钳夹抱骨固定,采用钳夹骨折两端固定骨折,不需穿针固定,钳夹紧贴骨而不深入骨,操作安全,固定可靠。

3.手术治疗

绝大多数锁骨骨折采用非手术治疗可得到满意的治疗结果,但有少数患者不愿接受骨折愈合后隆起的外形,而接受手术,故目前手术的指征有所扩大。从骨伤科的角度来说,锁骨骨折的手术指征主要是粉碎性开放性锁骨骨折,或者合并神经、血管症状,或骨质缺损及骨折不愈合者,或畸形愈合影响功能者,以及一些特殊职业要求者应行手术治疗。

锁骨骨折切开复位内固定应十分慎重,注意防止骨折延迟愈合、不愈合,或仍然是畸形愈合,手术时应注意减少创伤和骨膜的剥离。内固定的方法,有髓内针内固定和接骨板螺丝钉内固定。髓内针固定一般用骨圆针或用前一半带螺纹的骨圆针,常采用骨圆针逆行固定法,固定后针尾必须折弯,以防移位。其优点是切口小、剥离骨膜少、操作简便、骨折易愈合及取出内固定物简单,缺点是抗旋转能力差、固定时间久、针易松动,所以逆行穿针固定,以用 2 枚钢针固定为宜,可增加抗旋转力。接骨板螺丝钉内固定,需用可塑形的动力接触压力钢板。锁骨远端骨折可用锁骨钩钢板,此钢板将钩子插入肩峰下压下钢板,正好将外侧锁骨宽扁的断段敷平固定,再依次打孔旋上螺钉,此钢板特别符合锁骨外侧的解剖特点,使用起来简明可靠,解决了长期以来外侧锁骨固定效果不好的问题。在斜形骨折中,还可在骨折线上打一个螺钉,其优点是固定较牢靠而且可抗骨片旋转,缺点是创伤大、骨膜剥离广泛、不利骨折愈合,而在细小的锁骨上钻有多个螺孔,影响骨的牢固度,还需再次手术取出内固定物。

许多学者指出,施行手术切开复位内固定,最好同时行自体松质骨植骨。术后不可依赖内固定而废弃外固定,患肢仍应用三角巾或吊带制动 8 周,3 个月后 X 线拍片骨折已愈合者,可拔除骨圆针。接骨板螺丝钉内固定者需要更长一些时间,需经 X 线拍片骨折已骨性愈合后,再取出接骨板螺丝钉。

对锁骨远端骨折采用张力带固定也是一种选择,暴露断端后,于锁骨断端或外端 2.5 cm 处用克氏针横行钻一孔穿入 0.8 mm 钢丝备用。将锁骨复位后,经皮从肩峰外缘钻入 2 mm 克氏针 1 枚,距肩锁关节及锁骨骨折远端约 4 cm 为宜,将钢丝行"8"字形在锁骨上方绕过克氏针尾部收紧扭转。对肩锁、喙锁韧带断裂者,要修补,

2周后练功。但曲志国等学者认为此种固定方法虽然固定牢固,但仍有限制肩关节活动的缺点,主张采用锁骨与喙突间"8"字形钢丝固定治疗锁骨远端骨折。

随着材料科学的进步,利用形状记忆合金特性而设计的各种内固定器很多,如环抱式接骨板可用于锁骨骨折内固定,此法利用记忆合金在常温下的记忆原理,在锁骨骨折整复后,将接骨板置于冰盐水中变软,环抱式接骨板固定锁骨后,再用热盐水湿敷,待恢复体温后,记忆合金恢复原状,使固定更牢固,这种方法比较适合于锁骨中段粉碎性骨折。

4.中药疗法

初期血溢于肌肉筋膜,血瘀气滞,局部疼痛肿胀,治宜活血祛瘀、消肿止痛,可内服活血止痛汤,或桃红四物汤加味。中期仍有瘀凝气滞者,治宜和营止痛,方用和营止痛汤、正骨紫金丹之类。后期筋膜粘连,气血不通,肩关节疼痛、活动障碍者,治宜宣通气血、舒筋活络,方用活血舒筋汤;气血虚弱、血不荣筋、肝肾不足者,治宜补益肝肾法,方用六味地黄丸之类。解除固定后,局部可用中药熏洗或热熨,并加强主动功能锻炼。

第二节　肱骨外科颈骨折

肱骨外科颈骨折是指肱骨解剖颈下 2～3 cm 处的骨折,又称骨上段骨折、骨肩端骨折等。肱骨外科颈相当于大、小结节下与肱骨干的交界处,又为松质骨和密质骨的交界处,是应力上的薄弱点,常易发生骨折。紧靠肱骨外科颈内侧有腋神经向后进入三角肌内,臂丛神经及腋动、静脉经过腋窝,骨折端严重移位时可合并神经、血管损伤。本骨折以老年人较多见,亦可发生于儿童和壮年人。

一、病因、病理

直接暴力和间接暴力均可造成肱骨外科颈骨折。临床上,多因跌倒时手掌或肘部先着地,向上的传达暴力作用于肱骨外科颈而引起骨折。偶有因直接暴力打击肩部而引起骨折。临床上常分为以下几种类型(图2-1)。

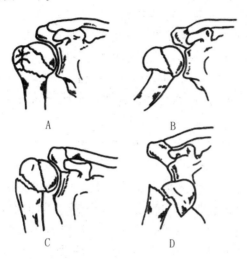

图2-1 肱骨外科颈骨折分型

A.裂缝骨折;B.外展骨折;C.内收型骨折;D.骨折脱位

(一)裂缝骨折

肩部外侧受到直接暴力打击,或跌倒时肩部碰撞于地面,造成肱骨大结节粉碎性骨折与外科颈裂缝骨折,均为骨膜下损伤,故骨折多无移位。

(二)嵌插骨折

嵌插骨折为受较小的传达暴力所致。跌倒时,手掌或肘部着地,较小的暴力向上传达,仅造成断端间的互相嵌插,产生无移位嵌插骨折。

(三)外展型骨折

外展型骨折为受外展传达暴力所致。跌倒时,患肢处于外展位,躯干向伤侧倾斜,手掌先着地,暴力沿上肢纵轴向肩部冲击而发生骨折。骨折近端的肱骨头内收、远端的骨干外展,两骨折端外侧嵌插而内侧分离,或两骨折端重叠移位,骨折远端位于骨折近端的内侧,两骨折端形成向内成角畸形或向内、向前成角畸形,常伴有大结节撕脱骨折。

(四)内收型骨折

内收型骨折为受内收传达暴力所致。跌倒时,患脚处于内收位,躯干向伤侧倾斜,手掌或肘部着地,暴力沿上肢纵轴向肩部冲击而发生骨折。暴力使骨折近端的肱骨头外展、骨折远端的肱骨干内收,两骨折端内侧嵌插而外侧分离,或两骨折端重叠移位,骨折远端位于骨折近端的外侧,两骨折端形成向外成角畸形或向外、向前成角畸形。

(五)肱骨外科颈骨折合并肩关节脱位

肱骨外科颈骨折合并肩关节脱位为受外展外旋传达暴力所致。患肢在外展外旋位所受的暴力严重,除引起外展型嵌插骨折外,若暴力继续作用于肱骨头,可使肱骨头冲破关节囊向前下方移位而造成肩关节前脱位,以盂下脱位多见。有时肱骨头受喙突、肩胛盂或关节囊的阻滞而不能复位,可引起肱骨头关节面向内下,近端关节面向外上,肱骨头游离而位于骨折远端的内侧,临床上较少见,但若处理不当,常容易造成患肢严重的功能障碍。

肱骨外科颈骨折是接近关节的骨折,周围肌肉比较发达,肩关节关节囊的韧带比较松弛,骨折后局部血肿较大,血肿容易与其附近软组织发生粘连。骨折移位还可引起结节间沟不平滑,使肱二头肌长头肌腱发生粘连。中年以上患者,常易并发肱二头肌长头肌腱炎、冈上肌腱炎或肩关节周围炎,严重影响肩关节的活动功能。

二、临床表现与诊断

伤后肩部剧烈疼痛,肿胀明显,上臂内侧可见瘀斑,肩关节活动障碍,患肢不能抬举,肱骨外科颈局部有环形压痛和纵向叩击痛。非嵌插骨折可出现畸形、骨擦音和异常活动。外展型骨折肩部下方稍呈凹陷,在腋窝能触及移位的骨折端向内成角,有时颇似肩关节脱位,但肩部仍保持丰隆的外形,与肩关节脱位的"方肩"畸形有别。内收型骨折在上臂上端的外侧可摸到突起的骨折远端和向外成角畸形。合并肩关节脱位者,会同时出现"方肩"畸形,在腋下或喙突下可扪及肱骨头。X 线正位片可显示骨折向内外侧方移位及向内或外成角的情况。至于肱骨头有否旋转、骨折有否前后侧方移位和向前或向后成角畸形,则必须拍摄穿胸侧位或外展侧位(肩部腋位)X 线片,根据受伤史,临床表现和 X 线正、侧位照片可作出诊断(图 2-2)。

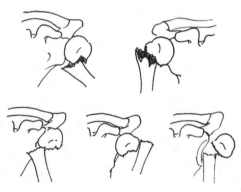

图 2-2　肱骨头的移位类型

无移位的肱骨外科颈骨折,必须与肩部挫伤相鉴别。肩部挫伤系直接暴力所致。局部皮肤有擦伤、瘀斑、肿胀和压痛限于着力部位,无环形压痛及纵向叩击痛。

三、治疗

肱骨外科颈骨折的治疗方法很多,各有利弊,对无移位的裂缝骨折或嵌插骨折,仅用三角巾悬吊患肢 1～2 周即可开始活动。有移位骨折则须根据骨折类型而采取复位手法和固定方法,要求尽量解剖对位,并在固定的基础上进行适当的练功活动。肱骨外科颈骨折移位严重经手法复位不成功,或治疗较晚不能手法复位,以及骨折合并脱位手法整复失败者,可考虑手术治疗。关于手术治疗,主要在内固定器材上意见尚不统一,临床上应根据不同的骨折类型及患者的年龄、健康情况、对日后功能恢复的要求和经济状况进行选择。

（一）手法复位外固定

1.手法复位

（1）外展型骨折手法复位。

一法（3人复位法）：患者坐位或卧位，一助手用布带绕过腋窝向上提拉，屈肘90°，前臂中立位；另一助手握其肘部，沿肱骨纵轴方向牵引，矫正重叠移位。然后术者双手握骨折部，两拇指按于骨折近端的外侧，其余各指抱骨折远端的内侧向外捺正，助手同时在牵引下内收其上臂即可复位（图2-3）。

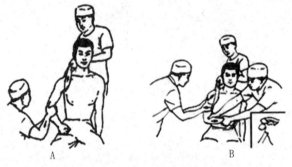

图2-3　外展型骨折3人复位法

A.纵轴牵引；B.外展复位

二法（跨臂复位法）：患者坐位，术者站立于患侧后面，如左侧骨折时，术者用右上臂从前方跨过患侧上臂而插入患侧腋窝，用左手紧握患侧肘部，将患肢用力弯向前、内并向下牵引，以矫正向内成角畸形和重叠移位，同时用插入腋窝的上臂将骨折远端向外侧牵拉，使之复位（图2-4）。

（2）内收型骨折手法复位。

一法（外展过顶法）：患者坐位或卧位，一助手用布带绕过患侧腋窝向上提拉，屈肘90°，前臂中立位；另一助手握其肘部，沿肱骨纵轴方向牵拉，矫正重叠移位。然后术者两拇指压住骨折部向内推，使之复位。如有向前成角畸形，应做进一步矫正，术者双手拇指置于骨折部的前侧向后按压，其余各指环抱于骨折远端后侧略向前移，助手在牵引下徐徐向上抬举上臂，以矫正向前成角畸形。如向前成角畸形过大,助手还可继续将上臂上举过头顶,此时术者立于患者前外侧,用两拇指压住骨折远端,其余各指由前侧按住成角突出处,如有骨擦感,断端相互抵触,则表示成角畸形矫正。

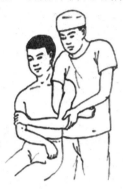

图 2-4　跨臂复位法

二法(过度外展复位法):患者平卧,患肢外展位,术者坐于患者外侧方的凳子上,双手持握患肢前臂及肘部,将患肢稍向前屈,并利用一足踩于肩前上方作为支点,牵引外展的患肢,以矫正重叠移位。然后逐步加大外展角度,以矫正向外成角畸形及向前成角畸形,但不能操之过急,以免损伤腋部神经血管(图 2-5)。

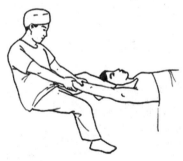

图 2-5　内收型骨折复位二法(过度外展复位法)

(3)肱骨外科颈骨折合并肩关节脱位手法复位。

一法:先整复骨折,再整复脱位。患者平卧,患肢外展位,用一宽布带绕过患侧腋窝,将布带两端系在健侧的床脚上,在两布带间用一木块支撑,助手握持患腕部进行顺势拔伸牵引,并根据正位 X 线片肱骨头旋转的程度,将患肢外展至 90°～150°,拔伸牵引 10～20 分钟,以解除骨折远端对肱骨头的挤夹,张开破裂的关节囊口,为肱骨头进入关节盂打开通路。术者用两手拇指自腋窝将肱骨头前下缘向上、向后、向外推顶,其余各指按住近肩峰处以作支点,使肱骨头纳入肩关节盂内而复位。如骨折端仍有侧方移位或成角移位,助手用手按住固定复位好的肩关节,术者用捺正手法矫正之(图 2-6)。

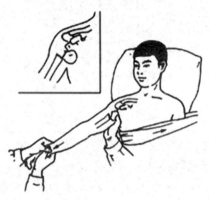

图 2-6　肱骨外科颈骨折合并肩关节脱位

二法:先整复脱位,再整复骨折。患者平卧,患肢轻度外展位,用一宽布带绕过患侧腋窝,将布带两端系在健侧的床脚上,在两布带间用一木块支撑,助手用两手握持患肢腕部,不要用力拔伸,术者用两手拇指自腋窝将肱骨头向外上推顶,其余各指按住肩部以作支点,使肱骨头纳入肩关节盂,如在腋下已摸不到脱位的肱骨头,则脱位已整复成功。然后,术者用双手固定整复好的肩关节,助手外展拔伸牵引,术者再按内收型骨折复位法整复骨折。

2.固定方法

可采用上臂超肩关节夹板固定,用柳木板或杉树皮制成夹板共 4 块。长夹板 3 块,下达肘部,上端超过肩部。柳木夹板可在上端钻小孔系以布带结,杉树皮夹板则不钻孔,应超过肩部 3～4 cm,以便做超肩关节固定。短夹板 1 块,由腋窝下达肱骨内上髁以上,夹板的一端用棉花包裹,呈蘑菇头状,做成蘑菇头状大头垫夹板。固定时,在助手维持牵引下,术者捏住骨折部保持复位后位置,并将棉垫3～4个放于骨折部的周围,3块长夹板分别放在上臂前、后、外侧,短夹板放在内侧。若内收型骨折,内侧夹板大头垫应放在肱骨内上髁的上部;若外展型骨折,大头垫应顶住腋窝部;有向前成角畸形者,在前侧夹板下相当于成角突出处置一平垫;内收型骨折者,在外侧夹板下相当于成角突出处置一平垫;外展型骨折者,则在外侧夹板下相当于肱骨大结节处放一平垫。肱骨外科颈骨折合并肩关节脱位者的夹板和固定垫安放位置,与内收型骨折相同。先用3条横带在骨折部下方将平板捆紧,然后用长布条穿过3块超关节夹板顶端的布带环,做环状结扎,再用长布带绕至对侧腋下,用棉垫垫好后打结,以免压破腋部皮肤。若杉树皮夹板,则在超出肩部的夹板上端用布带做“8”字形交叉缚扎。

对移位明显的内收型骨折,除夹板固定外,尚可配合上肢皮肤悬吊牵引3周。肩关节置于外展前屈位,其角度视移位程度而定,牵引重量为2～4 kg,以使患侧肩部离床;亦可配合铁丝外展架,将患肢固定于外展前屈位,外展角度视移位程度而定,前屈约30°,3～4周后拆除外展架。

夹板固定后,应注意观察患肢血运和手指活动情况,及时调整夹板的松紧度。睡眠时要仰卧,在肘后部垫一枕头,维持患肩于前屈30°位,内收型骨折及骨折脱位应维持患肩于外展位,外展型骨折应维持患肩于内收位,以免骨折发生再移位。夹板固定时间为4～5周,当骨折临床愈合后拆除。

3.医疗练功

治疗期间应鼓励患者积极进行适当的练功活动,对中老年患者尤为重要。初期先让患者做握拳,屈伸肘、腕关节,舒缩上肢肌肉等活动。在2～3周,外展型骨折应限制肩关节做外展活动,内收型骨折及骨折合并脱位则限制肩关节做内收活动。3周后开始练习肩关节各方向活动,活动范围应循序渐进,每天练习十余次。解除夹板固定后,应配合中药熏洗,以促进肩关节功能恢复。

(二)手法复位经皮内固定

1.手法复位经皮骨圆针内固定

操作步骤:消毒皮肤,铺无菌巾单。助手握持患肢前臂,术者左手拇指抵于肩峰端皮肤,右手持风锥沿肩峰端外侧 0.5 cm 处,戳入皮肤至肱骨头,并在骨质上戳一孔道,然后将骨圆针戳入孔道,使与肱骨干纵轴呈 20°～30°徐徐打入直至骨折处,按骨折类型实施整复手法,直至对位满意。于电视 X 线机监视下将骨圆针继续锤击,进入骨折远端骨髓腔。骨圆针穿入骨折远端时,应将针体适当压成弧形,让针尖翘向髓腔中心,便于针体顺利沿髓腔行进。留针尾于皮外 2 cm 弯曲成 90°弯钩,以免骨圆针下沉,外用消毒敷料包扎,用超肩关节小夹板固定,并用托板悬吊患肢于屈肘 90°功能位。

2.经皮手法复位空心螺钉内固定

操作方法:常规消毒、铺巾、局麻,施行手法复位。距肱骨外科颈骨折远端 2～3 cm 的外侧,经皮向上打入导针,至骨折近端的肱骨头内,在导针经皮处切一 1 cm 的小口,顺导针套上骨皮质钻,扩大骨皮质,取下骨皮质钻,再顺导针套上空心螺钉经皮拧入,至肱骨头内侧皮质下,牢固固定骨折。拔除导针,针眼皮肤缝合 1 针,消毒敷料包扎,外用超关节夹板固定患肢于屈肘 90°功能位,其余方法同上。

(三)皮牵引甩臂治疗法

对移位较大的肱骨外科颈骨折,实施手术治疗风险大、费用高,且易发生肩关节粘连;传统的手法复位小夹板外固定法,不利于肩关节功能的恢复。采用皮牵引甩臂法治疗肱骨外科颈骨折是在牵引摆臂下,牵引力作用于骨折远端以对抗肌肉、韧带的牵拉,通过软组织"夹板"作用,使骨折在牵引和活动中复位、功能在运动中恢复,符合"动静结合"的原则。同时,合理的运动又可以促进血液循环,加速了关节囊及韧带的修复,防止粘连形成。尤其对于老年人移位较多的肱骨外科颈骨折更为适宜。

治疗方法:患者取坐位或立位,取宽 6～8 cm 胶布常规做上肢皮牵引,扩张板下悬吊 2～3 kg 重量的砝码。皮牵引完成后,进行甩臂活动。患者站位,身体略向患侧倾斜,患臂做前后、左右方向的甩臂活动。1周后复查 X 线片,4 周左右拆除皮牵引进行功能锻炼。

(四)手术治疗

肱骨外科颈骨折移位严重经手法复位不成功、或治疗较晚不能手法复位,以及骨折合并脱位手法整复失败,患者为青壮年,估计日后妨碍肩关节活动者,则应及时考虑切开复位、钢针或解剖钢板内固定,术后用三角巾悬吊患肢于胸前,5 周后拔除钢针,6 个月拆除钢板。

对于肱骨外科颈骨折,有大小结节骨折移位者,可采用双 Ender 针髓内加"8"字形张力带固定法。此法手术简单,对软组织损伤小,能早期活动,Ender 针有易取出的优点,比钢针固定稳固且功能易恢复。方法是在阻滞麻醉下,仰卧位,患肩后垫软枕,患肢置胸前,采用肩关节前上内方切口,切开皮肤、皮下组织,分离三角肌、胸大肌纤维,于三角肌上缘距锁骨 0.5 cm 处,切断三角肌,翻向外侧,显露骨折端,应用髓腔通针经近折端逆行穿出肱骨头开孔,顺行依次打入 2 根 Ender 针,至骨折近端平齐。复位折端,分别打入 Ender 针至折端以下 10 cm 左右,再经过 Ender 针针孔穿入 1.2 mm 钢丝 1 根向下于骨折处交叉,于骨折端以下 2.0 cm 处,横行钻 1 个骨孔,穿入钢丝,拉出与另一端拧紧打结,最后将 Ender 针锤入骨质内。

螺丝钉或解剖钢板内固定。具体步骤:于高位臂丛麻醉下,患者仰卧位,伤肩垫高,自肩锁关节前下方沿锁骨外 1/3 向内到三角肌和胸大肌之间,转向外下延伸,做弧形切口长 12～14 cm,切开皮下组织和深筋膜,在三头肌和胸大肌之间分离,保护头静脉,将三角肌向外牵开,胸大肌向内牵开,即显露肱二头肌长头肌腱,清除局部血块,即可清楚两骨折端的位置和肱骨头脱位的位置,助手两手持续牵引伤肢,用骨膜起子将骨折端复位,并将两骨折端互相抵紧,观察骨折端对位的稳定情况,可选用螺丝钉或解剖钢板固定。检查清洗伤口,放置负压引流管,逐层缝合。术后将伤肢用外展架固定于外展 60°～70°,前屈 30°～45°。术后在伤肢无痛苦的情况下,即可开始伤肢固定部位的功能锻炼,1～2 天拔出引流管,10～14 天拆除缝线,4～6周拆除外展架,拍X线片复查。也有学者认为钢针或螺丝钉固定易松动,应采用"T"形钢板内固定。

(五)药物治疗

骨折初期患肢瘀肿、疼痛较重,治宜活血祛瘀、消肿止痛,可选用和营止痛汤或肢伤一方内服。若瘀肿较甚者可加三七、茅根等。外敷双柏散或消瘀止痛药膏。

中期瘀肿虽消而未尽,骨尚未连接,治疗宜和营生新、接骨续损,可选用生血补髓汤或肢伤二方内服,外敷接骨膏或接骨续筋药膏。

儿童骨折愈合迅速,后期不必内服中药。老年患者则因其气血虚弱,血不荣筋,易致肌肉萎缩、关节不利,后期治宜养气、补肝肾、壮筋骨,内服药可选用肢伤三方或补肾壮筋汤。解除固定后,可选用海桐皮汤、骨科外洗一方、骨科外洗二方熏洗患肢,亦可配合按摩推拿。

四、合并症、并发症

(一)神经、血管损伤

神经、血管损伤较为常见,因腋神经紧靠肱骨外科颈内侧向后进入三角肌内,臂丛神经、腋动静脉经过腋窝,所以骨折端严重移位时可合并此神经、血管损伤,以致三角肌肌力减弱和上肢的麻木无力。经过及早发现和治疗,大都能够恢复。

(二)合并肩关节脱位

应及时进行手法整复,可先整复脱位,再整复骨折;亦可先整复骨折,后整复脱位,依术者的习惯而定。若为陈旧性者,一般需进行切开复位内固定。

第三节 肱骨干骨折

肱骨干骨折是指肱骨外科颈以下至内外髁上2 cm处的骨折。

肱骨古称胳膊骨,因此,肱骨干骨折又名胳膊骨骨折。早在春秋时期对肱骨干骨折已有认识,如《左传·定公十三年》已有"三折肱知为良医"的记述。马王堆汉墓出土的帛书《阴阳十一脉灸经》有"骨已折"的记载。明代以后对本骨折的诊断、治疗和并发症有较深的认识。肱骨干为长管状坚质骨,上部较粗,轻度向前外侧凸,横切面为圆形;自中 1/3 以下逐渐变细,至下 1/3 渐呈扁平状,并稍向前倾。肱骨干中下 1/3 交界处后外侧有一桡神经沟,桡神经穿出腋窝后,绕肱骨干中 1/3 后侧,沿桡神经沟,自内后向前外侧紧贴骨干斜行而下,当肱骨中下 1/3 交界处骨折时,易合并桡神经损伤。肱骨干的滋养动脉在中 1/3 偏下内方处,从滋养孔进入骨内,向肘部下行,所以中段以下发生骨折,常因营养不良而影响骨折愈合。肱动脉、肱静脉、正中神经及尺神经均在上臂内侧,沿肱二头肌内缘下行。肱骨干骨折在临床上较为多见,约占全部骨折的 2.5%,可发生于任何年龄,但青壮年更常见。骨折好发于骨干的中 1/3 及中下 1/3 交界处,下 1/3 次之,上 1/3 最少。

一、病因、病理

肱骨干中上部骨折多因直接暴力(如棍棒打击)引起,多为横断或粉碎性骨折。肱骨干周围有许多肌肉附着,由于肌肉牵拉,故在不同平面的骨折就会造成不同方向的移位。上 1/3 骨折(三角肌止点以上)时近端因胸大肌、背阔肌和大圆肌的牵拉而向前、向内移位;远端因三角肌、喙肱肌、肱二头肌和肱三头肌的牵拉而向上、向外移位。中 1/3 骨折(三角肌止点以下)时,近端因三角肌和喙肱肌牵拉,而向外、向前移位,远端因肱二头肌和肱三头肌的牵拉而向上移位。肱骨干下 1/3 骨折多由间接暴力(如投弹、掰手、跌仆)所致,常呈斜形、螺旋形骨折,移位可因暴力方向、前臂和肘关节的位置而异,多为成角、内旋移位。肱骨干中下 1/3 骨折常合并桡神经损伤。

二、临床表现与诊断

伤后患臂疼痛、肿胀明显,活动功能障碍,患肢不能抬举,局部有明显环形压痛和纵向叩击痛。无移位的裂纹骨折和骨膜下骨折者,患臂无明显畸形。但绝大多数均为有移位骨折,患臂有短缩、成角或旋转畸形,有异常活动和骨擦音,骨折端常可触及。X线正侧位片可明确骨折的部位、类型和移位情况,并有助于鉴别是否为骨囊肿、骨纤维异常增殖症及成人非骨化性纤维瘤等所致的病理性骨折。

检查时必须注意腕及手指的功能,以便确定是否合并桡神经损伤。桡神经损伤后,可出现腕下垂畸形,掌指关节不能伸直,拇指不能伸展,手背第1、2掌骨间(即虎口区)皮肤感觉障碍。

根据受伤史、临床表现和X线检查可作出诊断。

旋转暴力所致的肱骨干骨折应注意与上臂扭伤鉴别,后者压痛局限于损伤部位,有牵拉痛,因疼痛而不愿活动患肢,但无环形压痛及纵向叩击痛,无异常活动。

三、治疗

肱骨干骨折目前临床治疗方法很多,总的分为非手术治疗和手术治疗两种,但治疗都是以准确复位、坚强固定、尽可能恢复患肢功能为目的。

(一)手法复位

患者坐位或平卧位,骨折移位较少者不必麻醉,骨折移位较大者,可在局部麻醉或高位臂丛神经阻滞麻醉下进行复位。一助手用布带通过腋窝向上提拉,另一助手握持前臂在中立位向下,沿上臂纵轴徐徐用力拔伸牵引,一般牵引力不宜过大,否则容易引起断端分离移位。待重叠移位完全矫正后,根据骨折不同部位的移位情况,进行复位。

1.上1/3骨折

在维持牵引下,术者用两拇指抵住骨折远端外侧,其余四指环抱近端内侧,将近端托起向外,使断端微向外成角,继而拇指由外推远端向内,即可复位。

2.中1/3骨折

术者以两手拇指抵住骨折近端外侧推向内,其余四指环抱远端内侧拉向外,纠正移位后,术者捏住骨折部,助手徐徐放松牵引,使断端互相接触,微微摇摆骨折远端或从前后内外以两手掌相对挤压骨折处,可感到断端摩擦音逐渐减小,直至消失,骨折处平直,表示已基本复位。

3.下 1/3 骨折

多为螺旋或斜形骨折,仅需轻微力量牵引,矫正成角畸形,将两斜面挤紧捺正。

(二)固定方法

前后内外 4 块夹板,其长度视骨折部位而定。上 1/3 骨折要超肩关节,下 1/3 骨折要超肘关节,中 1/3 骨折则不超过上、下关节。应注意前夹板下端不能压迫肘窝,如果移位已完全纠正,可在骨折部的前后方各放一长方形大固定垫,将上、下骨折端紧密包围。若仍有轻度侧方移位时,利用固定垫两点加压;若仍有轻度成角,可利用固定垫三点加压,使其逐渐复位。若碎骨片不能满意复位时,也可用固定垫将其逐渐压回,但应注意固定垫厚度宜适中,防止皮肤压迫性坏死。在桡神经沟部位不要放固定垫,以防桡神经受压而麻痹。固定时间成人 6～8 周,儿童 3～5 周。中 1/3 处骨折是迟缓愈合和不愈合的好发部位,固定时间应适当延长,经 X 线复查见有足够骨痂生长才能解除固定。固定后肘关节屈曲 90°,以木托板将前臂置于中立位,患肢悬吊在胸前。另外,由于人生理性的内旋力较大的缘故,骨折常常发生内旋移位,为了解决此问题,要将这类患者固定在外展支架上,然后,用小夹板固定。

应定期做 X 线透视或拍片,以及时发现在固定期间骨折端是否有分离移位。若发现断端分离,应加用弹性绷带上下缠绕肩、肘部,使断端受到纵向挤压而逐渐接近。

(三)医疗练功

固定后即可做握拳和腕关节活动,以利于气血畅通。肿胀开始消退时,患肢上臂肌肉应用力做舒缩活动,加强两骨折端在纵轴上的挤压力,防止断端分离,保持骨折部位相对稳定。手、前臂有明显肿胀时,可嘱患者每天自行轻柔抚摩手和前臂。若发现断端分离时,术者可一手按肩,一手按肘部,沿纵轴轻轻挤压,使骨断端逐渐接触,并适当延长木托板悬吊固定时间,直到分离消失、骨折愈合为止。中期除继续坚持初期练功活动外,应逐渐进行肩、肘关节活动。骨折愈合后,应加强肩、肘关节活动,配合药物熏洗,使肩、肘关节功能早日恢复。

(四)手术疗法

闭合性骨折,因骨折端间嵌入软组织、或手法复位达不到功能复位的要求或肱骨有多段骨折者;开放性骨折,伤后时间在 8 小时以内,经过彻底清创术保证不会发生感染者;同一肢体有多处骨和关节损伤者,例如合并肩关节或肘关节脱位,或同侧前臂骨折者;肱骨骨折合并血管或桡神经损伤,需要手术探察处理者一般均采用切开复位内固定术。

1.钢板螺丝钉内固定术

一般用于肱骨中 1/3 骨折,如横断形骨折或短斜形骨折,最好采用 6 孔钢板螺丝钉固定,术后要加用夹板或上肢石膏托外固定。但由于术中骨膜剥离较多,破坏了局部血运,易造成骨折迟缓愈合和不愈合,所以有选择地使用有效内固定方法非常重要。随着微创技术的发展,采用小切口螺丝钉内固定治疗肱骨干骨折取得了很好的疗效。同时避免了内骨定材料费用高的问题。但此法主要使用于斜形、螺旋形及蝶形骨折。

2.加压钢板

使用方法及适应证同上,在骨折端对位有一定的压力,可使骨折按时愈合,此法内固定牢靠,术后可不用外固定,但拆除钢板时要防止再骨折。

3.带锁髓内钉固定

适用于中段及上段骨折,或多段骨折。上臂带锁髓内针一般有 2 种:一种是横向加栓,一种是髓内分叉自锁式。两者各有利弊,锁钉的优点是微创、固定牢靠、抗旋转、骨折断端骨膜损伤小,是目前常选择的固定方法,但横向加栓髓内针固定有损伤血管神经的可能。使用的髓内针不宜过长,因肱骨下 1/3 细而扁和上臂肌力不太强,髓内针过长易将骨折端撑开,影响骨折愈合。

也有从肱骨下端内外髁打入骨圆针,暴露骨折端后,要从肱骨内外髁上部钻一小骨孔,打入 2 根较细的弹性圆针。注意肱骨下段内外髁部骨质较硬,钻孔时较为困难,但打入的髓内针固定较牢固。现亦有采用多根骨圆针内固定治疗,或在鹰嘴窝上方凿一长孔打入髓内针,均可获得满意疗效。

4.组合式多功能单边外固定架固定

由于夹板外固定护理要求高,必须随时调整扎带的松紧度,不易保持骨折端的对位和对线,有可能造成骨折畸形愈合或不愈合,而钢板固定手术创伤较大。应用组合式多功能单边外固定架固定治疗肱骨干骨折,通过在骨折的远近段经皮放置钢针或钢钉,再用金属连接杆和固定夹把裸露在皮肤外的针端连接起来,构成一个完整的空间力学稳定系统,以固定骨折,具有创伤小、对骨折段的血液循环干扰小、可早期进行临近关节的功能锻炼的优点,缺点是针孔护理不当,容易感染。

5.单根矩形钉内固定配合折断钢丝外固定

因为传统的钢板螺丝钉内固定骨膜剥离较多,需再次入院取钢板,且有误伤桡神经的可能。而外固定支架固定费用较高,又易产生侧方移位和成角移位及关节屈伸功能。所以在鹰嘴窝上方 3～5 cm处钻孔打入矩形钉,上段骨折自大结节处打入矩形钉,矩形钉通过骨折端,分别在矩形钉旁和矩形钉同侧钻孔,钻孔距各骨折端2.0 cm处,上折断钉各 1 枚于对侧皮质,尾部折断并留于皮外,用钢丝将两根折断钉尾相连,拧紧钢丝使骨折端对位紧密,此法克服了单纯骨圆针及矩形钉的抗分离、抗旋转能力弱的缺点,疗效较好。

总之,目前对于肱骨干骨折的治疗,各种方法均有其适应证,大多数闭合横形、短斜形骨折,保守治疗方法是有效且安全的方法。对于闭合治疗失败以及开放性骨折等特殊情况,应该考虑切开复位内固定。而手术中以带锁髓内钉为首选,钢板内固定也有其特殊作用,因其创伤大,有二次手术之弊,应放在第二位。任何一种方法均不能适用于所有类型的骨折,因此,是否充分理解适应证、禁忌证、各种治疗方法可能发生的并发症以及操作熟练与否,是能否达到满意的临床疗效的关键。

(五)中药治疗

骨折初期瘀滞肿痛,治宜活血祛瘀、消肿止痛,内服药可选用和营止痛汤或肢伤一方加钩藤;若肿痛较甚者可加祛瘀止痛药如三七或云南白药;合并桡神经损伤者可加通经活络药,如威灵仙、地龙等;外敷可选用双柏散或消瘀止痛膏等。中期治宜和营生新、接骨续损,内服药可选用新伤续断汤或肢伤二方,外敷接骨膏或接骨续筋膏。后期治宜补肝肾、养气血、壮筋骨,内服药可选用肢伤三方、补血固骨方或健步虎潜丸;骨折迟缓愈合者应重用接骨续损药,如土鳖虫、自然铜、骨碎补、杜仲等;解除固定后,外用骨科外洗一方、骨科外洗二方或海桐皮汤等煎水熏洗患肢。

第四节　肱骨髁上骨折

肱骨髁上骨折是指肱骨远端内、外髁上缘处的骨折,是小儿最常见的损伤,绝大多数病例发生在 10 岁以下。骨折后功能恢复一般都较好,但从目前的治疗结果来看,肘内翻发生率仍较高,前臂缺血性挛缩与关节僵硬等并发症仍时有发生。因此,对儿童肱骨髁上骨折的治疗,应该予以高度重视。

一、病因、病理与分类

肱骨髁上骨折多为间接暴力所致,根据暴力来源及方向可分为伸直型和屈曲型两类。

(一)伸直型

最为多见,占 90％以上。跌倒时,肘关节呈微屈或伸直位,手掌触地,由地面向上的传达暴力将肱骨髁推向后上方,由上而下的身体重力将肱骨干下部推向前方,造成肱骨髁上伸直型骨折,骨折线多由前下斜向后上方。骨折移位严重时,近侧端刺破肱骨前肌肉可造成正中神经和肱动脉的损伤。又由于跌倒时暴力作用常偏于一侧,骨折远端常发生不同程度的侧方移位,而形成尺偏型或桡偏型,以尺偏型最常见。

1.尺偏型

骨折暴力来自肱骨髁前外方,骨折时肱骨髁被推向后内方,内侧骨皮质受挤压,产生一定塌陷。前外侧骨膜破裂,内侧骨膜完整,骨折远端向尺侧移位。此型骨折复位后远端容易向尺侧再移位,即使达到解剖复位,因内侧皮质挤压缺损仍有可能会再向内侧偏斜。尺偏型骨折后肘内翻发生率最高。

2.桡偏型

与尺偏型相反。骨折断端桡侧骨皮质因挤压而塌陷,外侧骨膜保持连续,尺侧骨膜断裂,骨折远端向桡侧移位。此型骨折不完全复位也不会产生严重肘外翻,但解剖复位或矫正过度时,亦可形成肘内翻畸形。

(二)屈曲型

较少见。肘关节在屈曲位跌倒,肘部的后侧触地,暴力由后下方向前上方撞击尺骨鹰嘴,形成屈曲型骨折。骨折后远端向前上方移位,骨折线常为后下斜向前上方。很少发生血管、神经损伤。

二、临床表现与诊断

伤后肘部肿胀、疼痛,呈半屈曲位,肱骨髁上处有压痛。移位严重时肿胀更明显,甚至出现张力性水疱,肱骨髁上部有异常活动和骨擦音。有移位的骨折畸形明显,伸直型骨折肘关节呈半屈位,肘部向后突出,骨折近端因向前移位使肘窝上方软组织向前突出,并可触到骨折近段骨尖。屈曲型骨折肘后呈半圆形,在肘后可扪及突出的骨折近端。有侧方移位者,肘尖偏向一侧。此外,还应注意桡动脉的搏动,腕和手指的感觉、活动、温度、颜色,以便确定是否合并神经或血管损伤。

根据病史及临床特点,可作出正确诊断。肘关节正侧位 X 线照片,可显示骨折类型和移位方向。临床上应注意与肘关节脱位相鉴别,有少数肱骨髁上骨折的骨折线位置较低,相当骨骺线水平,使肱骨小头和滑车骨骺一起与肱骨干分离,称为肱骨远端骨骺分离,又称为低位肱骨髁上骨折,此型易误诊为肘关节脱位。实际上儿童肘关节脱位极少见,在肘关节脱位后肘后三角关系发生改变,而肱骨髁上骨折肘后三角仍保持正常关系。虽然伸直型肱骨髁上骨折与肘关节后脱位,均呈靴样肘畸形,但肘关节后脱位在摸鹰嘴上窝时呈空虚状,肱骨髁上骨折在摸鹰嘴上窝时呈饱满状。仔细阅读 X 线片可进一步明确诊断。

三、治疗

绝大多数肱骨髁上骨折均有明显的移位,治疗时必须做到及时准确的复位、切实有效的固定、合理的练功、必要的用药,以防止肘部畸形及纠正神经、血管等并发症的发生,尽快地恢复患肢的功能。对少数无移位骨折可置患肢于屈肘 90°位,用颈腕带悬吊,或用杉树皮制成直角托板加肘部"8"字形绷带固定 2～3 周。有移位的骨折施行手法复位,外固定为其主要的治疗方法。肿胀较甚者,在整复时可先施行手法挤压肿胀,使局部肿胀消退,再进行手法复位。骨折部有张力性水疱者,应在无菌操作下,将疱内渗出液体抽吸干净,或用针头刺破,然后再进行手法整复。间接暴力所致穿破性、开放性骨折者,应在清创后进行手法复位,再缝合伤口。局部肿胀严重,水疱较多而暂时不能进行手法复位者,宜给予杉树皮后托板临时固定、卧床休息,抬高患肢,待肿胀消退后,争取在 3～7 天内进行手法复位。对有严重移位而手法整复后固定不稳定者,可选用经皮穿针固定术。对肿胀严重,即使肿胀消退,手法整复后仍固定不稳定者,可行牵引治疗。直接暴力所致的严重开放性骨折,在清创同时进行内固定。临床上手法复位难以成功,需要切开复位者比较少见。陈旧性骨折已畸形愈合,畸形严重、有手术指征时,可根据情况选用矫形手术。

对肱骨髁上骨折合并血管、神经损伤者是否需要进行手术探查,应慎重考虑。单纯桡动脉搏动消失,不能作为手术探查的适应证,遇此情况,必须进行紧急处理,首先在麻醉下整复移位的骨折,解除血管压迫。血运不能立即恢复者,应行尺骨鹰嘴牵引,同时应用活血祛瘀药物。如果手温转暖、颜色正常、手指活动灵活则可继续观察。如经上述处理无效,则应及时进行探查。肱骨髁上骨折合并神经损伤多为挫伤,骨折移位整复后神经损伤也大多可以恢复。

(一)手法整复外固定

1.手法整复

复位的时间愈早愈好,应争取在局部肿胀不甚严重时施行正确的复位,不同类型的骨折可按下列的方法进行整复。

(1)伸直型:患者仰卧位,在臂丛麻醉或氯胺酮分离麻醉下,两助手分别握住其上臂和前臂远端,患肘屈曲30°～50°,做顺势拔伸牵引,纠正重叠移位。骨折远端一般都有旋转移位,应在牵引的过程中逐渐纠正至中立位;远折端内旋移位者,前臂可纠正至轻度旋后位。在纠正重叠和旋转移位后,在两助手牵引下再纠正侧方移位,纠正侧方移位的手法常用的有两种。①分两步矫正侧方移位:术者两手握持骨折断端,用两手掌根相对扣挤,以矫正远折断端的内外侧方移位。术者蹲下,以两手拇指顶压远侧断端的后方向前推,其余四指重叠环抱骨折近端向后拉,同时令远端助手牵引下徐徐屈曲肘关节,常可感到骨折复位的骨擦音,骨折即可复位。尺偏型骨折复位后,术者一手固定骨折部,另一手握住前臂略伸直肘关节,并将前臂向桡侧伸展,使骨折端桡侧骨皮质嵌插并稍有桡倾,以防肘内翻的发生。桡偏型骨折的远端桡偏移位则无须矫枉过正,轻度桡移位可不予整复,以免发生肘内翻畸形。②一步矫正侧方移位:在重叠和旋转移位矫正后,术者一手握患肢前臂远端与握患肢上臂的助手维持对抗牵引,另一手的手掌放在患肢肘横纹上方,虎口朝患肢远端,拇指按在内上髁处,把骨折远端推向桡侧,其余四指将骨折近端拉向尺侧(骨折远端桡偏移位则手法相反,但不可矫枉过正),同时用手掌向下压,握前臂之手在持续牵引下徐徐屈肘至120°～130°位置,这样向外侧移位和前后侧移位同时可以矫正。

手法复位的要领:手法复位作为治疗肱骨髁上骨折的主要方法虽早已形成共识,但手法复位的技术性不容忽视,不经过正规培训学习不可能正确掌握中医的复位手法和技巧,以致目前很多文献报道的肘内翻发生率居高不下。肱骨髁上骨折对复位要求高,要尽可能达到解剖复位,尤其要彻底纠正骨折远端的尺偏、尺嵌、尺倾和内旋移位,并允许在纠正这些病理改变时可出现轻微的"矫枉过正"。

手法治疗的一个重要步骤是沿肱骨纵轴进行顺势牵引,绝对不能将肘关节放在完全伸直位做长时间的牵引,因为在这个位置上,肱动脉和正中神经在骨折处易发生扭曲,甚至遭受挫伤。肘关节也不能在骨折断端未牵开之前就强力屈曲,患肢应在肘关节置于30°～50°,屈曲位上顺势牵引,通过牵引使骨折的重叠移位已基本获得矫正后,逐渐将前臂置于中立位以矫正远折端的旋转移位。又因临床上绝大多数肱骨髁上骨折发生后,前臂常置于旋前引起远折端内旋,因此在牵引时还应逐步地将前臂置于旋后位以矫正远折端的旋前移位。使前臂置于旋后位牵引可以利用前臂伸肌群对外上髁张力的减少,屈肌群及旋前圆肌对内上髁的牵拉,以助于远折端旋前移位的矫正。只有旋转移位得到充分矫正后,才有利于进一步矫正骨折的内外侧和前后侧移位,否则将遗留有旋转移位而难以达到骨折的解剖对位。

关于纠正远折端的侧方移位,是先整复内外侧方移位,还是先整复前后侧方移位,或是一次同时整复,意见尚不统一。如果是分两步整复侧方移位,还是先整复内外侧方移位,后整复前后侧方移位为好,因肱骨下端扁而宽,前后径小,内外径宽,故先用内外挤压手法先矫正内外侧移位,然后再用后拉前顶同时屈肘手法以矫正前后侧移位,使骨折真正达到解剖复位。一步矫正侧方移位法是基于肱骨髁上骨折时的前后移位和内外侧移位常是同时发生而制定的,即骨折远端向后移位的同时向内(或外)侧方移位。因此尺偏型者所形成的是一种远折端向后内方移位,桡偏型者所形成的是一种远折端向后外方移位,故主张在整复时矫正前后和内外侧方移位应同时进行才是真正的逆创伤机制的复位,且容易达到解剖对位。

（2）屈曲型：患者仰卧位，在臂丛阻滞麻醉或全麻（儿童常用氯胺酮麻醉）下，一助手握患肢上臂，另一助手握患肢腕部，肘关节屈曲 30°～50°位沿肱骨纵轴方向进行拔伸牵引，矫正骨折端的重叠移位，尺偏移位者在牵引中逐渐使前臂置于旋前位，桡偏移位者前臂置于旋后位。术者双手掌置肘内、外两侧做相对挤压，矫正断端的内外侧方移位。矫正屈曲型骨折前后移位的手法有伸直复位法和屈曲复位法两种。①伸直复位法：术者两手环抱患肢肘部，两手拇指置于骨折远端前侧向后按压，同时其余四指置于骨折近端后侧向前提拉，以矫正骨折的前后移位。②屈曲复位法：术者一手固定患肢上臂中段，另一手握患肢前臂的中上段，握前臂之手在牵引下逐步将肘关节屈曲成锐角并用力推压骨折的远端向后，以矫正骨折远端的向前移位。

2.外固定

（1）夹板固定：骨折复位后，伸直型骨折固定肘关节于屈曲90°～110°位，在屈肘牵引维持固定下，将预先制好的压垫和夹板，分别置于肱骨中、下段的前后内外侧，夹板长度应上达三角肌中部水平，内、外侧夹板下达（或超过）肘关节，前侧夹板下至肘横纹，后侧夹板至鹰嘴下。在鹰嘴后方加坡形垫，尺偏型在远端的尺侧和近端的桡侧分别加一拱桥垫。夹板压垫放置妥当后，先捆好中间布带，然后依次捆好肘部及腋下布带，肘部布带松紧适当，既不影响肢体远端的血运，又要防止骨折发生移位，腋下布带可略松一些。在患肢背侧加屈曲形杉树皮托板，用三角巾或颈腕带将患肢前臂悬吊于胸前，尺偏型置前臂于稍旋后位，一般固定 3 周左右。

屈曲型骨折应固定肘关节于半屈伸位 40°～60°位置 2 周，前后垫放置与伸直型相反，以后逐渐将肘关节屈曲至 90°位置 1～2 周。

（2）石膏固定：可采用长臂石膏托，或长臂石膏夹板固定肘关节于 90°～110°屈曲位，一般固定 3～4 周。屈曲型者固定伸直位 2～3 周后改屈肘位固定。使用石膏固定时，务必使石膏塑形并等待坚固，防止骨折再移位。

使用外固定治疗肱骨髁上骨折，必须严格遵循有关夹板固定或石膏固定术后管理的有关要求,密切观察伤肢的血运情况,经常调整固定的松紧度,定期做 X 线检查,防止骨折的再移位,指导患者进行功能锻炼,切忌进行被动运动,强力施行推拿按摩,以免产生骨化性肌炎,造成关节强直。

(二)骨骼牵引复位法

1.适应证

主要适应于骨折线显著斜形,手法整复后骨折对合不稳定;或患者伤后就诊较迟,软组织肿胀严重,已有广泛的水疱形成并已影响到患肢及手部的血运者。

2.骨牵引方法

患者仰卧,在局部或全身麻醉下屈曲肘关节,无菌操作下,用克氏针贯穿尺骨鹰嘴下方骨质,骨皮质穿孔处用无菌纱布保护,将患肢上举屈肩屈肘,进行滑动悬吊牵引,也可进行水平牵引,婴幼儿用巾钳牵引。儿童牵引重量以 1~2 kg 为宜。持续牵引 1~2 周内经床边 X 线检查了解骨折复位是否满意,若牵引复位满意可继续牵引 1~2 周后即行功能锻炼。若复位不满意可再行手法整复外固定治疗。

3.骨牵引复位的要领

骨骼牵引复位治疗肱骨髁上骨折简单安全而无危险,并且在任何年龄的患者都能忍受。骨骼牵引复位损伤较小,易于观察伤肢末梢血运,便于处理皮肤水疱。伤肢悬吊屈肘 80°~85° 后有利于患肢静脉回流,消肿快,早期可小范围内练功活动,有助于骨折端自动复位。即使牵引复位不满意,也应在肿消后再行手法复位外固定治疗,这样患者痛苦小且安全。

行尺骨鹰嘴牵引术前,务必在尺骨鹰嘴下尺骨崤上定好位,尤其是肿胀明显的情况下,注意防止尺神经及骺板的损伤。牵引重量要适宜,以患肩能离开床垫为宜,切勿使用过大的重量。经常检查牵引器具,并做必要的矫正。注意观察患肢血运,在最初的 24 小时中应经常按时检查桡动脉搏动,并将观察结果详细记录。在行骨骼牵引期间,应定期做床边 X 线透视或照片检查。某些病例,下骨折段在侧位片虽不能完全恢复其解剖位置,但远侧骨折段轻度的背侧倾斜,一般不影响正常功能的恢复。

(三)手法整复闭合穿针固定

随着影像增强 C 形臂 X 线机的逐渐普及,闭合复位经皮穿针固定治疗肱骨髁上骨折在国内外得到推广。其适应证为肱骨髁上不稳定性骨折,经手法整复满意后,根据切开复位双克氏针交叉固定原理和肘关节解剖浅表标志的特点,经皮穿刺肱骨内、外上髁的骨突点,克氏针在骨折线两端形成交叉稳定的四点固定。

1.经皮穿刺克氏针固定法

在臂丛阻滞或全麻下,患者仰卧位,肩关节外展 45°左右,前臂旋前半伸肘 45°左右牵引,在电视 X 线机监视下行手法复位,复位满意后,助手应一直保持极度屈肘位,并使肩关节外展 90°,以利克氏针内固定的操作。做肘部皮肤消毒,术者戴无菌手套及铺无菌巾,将直径为 1.0～2.0 mm 克氏针经皮刺入,并准确扎于肱骨内上髁骨皮质上,调整克氏针与肱骨干正面的交角在 40°～60°,侧面略向后倾斜与肱骨干侧面长轴交角在 5°～10°。用骨锤锤击克氏针并仔细体会其阻力大小和变化,当克氏针已进入骨折近端,其阻力会不断增加,克氏针穿出近端肱骨骨皮质后阻力会突然消失,此时骨折若已初步得到稳定,可透视观察,位置满意后以同样方法打入桡侧克氏针。再次透视固定满意后,将针尾折弯剪断,埋于皮下或留于皮外,无菌纱布包扎,肘关节屈曲 90°～110°位,用上肢屈曲型杉树皮托板或石膏后托固定,3～4 周内拔除克氏针后逐步进行肘关节功能锻炼。

2.闭合穿针固定要领

(1)准确定点极为重要,术者应注意摸清楚肱骨内上髁的位置,检查是否有尺神经前移,若无尺神经前移,进针点应选择在内上髁稍偏前一点进针。若触摸不清尺神经可采用微创切口,切开 1～2 cm 暴露进针点,钝性分离皮下,小心解剖并牵开尺神经,在内上髁前下方进针,与肱骨干呈 40°～60°,向后 5°～10°锤入直径 1.0～2.0 mm 克氏针。外侧进针点应选在肱骨外上髁近缘偏后进针,与肱骨干呈 40°左右紧贴肱骨外嵴向内上方锤入。

(2)注意掌握进针的角度,应在克氏针打入 0.5 cm 骨皮质时,将进针的角度调整好,当克氏针与肱骨干正面长轴呈 40°～60°倾斜角时,克氏针容易穿出肱骨干对侧骨皮质。若角度＜30°时则克氏针沿髓腔深入、弯曲,不能穿出近端骨干对侧骨皮质;角度＞60°时克氏针不能穿到近端骨干。经 X 线透视发现侧位 X 线片上克氏针沿肱骨干骨皮质前或后方走行,应拔出克氏针重新打入。

(四)切开复位内固定

切开复位内固定仅适用于伴有重要血管神经损伤、开放性骨折或经非手术治疗的努力仍有明显的成角旋转畸形者。多年来,对本病的治疗始终存在着手术指征扩大化的倾向,对此英国著名创伤骨科学家 Wastson-Jones 曾批评说对肱骨髁上骨折每隔数年总要恢复一次手术切开和内固定的热潮;并再次重申唯一的手术指征是为了探查肱动脉,解除血运不足。早期切开整复,进行不必要的广泛解剖,常会引起关节囊挛缩、日后的骨化和永久性僵硬。我国多数学者也一致认为:临床需要切开复位者比较少见。

切开复位内固定一般取肘后中线切口,或肘外侧切口,亦有主张做肘前外侧切口。肘后侧切口常采用倒“V”形切断肱三头肌,对软组织和关节囊的损伤大;肘外侧切口对软组织的损伤虽小,但暴露不充分,多需在肘内侧再做一切口。骨折复位后,最常用的是二枚克氏针交叉固定,近年来亦有用 3.5 mm 加压钢板或重建钢板固定的。术后需用长臂石膏托固定 4 周左右。未经治疗的 1～2 个月的陈旧性肱骨髁上骨折畸形明显,若不进一步治疗,会遗留肘关节功能障碍者,可采用手术治疗,常用的手术方法为鱼嘴式手术或骨突切除术。

(五)中药治疗

外伤初期,经脉受损,血溢脉外,瘀于浅筋膜,肿胀较甚或有张力性水疱,疼痛剧烈,压痛明显。治宜活血化瘀、消肿止痛,方用活血止痛汤加减。肿胀严重,血运障碍者,加用丹参、白茅根、木通之类以消瘀利水。中期局部瘀肿未尽,压痛固定,筋骨连接未坚,功能活动受限,治宜和营生新、接骨续筋,可内服续骨活血汤。解除固定后,肿胀虽已消减,但瘀血残留肌腠、筋膜、关节,以致筋膜粘连,关节屈伸不利,可用中药海桐皮汤煎水熏洗,以防治肘关节强直。

第五节　肱骨髁间骨折

肱骨髁间骨折是肘关节的一种严重的关节内骨折,好发于青年及壮年。由于骨折移位、粉碎,关节的完整性遭受到破坏,使其复位较困难,固定容易发生再移位和关节粘连,严重影响治疗效果和肘关节的功能。尽管目前已有多种的治疗方法与相关研究,肱骨髁间骨折的治疗仍然是具有很大挑战性的临床课题。

一、病因、病理与分类

损伤机制与肱骨髁上骨折相似,是由于尺骨的滑车切迹撞击肱骨髁所致。在屈肘位和伸肘位都可发生,可分为屈曲型和伸直型两类。在屈曲型损伤中,大多数情况下,作用在肘后方的外力相当大,如车祸伤等,此时肱骨髁常位于肱骨干的前方。在伸直型损伤中,外力沿尺骨传导到肘部,尺骨半月切迹就像一个楔子一样嵌入肱骨滑车而将肱骨髁劈裂,使得肱骨髁及髁上部分发生严重的骨折。此种损伤中,肱骨髁常在肱骨干后方,常合并皮肤等软组织的损伤。按骨折线可分为"T"形和"Y"形,有时肱骨髁部碎成 3 块以上,呈粉碎性骨折。

1969 年,Riseborough 和 Radin 根据此类骨折的 X 线表现,提出将骨折分为 4 型。①Ⅰ型:骨折发生在肱骨小头和肱骨滑车之间,但骨折无移位。②Ⅱ型:肱骨小头与滑车分开,但骨折在冠状面上无明显旋转。③Ⅲ型:骨折块之间发生明显分离和旋转。④Ⅳ型:关节面严重粉碎,肱骨髁明显变宽、分离。

二、临床表现与诊断

肘关节肿胀、疼痛、活动受限。由于髁间移位、分离致肱骨髁变宽,尺骨向近端移位使得臂部变短。有骨擦音出现,肘后三角关系发生改变。明显移位者,肘关节在所有方向上均呈现不稳定状态。血管和神经有时受到损伤,检查时务必予以注意。

X线片可以帮助判定骨折的移位和粉碎情况。骨折明显移位者,容易诊断。需要注意的是,骨折的真实情况常常比X线片表现的还要严重。由于大多数骨折呈明显粉碎状态,故很难判断许多小骨折块的原始位置。若对骨折粉碎情况的判断有怀疑,建议行多方向拍片或行CT扫描检查。对无移位或轻度移位者,必须仔细阅读X线片,以便将纵向的肱骨髁间骨折与肱骨髁上骨折区别开来。

三、治疗

由于肱骨髁间骨折是关节内骨折,且常属粉碎性,骨折多有移位,不易获得解剖对位,稳定性差,难以使多数病例的关节活动功能得到完全的恢复。对于肱骨髁间骨折的治疗,由于各学者治疗经验的不同,尚无统一的意见。总的治疗要求应该是使骨折有良好的复位、有效的固定和早期的功能锻炼,防止形成骨性阻碍和关节粘连而影响肘关节功能。目前临床上对这类骨折的治疗方法较多,但不可一味追求某单一的治疗方法。为提高骨折的治疗效果,必须根据患者具体伤情,选用适当的治疗方法,如手法复位夹板外固定、骨牵引复位、撬拨复位钢钉内固定、骨外固定器固定、手术切开复位内固定等。有的还需选用多种治疗方法综合应用,而且功能疗法贯穿在各种治疗方法的始终,有时药物治疗也是不可缺少的一个方面,只有这样才有可能提高治疗效果。

(一)外固定功能锻炼疗法

对肱骨髁间Ⅰ型和Ⅱ型中无移位或仅有轻度移位的骨折,可不必复位,仅用上肢屈曲型杉树皮托板加"8"字形绷带固定,根据伸直型或屈曲型成角的程度,调节肘关节固定的角度,伸直型肘关节固定于90°,或>90°,屈曲型者<90°固定。在医师的指导下分期进行医疗练功,以保证骨折的愈合与肘关节功能的恢复齐头并进。

对有些老年骨质疏松患者,骨已支离破碎,肱骨髁已有许多小的骨块分离,即使是手术内固定效果也会很差,最好还是顺从不可避免的关节活动受限,而不要去做手术整复内固定,也不做手法整复,而是以选择上肢屈曲型杉树皮托板固定配合积极的功能锻炼为佳。早期肿胀严重者可配合短期的尺骨鹰嘴骨牵引,争取获得一个能满足日常生活需求的肘关节。

(二)手法复位和夹板固定

适用于各型移位骨折,但粉碎型骨折整复后缺乏稳定性,易发生再移位,必要时可配合尺骨鹰嘴牵引治疗。

1.手法复位

患者仰卧位,前臂中立位。两助手行患肢上臂纵轴方向徐徐顺势拔伸牵引,术者立于患肢前外侧,用两手掌在肘部两侧抱髁向中心挤压,逐步矫正两髁的分离移位。两助手在顺势牵引的情况下,将肘关节慢慢地牵引至50°(屈曲型)或90°(伸直型)左右以矫正重叠移位。术者在继续抱髁的情况下,用挤按手法整复骨折远端的尺偏移位或桡偏移位,如桡偏移位,轻者可不必整复。最后矫正骨折的前后移位。伸直型者,术者两手仍为抱髁状,两手四指上移,环抱肘前,两手拇指推骨折远端向前,两手四指拉骨折近段向后,两手虎口同时对向挤压两髁,握持并牵引前臂的助手同时徐徐进一步屈曲肘关节,使四方面的力量联合一致,以矫正前后移位。屈曲型将肘关节置于伸直位整复。复位成功后,术者应临时固定骨折端,以待进行夹板固定。

手法整复的要领:原则上应先整复髁间部移位,再整复髁上部移位。抱髁手法贯穿着骨折整复的全过程,从手法牵引开始,即应施行抱髁,牵引时不要用暴力猛牵,以防加重损伤和造成两髁旋转。在手法牵引的前提下,通过抱髁手法使相互分离和旋转移位的内外髁两骨片向中部挤压复位,把髁间骨折变成髁上骨折,然后按照肱骨髁上骨折手法复位的原则进行操作。

2.固定方法

用上臂超肘关节夹板固定,夹板规格以及固定垫的放置和包扎方法与肱骨髁上骨折相同。如两髁旋转分离移位较重者,在内、外上髁部可加一空心垫。伸直型骨折肘关节屈曲位固定,三角巾悬吊,固定5~6周。屈曲型骨折肘关节先伸直位固定3周,再换成短夹板屈肘位继续固定2~3周。

3.医疗练功

练功活动应贯穿于骨折整复固定后治疗整个过程,及时正确的功能锻炼,能整复骨折端残余移位,对损伤的关节面有模造塑形作用,且能防止关节囊粘连及韧带、肌肉的挛缩,有利于骨折的愈合和关节功能的恢复。在骨折复位固定后,即可开始做伸屈手指、腕关节及握拳活动。1周以后即可开始练习肘关节的自主伸屈活动,一般先从10°~20°活动范围开始,以后逐渐加大活动范围,2~3周后活动范围可逐渐增加至30°~50°,5~6周解除外固定后进行全面的功能锻炼。

(三)骨牵引治疗

此法最适用于经手法复位夹板固定不稳定性骨折、严重粉碎性移位骨折或开放感染性骨折等。一般采用尺骨鹰嘴骨牵引,牵引中必要时可配合手法整复,肿胀消退后给予夹板加压垫外固定和医疗练功,使外力通过内动力作用于骨折端起到自动复位的作用。

患者取仰卧位,上臂外展与躯干成70°~80°,前臂中立位,肘关节屈曲90°,麻醉、穿针方法与肱骨髁上骨折的尺骨鹰嘴牵引法相同,但穿针部位应严格要求在尺骨鹰嘴下2 cm,若穿针点不正确,产生偏心力,骨折也随之移位。穿针时切忌摇晃,保持力线与上臂纵轴一致。术后尺骨鹰嘴部的牵引重量为2.5~3.0 kg,前臂皮肤牵引为0.5~1 kg,24小时内行床边X线拍片,待骨折重叠移位矫正后,尺骨鹰嘴部的牵引重量改为1.5~2.0 kg。

一般卧床牵引4周左右,经X线检查位置良好,即可解除牵引,改用夹板固定2~3周。

(四)骨外固定器治疗

我国自20世纪80年代已设计有按肱骨髁间骨折移位特点和固定需要的肱骨髁间骨折复位固定器。它的结构为近端穿1枚克氏针,骨折远端用2枚骨针分别插在肱骨内、外髁上。克氏针固定栓与骨折由螺杆连接,两骨针由可伸缩的半环形钢架连接。调节螺杆,加大克氏针固定栓与骨针之间的距离,对骨折两端起牵引作用,缩短二者之间的距离,对骨折端起加压作用。内外两骨针各有两个活动关节,由两个可调节的螺丝控制,调整螺丝,可使内、外髁骨块前后移动或旋转,由于两骨针的特殊形状,拧紧骨针可使内、外髁分离的骨块靠拢,因而能获得良好的复位效果。当复位满意后,旋紧各个螺丝,固定螺杆距离,一般不需其他外固定。

应用髁间复位固定器须先用中医传统手法复位,纠正过多的重叠移位和侧方移位,以免近端穿克氏针时定位困难。在电视 X 线机透视或拍片对位基本满意后,在良好的麻醉和无菌操作下进行。为避免神经损伤,近端在骨折线上 2～3 cm 处穿 1 枚克氏针,由桡侧穿向尺侧。将两枚骨针分别插入肱骨远端的内、外髁,进针的方向与关节面的方向相平行。固定半环形钢架时将骨针拉到适宜的位置,骨针对旋转移位的骨块有撬拨复位的作用,同时调整螺丝 1 和 2 移动骨针,以纠正骨块的掌、背、上、下及旋转移位,旋紧两枚骨针使分离的骨块靠拢,从而达到满意的复位。最后将螺杆及各螺丝拧紧,即可进行功能锻炼。髁间骨折复位固定器安装后的几天内,要注意针道内瘀血的引流,做到经常换药,保持敷料干燥,随着局部血肿的吸收机化,针道周围形成包裹,换药间隔时间可适当延长。

(五)钢针撬拨复位和经皮内固定

国内自 20 世纪 80 年代马元璋报道应用钢针撬拨复位和钢钉经皮内固定,或钢丝经皮缝合治疗肱骨髁间骨折以来,随着影像学的进步,临床应用已逐渐增多。马氏认为这种方法能在尽量减少组织创伤的前提下,使髁间部能获得较好的整复和内固定力量,使髁上部较容易用手法复位和小夹板固定。手法较易整复髁间部分离和髁上移位,但难于整复髁间旋转移位。有学者采用钢针经皮进入内上髁和外上髁,撬拨整复旋转移位,再用手法整复髁间部分离和髁上部移位,用两枚钢钉穿入两髁进行内固定。亦有学者在上述穿针的基础上,由内、外髁分别向近端穿针固定,或者采用两种固定形式联合应用。钢丝经皮缝合法,系采用 4 针孔缝合法,此法固定虽较牢,但操作较为麻烦。

钢钉经皮撬拨复位和内固定法:皮肤常规消毒铺无菌巾,局部麻醉,做好骨牵引,在内上髁和外上髁各用一钢钉穿过皮肤和穿入内外髁两骨折片,旋转两钢钉,整复旋转移位。手法整复髁间部的分离和髁上部移位。电视 X 线检查整复良好后,在肱骨髁的内外两侧用手法保持向中部挤压,选择其中的一根钢钉做内固定,用冲头击入,或锤子击入均可,使穿入对侧骨折片,直至皮质骨。如果内固定尚不够牢固,亦可将另一钢钉击入,做相互交叉或平行的内固定。将钢钉埋入皮下,无菌包扎,石膏托屈曲肘关节固定,或用小夹板固定,或短期骨牵引后改小夹板固定。

(六)手术切开复位内固定

适应于经手法复位失败、某些新鲜开放性骨折及陈旧性骨折可行手术切开复位内固定者。手术治疗的关键是要重建破碎的肱骨滑车和肱骨小头,手术应选肘后侧切口,将三头肌及腱膜做舌瓣切开后翻向远端显露骨折部,亦有横断尺骨鹰嘴的上 1/3 翻向近端显露肱骨远端。尺神经做常规显露并牵开予以保护。对肱骨髁间骨折有两个部位需要复位和固定,其一是髁间骨折,其二是髁上骨折,重点应先施行好髁间部的复位和固定,使肱骨滑车和肱骨小头解剖复位,达到重建目的,先将内外髁用长螺丝钉做拉力固定,或用骨栓做加压固定,这样髁间骨折变为髁上骨折。最后将髁部与肱骨近端依骨折粉碎程度和设备条件,选用克氏针、螺丝钉或钢板进一步固定。术后依据骨折固定后的稳定程度应用外固定短期固定,争取术后早期进行肘关节功能锻炼。

第六节　尺、桡骨干双骨折

尺、桡骨干双骨折又名臂、辅两骨断折,手骨两胫俱断、正辅骨折、前臂双骨折等。《仙授理伤续断秘方》说:"前臂有两胫。"《医案金鉴·正骨心法要旨》指出："臂骨者,自肘至腕有正辅二根,其在下形体长大,连肘尖者为臂骨;其在上形体短细者为辅骨,俗名缠骨。叠并相依,具下接于腕骨焉。"前臂由尺骨和桡骨两骨干组成,桡骨在外侧,尺骨在内侧,两骨并列,尺骨上端彭大而下端细小,为构成肘关节的重要组成部分。桡骨相反,上端细小而下端彭大,为构成腕关节的重要组成部分。桡尺骨均为略呈弧形弯曲的长骨。从正面看,尺骨较直,桡骨干约有 9.3°的弧度突向桡侧,侧面看,二骨干均有约 6.4°的弧度突向背侧。桡、尺二骨借上、下桡尺关节和悬张于骨干间的骨间膜紧密相连。

上、下桡尺关节的联合活动,形成了前臂独有的旋转活动,前臂旋转时,以尺骨为基点,以桡骨小头为中心,以尺骨茎突为轴心,桡骨小头在尺骨切迹里旋转,桡骨尺切迹围绕尺骨小头自外上向内下旋转,总旋转范围可达 150°。

骨间膜为一坚韧致密的纤维组织,附着于桡尺骨间嵴,其纤维组织由桡骨起,斜向内下至尺骨止,几乎连系桡尺骨干的全长。骨间膜除供肌肉附着外,对稳定上、下桡尺关节及维持前臂旋转活动起着重要的作用。当前臂中立位时,骨间隙最大,尺、桡骨干中部距离最宽,为 1.5～3.0 cm。骨间膜上下一致紧张,桡尺骨干的骨间嵴相互对峙。当前臂旋前旋后时,骨间隙缩小,骨间膜上、下松紧不一致,骨间嵴不再相互对峙,两骨间的稳定性消失。

前臂上 2/3 肌肉丰富,下 1/3 移行为肌腱,故外观上粗下细,呈椭圆形。前臂肌肉可分为 4 组,分别起于肱骨内髁的屈肌和起于外髁的伸肌,此 2 组肌肉的牵拉力,可造成骨折端的重叠移位。另有旋后肌、肱桡肌、肱二头肌和旋后圆肌、旋后方肌,是造成骨折端发生移位的重要因素。桡尺骨干双骨折多见于儿童及青壮年。

一、病因、病机

直接暴力和间接暴力均可造成桡骨、尺骨骨干双骨折(图 2-7)。《普济方·折伤门》:"凡两手臂骨打断者有碎骨,跌断者无碎骨。"《医案金鉴·正骨心法要旨》指出:"凡臂骨受伤者,多因迎击而断也。或断臂辅二骨,或唯断一骨,瘀血凝结疼痛。"桡、尺骨干双骨折临床比较常见,多发生在中 1/3 或下 1/3 处。

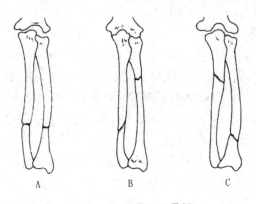

A   B   C

图 2-7　桡、尺骨干双骨折

A.直接暴力;B.间接暴力;C.扭转暴力

直接暴力损伤,如前臂遭受打击、挤压或碰撞等造成的骨折,骨折线位在同一平面上。以粉碎、横形骨折为多见,偶见多段骨折。常合并软组织严重损伤,或为开放性骨折。

间接暴力损伤主要为传导暴力或扭转暴力。跌倒时手掌着地,暴力由桡骨纵轴向上传达,致桡骨中段骨折或桡骨上 1/3 发生横断或锯齿状骨折;然后残余暴力通过骨间膜向尺骨转移,造成尺骨斜形骨折。骨折线不在同一平面,桡骨骨折线在上,而尺骨骨折线在下。骨折线多有较大的移位和成角,但软组织损伤不严重,成角较大时可致开放性骨折。

在儿童多发生在下 1/3 处,多为青枝骨折。桡骨的骨折线高于尺骨的骨折线,两骨的成角畸形方向一致。桡骨骨折后所出现的成角角度比尺骨骨折的成角大。扭转暴力损伤多因为前臂被旋转的机器绞轧伤,或前臂在遭受传达暴力的同时,又受到扭转外力的损伤,如跌倒时手掌着地,躯干向一侧倾斜,前臂突然扭转,造成两骨的螺旋形骨折,骨折线方向一致,多由尺骨内上 1/3 斜向桡骨外下方,但骨折平面不同,尺骨骨折线在上,桡骨骨折线在下。

尺、桡骨骨干骨折后,暴力作用和肌肉的牵拉力,可使骨折端重叠、成角、旋转和侧方移位。治疗时必须给予正确的对位,将畸形全部矫正,恢复正常位置,使骨折愈合后不影响前臂的旋转功能。

二、辨证诊断

有明显的外伤史,前臂疼痛、肿胀,功能丧失,动则疼痛加剧,有明显的压痛。完全骨折有移位者,前臂有缩短、成角、旋转畸形,有纵向叩击痛、明显的骨摩擦音及异常活动。被骨折端刺破皮肤的开放性骨折,伤口比较小,外露的骨折端有时可自行还纳至伤口内。儿童青枝骨折,仅有成角畸形,压痛,纵向叩击痛。行 X 线检查可了解骨折类型、移位方向及是否合并桡、尺骨关节脱位和骨折旋转情况。

三、治疗方法

(一)治疗原则

(1)桡骨、尺骨骨折的治疗原则主要是恢复前臂的旋转功能。

(2)无移位的骨折,应用接骨膏药外敷、小夹板固定治疗。有移位的骨折,应用手法整复、外敷接骨膏药、小夹板外固定治疗。

(3)开放性骨折若伤口不大,清创缝合后,按闭合性骨折处理。

(4)尺、桡骨干双骨折要求尽量给予解剖对位。以轻巧的手法将旋转、成角畸形矫正。禁用粗暴的手法反复整复,争取一次复位成功。

(二)手法整复

整复前应根据患者的受伤机制,结合 X 线检查显示的骨折移位方向、骨折类型和部位,确定手法复位的步骤。对于中 1/3 骨折,若有一骨干为稳定性骨折而另一骨干为不稳定性骨折或粉碎性骨折,应先整复稳定性骨折,以此为支架,再整复不稳定性骨干骨折。若桡骨、尺骨骨干均为不稳定性骨折,对上 1/3 骨折则首先整复尺骨,因该段骨干较粗,整复后较稳定,然后以此为支架,再整复桡骨;对于下 1/3 骨折,则根据两骨的相对稳定性拟订方案,按先后顺序整复尺骨、桡骨骨折。若两骨干骨折后的稳定性相同,一般先整复容易在皮下触摸到的尺骨。若有背向移位,则在不牵引时以单骨干旋转手法,使两断端恢复常位。以捺正法矫正侧方移位。

整复时,患者取坐位,肩外展70°～90°,前臂屈曲30°～50°,置于中立位。两位助手分别把持固定上臂与手腕部。术者站于伤肢外侧,然后进行整复。临床上一般采用下列方法。

1.牵引

一助手两手环握肘横纹部,一助手两手握患肢手大小鱼际处,顺前臂纵轴方向进行对抗拔伸3～5分钟,以纠正骨折的重叠及成角畸形。牵引时要用力持续固定,切忌用力不均,忽紧忽松,左右摇摆。在牵引力的作用下,使成角重叠的畸形纠正后,再根据骨折旋转移位的情况将远端适当旋转后再牵引1分钟左右。

2.分骨

分骨手法是整复前臂骨折的重要手法(图2-8)。术者的两手拇指、示指、中指分别置于前臂掌侧与背侧尺桡间隙,沿前臂纵轴方向从上至下进行夹挤分骨,使向中间靠拢的桡骨、尺骨的断端向两侧分离,以恢复骨间膜的正常位。施分骨手法时,各手指要与皮肤紧密相贴,切忌来回摩擦,以免损伤皮肤。

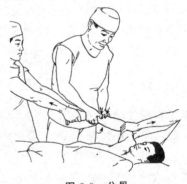

图 2-8　分骨

3.折顶

前臂肌肉比较丰满发达,加之骨折后出血、肿胀、疼痛、肌肉痉挛,有时单靠牵引不能将重叠移位完全牵拉开,此时可采用折顶手法(图 2-9),较省力地矫正残余的重叠畸形及侧方移位。

折顶手法是在分骨的情况下,术者两拇指由背侧推按突出的骨折断端,其他手指提托向掌侧下陷的骨折的另一端,在牵引下,加大原来的成角(切忌粗暴的用力过大的牵引,牵引力越大,越增加手法折顶成角的困难)。残余重叠越多,成角亦越大。待突出的骨断端皮质与下陷的骨断端皮质相对顶后,骤然向回反折,反折时各手指仍用力推按,提托移位的骨折断端,其用力的大小与方向依据骨折移位的程度和方向而施。中段及下段的骨折,以此手法,其重叠与侧向移位均可获得较满意的复位。对上 1/3 骨折,因肌肉丰厚,骨间隙狭小,以分骨折顶法整复后,尺骨较易整复,但桡骨远端易向桡骨背侧旋转移位,远端则向尺掌侧旋转移位,在这种情况下,改为旋转后位牵引:术者立于伤肢内侧,用一手将桡骨远端向桡背侧推按,一手将骨折近端向尺掌侧推按,移位便可矫正。

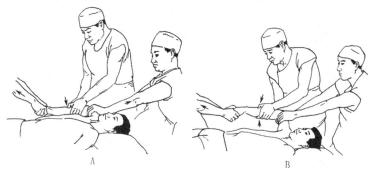

图 2-9 折顶

A.加大成角;B.向背侧托提反折

4.回旋

斜形骨折或螺旋骨折有背向重叠移位时,可采用回旋手法。即两助手固定伤肢上下,暂不用力牵引,术者一手固定骨折近端,另一手将骨折远端按照背向移位的原路径紧贴骨折近端,逆向回旋将背向移位矫正,使两骨折面对合,然后再进行牵引、分骨、撩正,即可复位。

5.提按

横断骨折或斜形骨折有侧方移位者,可用提按手法。在持续牵引下,术者在分骨的同时,用一手固定骨折近端,另一手提按骨折远端,矫正桡骨、尺骨断端侧方移位(即内外侧移位)须向中心挤按突向桡尺侧的骨折断端;掌背侧移位(即前后移位)须向上提托下陷的骨折端。若同时合并前后、内外的侧方移位,提按时需斜向用力。

6.摇摆

对于横断骨折,骨折线呈齿状者或仍残存轻度侧方移位时,须用摇摆手法。术者在牵引下,用两手固定已整复的骨折端,令下助手先做小幅度的旋转,然后在桡、尺侧的左右方向进行轻度的摇摆。术者捏紧骨折端向前后内外做微微的摆动,使已复位的骨折端更紧密地接触,待两骨折端骨摩擦音消失,并有一定的稳定感,骨折亦完全复位。

7.顶挤

待骨折整复对位稳定后,术者固定骨折端,两助手平稳地将骨折上、下端进行纵向顶挤,使骨折端相互嵌插、吻合,更有利于骨折复位后的稳定性。不稳定性骨折不宜用其法。

8.理筋

术者在分骨的情况下,一手固定已复位的骨折端,另一手由下而上沿骨干纵轴揉骨理筋,以调正软组织的旋转曲折,并可起到消肿止痛、舒筋活血的作用。

对于儿童青枝骨折有成角畸形者,可在两助手的牵引下,术者采用分骨、折顶手法将其矫正。

(三)固定

骨折复位成功后,即可进行外固定。固定时,需准备好与前臂长度一致,宽于前臂周径的膏药一贴,与前臂长度相等的杉树皮夹板四块。临时用一条扎带固定于前臂,安放分骨垫与小压垫。然后将小夹板结扎固定,再用一超腕纸板,用绷带轻松固定于前,后悬吊胸前,并保持前臂于中立位。

(四)辨证用药

按骨折三期辨证用药治疗,早期用干性或微温性的活血化瘀、消肿止痛药物,给予消肿定痛汤、跌打丸内服;中期接骨续筋,内服接骨丹;后期通经活络,壮腰健肾,益气养血。内服伤骨再生Ⅰ号、六味地黄丸、伸筋丹。解除外固定后,应用五加皮汤烫洗。

(五)功能锻炼

骨折整复固定后,即可进行手指的屈伸活动并用力做握拳活动。1周后开始活动手指腕关节;2周后适当进行肩部及肘部的功能锻炼;3周后若为稳定性骨折,可在保护下解除悬吊,进行肘部功能锻炼;4周后解除外固定,逐渐进行前臂的旋转活动。

四、调护

整复固定后,应定期行 X 线检查,随时调整固定的松紧度。严密观察手指血运及感觉情况,正确指导患者进行功能锻炼。

五、预后

注意防治筋膜间隔综合征。对肿胀较重者,应抬高患肢,调整中药,并加大剂量,严密观察。若能做到正确对位、合理用药,一般无明显后遗症出现。

第七节　桡骨头骨折

桡骨近端包括桡骨头、颈和结节。桡骨头关节面呈浅凹形,与肱骨小头构成肱桡关节。桡骨头尺侧边缘与尺骨的桡切迹相接触,构成尺桡近侧关节。桡骨头和颈的一部分位于关节囊内,环状韧带围绕桡骨头。桡骨头骨折临床上易被忽略,若未能及时治疗,将造成前臂旋转功能障碍或引起创伤性关节炎。桡骨头骨折多见于少年儿童,青壮年亦可发生。

一、病因、病机

桡骨头骨折多由间接暴力造成。跌倒时手掌先着地,肘关节处于伸直和前臂旋前位,暴力沿前臂桡侧向上传达,引起肘部过度外翻,使桡骨头撞击肱骨小头,产生反作用力,使桡骨头受挤压而发生骨折。在儿童则发生桡骨头骨骺分离。桡骨头骨折可分为青枝骨折,无移位或轻度移位骨折,有移位的嵌插、粉碎和劈裂骨折等。

二、诊查要点

伤后肘部疼痛,肘外侧明显肿胀(若血肿被关节囊包裹,可无明显肿胀),桡骨头局部压痛,肘关节屈伸旋转活动受限制,尤以旋转前臂时,桡骨头处疼痛加重。肘关节正侧位 X 线片可明确骨折类型和移位程度。根据受伤史、临床表现和 X 线检查可作出诊断。但 5 岁以下儿童,该骨骺尚未出现,只要临床表现符合,即可诊断,不必完全依赖 X 线片。

三、治疗

对无移位或轻度移位的嵌插骨折而关节面倾斜度在 30°以下者,估计日后影响肘关节功能的可能性不大,则不必强求解剖复位。对明显移位骨折则应施行整复。

(一)整复方法

整复前先用手指在桡骨头外侧进行触摸,准确地摸出移位的桡骨头。复位时一助手固定上臂,术者一手牵引前臂在肘关节伸直内收位来回旋转,另一手的拇指把桡骨头向上、向内侧按挤,使其复位。

若手法整复不成功,可使用钢针撬拨复位法:局部皮肤消毒,铺巾,在 X 线透视下,术者用不锈钢针自骨骺的外后方刺入,针尖顶住骨骺,向内、上方拨正。应注意避开桡神经,并采用无菌操作。

(二)固定方法

各类型骨折复位后均应固定肘关节于屈曲 90°位置 2~3 周。

(三)练功活动

整复后即可做手指、腕关节屈伸活动,2~3 周后做肘关节屈伸活动。桡骨头切除术后,肘关节的练功活动应更提早一些。

(四)药物治疗

早期治疗原则是活血祛瘀、消肿止痛,儿童骨折愈合较快,在中后期主要采用中药熏洗,可不用内服药物。

(五)手术治疗

移位严重,手法整复不成功者,应切开复位细钢针内固定。如成年人的粉碎、塌陷、嵌插骨折,关节面倾斜度在 30°以上者,可做桡骨头切除术,但 14 岁以下的儿童不宜做桡骨头切除术,恐引起发育畸形。

四、预防与调护

复位固定后,要注意患肢血运情况,定期检查石膏、夹板固定情况及松紧度,术后要注意检查腕部和手指的感觉及运动情况,以了解是否损伤桡神经深支。

第八节　桡骨远端骨折

桡骨远端骨折是指桡骨远侧端 3 cm 范围以内的骨折,又称辅骨下端骨折、缠骨下端骨折、桡骨下端骨折。

桡骨向下逐渐变宽膨大,其横断面近似四方形,以松质骨为主,松质骨外面仅裹以极薄的密质骨,松质骨与密质骨交界处为应力上的弱点,故此处容易发生骨折。桡骨远端具有掌、背、桡、尺 4 个面。掌面光滑凹陷,有旋前方肌附着。背面凸隆,有 1 个明显的背侧结节,具有 4 条纵形骨性腱沟,前臂背侧伸肌腱由此通过。沟间的纵嵴为腕背韧带的附着部。桡侧面较粗糙,向远侧延伸为锥状的茎突,茎突基底稍上方有肱桡肌附着,茎突末端有桡侧副韧带附着,并有伸拇短肌和外展拇长肌腱通过此处的骨纤维性腱管。尺侧面有弧形凹陷的关节面,称为桡骨尺切迹,与尺骨小头的半环形关节面,约占圆周的 2/3,构成下尺桡关节,为前臂远端旋转活动的枢纽。桡骨下端远侧为凹陷的桡腕关节面,与第 1 排腕骨相连,容纳腕舟骨和月骨,构成桡腕关节。正常人桡骨下端关节面向掌侧倾斜(即掌侧倾斜角)10°～15°,向尺侧倾斜(即尺侧倾斜角)20°～25°。因此,正常人桡骨茎突比尺骨茎突长1～1.5 cm。当桡骨远端发生骨折时,上述正常解剖关系常发生改变,不但桡骨下端关节面的角度改变,因骨折移位,桡骨下端背面的纵沟亦随之移位,通过此沟的肌腱亦发生扭曲错位。若复位不良,腕背侧的肌腱可发生磨损,造成腕与手指的功能障碍。桡骨下端之骨骺1岁左右出现,18～20岁与骨干融合。桡骨远端骨折非常常见,在20岁以前的患者,则多为桡骨远端骨骺分离。

一、病因、病理与分类

直接暴力和间接暴力均可造成桡骨远端骨折,但多为间接暴力所致。常见跌倒时,躯干向下的重力与地面向上的反作用力交集于桡骨下端而发生骨折,骨折是否移位与暴力大小有关,根据所遭受暴力作用的方向、受伤时患者的体位和骨折移位的不同,一般可分为伸直型(Coles骨折)、屈曲型(Smith骨折)、背侧缘和掌侧缘骨折(背侧缘、掌侧缘骨折分别称为Barton骨折和反Barton骨折)4种类型。

(一)伸直型桡骨远端骨折

伸直型桡骨远端骨折又称科雷(Coles)骨折。最为常见,占所有骨折的6.7%～11%,成年与老年患者占多数。跌倒时,前臂旋前,腕关节呈背伸位,前臂纵轴与地面成60°以内夹角,手掌小鱼际部着地,躯干向下的重力与地面向上的反作用力在桡骨下端1.5 cm处呈现剪力,造成骨折。暴力轻时,骨折嵌插而无明显移位。暴力较大时,则腕关节的正常解剖关系发生改变,骨折远端向桡侧和背侧移位,桡骨下端关节面改向背侧倾斜或成为负角,向尺侧倾斜减少或完全消失,甚至向桡侧倾斜而成为负角。骨折移位时,骨折远端皮质可插入远端松质骨内使桡骨变短。严重移位时,骨折断端可有重叠移位,腕及手部形成"餐叉样"畸形。由于桡骨远端骨折有成角移位及重叠移位,常合并有下尺桡关节脱位及尺骨茎突骨折。若合并尺骨茎突骨折,下尺桡关节的三角纤维软骨盘亦随骨折块移向背侧、桡侧。若尺骨茎突无骨折而桡骨骨折远端移位较多时,三角纤维软骨盘可同时被撕裂。跌倒时,若前臂纵轴与地面成60°以上夹角,暴力过大,躯体向下的重力与地面向上的反作用力,使骨折远折端遭受严重挤压力,以致发生桡骨远端伸直型粉碎性骨折。骨折线往往进入关节面,甚至骨折块有纵向分离移位,影响预后;若为幼儿桡骨远端骨骺块被压缩,伤及骨骺生长软骨可影响骨骺的生长发育。若被重物打击、碰撞等直接暴力造成的骨折多为粉碎性,汽车摇把打伤可造成此类骨折,但现已少见。老年人因骨质疏松,骨折常呈粉碎性,并可波及关节面。骨折移位明显时,前臂掌侧屈肌腱及背侧伸肌腱亦发生相应的扭转和移位。此类骨折若复位不良而造成畸形愈合时,掌侧屈肌腱和背侧伸肌腱在桡骨下端骨沟内的移位和扭转,也不可能矫正,可影响肌腱的滑动,对手指功能,尤其是对拇指的功能可产生严重影响。由于桡骨下端关节面的倾斜度发生改变,以及下桡尺关节脱位,常常会影响腕关节的背伸、掌屈及前臂的旋转功能。

(二)屈曲型桡骨远端骨折

屈曲型桡骨远端骨折又称史密斯(Smith)骨折、反科雷骨折,较伸直型骨折少见,约占全身骨折的0.11%。间接暴力引起的骨折,多因跌倒时,前臂旋前腕关节呈掌屈位,手背先着地,身体重力沿桡骨向下冲击,地面的反作用力沿手背向上作用于桡骨下端而造成骨折。骨折线由背侧下方斜向掌侧上方。骨折平面与伸直型骨折相同,但移位方向相反,故亦称为"反科雷骨折"。骨折远端向桡侧和掌侧移位,桡骨下端关节面向掌侧倾斜,手腕部外形呈"锅铲样"畸形,亦称垂状畸形。直接暴力所致的骨折,多因在桡骨远端的背侧被外力直接打击、碰撞、轧压等,亦可造成屈曲型骨折。

(三)背侧缘劈裂型

又称巴尔通(Barton)骨折,较史密斯骨折多见。骨折多由间接暴力引起,跌倒时,在腕关节背伸、前臂旋前位,手掌先着地,外力通过腕骨冲击桡骨下端关节面的背侧缘,造成桡骨下端背侧缘劈裂骨折。骨折线为斜形,达桡骨腕关节面,远端骨折块呈楔形,包括该关节面的2/3,骨折块移向近侧及背侧,腕骨亦随之向近心端移位,实际上为变异型科雷骨折脱位。

(四)掌侧缘劈裂型

此类骨折又称反巴尔通(Barton)骨折,较少见。多由间接暴力引起,跌倒时,腕关节呈掌屈位,手背着地,外力通过腕骨冲击桡骨下端的掌侧缘,造成桡骨下端掌侧缘劈裂骨折。有时腕部过度背伸,由于腕韧带牵拉也可造成掌侧缘劈裂骨折,实际为撕脱骨折。腕骨随掌侧缘骨折块向掌侧及近侧移位而形成屈曲型骨折脱位。

二、临床表现与诊断

一般患者均有明显的外伤史。伤后腕关节上方肿胀疼痛,肿胀严重时,可有皮下瘀斑,桡骨下端压痛明显,有纵轴叩击痛,手指处于半屈曲位休息时,不敢握拳,做握拳动作时疼痛加重。患者往往用健侧手托扶患侧手,以减轻疼痛。有移位骨折常有典型畸形。伸直型骨折远端移向背侧时,腕掌侧隆起,而其远侧向腕背侧突出,从侧面观可见典型的"餐叉样"畸形。骨折远端向桡侧移位并有缩短移位时,桡骨茎突上移至尺骨茎突同一水平,甚至高于尺骨茎突的平面,从手掌正面观,可见腕部横径增宽和手掌移向桡侧,中指轴线与桡骨轴线不在同一平面上,呈"枪上刺刀状"畸形。直尺试验正常时,将直尺放于腕尺侧,尺骨茎突距直尺在 1 cm 以上;桡骨下端骨折时,尺骨茎突可与直尺接触。屈曲型骨折远端向掌侧移位并有重叠时,从侧面观可见"锅铲状"畸形。劈裂型骨折严重移位时,腕掌背侧径增大,并有"枪上刺刀状"畸形。Barton 骨折肿胀、疼痛与前两者基本一样,诊断主要依靠 X 线片。

X 线检查:一般应常规拍摄腕关节正、侧位 X 线片。伸直型桡骨远端骨折,X 线片表现:①桡骨远端骨折块向背侧移位;②桡骨远端骨折块向桡侧移位;③骨折处向掌侧成角;④桡骨短缩,骨折处背侧骨质嵌入或粉碎骨折;⑤桡骨远端骨折块旋后;⑥掌倾角及尺偏角减小或呈负角;⑦若不见尺骨茎突骨折,而桡骨远端骨折块向桡侧移位明显时,则说明有腕关节盘的撕裂。屈曲型桡骨下端骨折典型的畸形是桡骨远折端连同腕骨向掌侧移位、向近侧移位,少见嵌入骨折,常有掌侧骨皮质粉碎。

根据受伤史、临床症状和体征,一般可作出诊断,X线片可明确诊断和鉴别诊断,并可了解骨折类型和移位方向,是否合并尺骨茎突骨折、下桡尺关节脱位。但无移位骨折或不完全骨折时,肿胀多不明显,仅觉局部微痛,可有环形压痛和纵向叩击痛,腕和手指运动不变,握力减弱,须注意与腕部软组织扭挫伤鉴别。

三、治疗

桡骨远端骨折,要尽早手法复位,等待肿胀消退后才手法复位的做法是不合适的。此类骨折属近关节骨折,亦有部分骨折属关节内骨折,要求骨折对位对线好,才不致影响关节活动功能和周围肌腱的正常滑动。绝大多数此类骨折,即使关节面粉碎,手法复位、有效外固定、早期功能锻炼,均可获得满意的疗效和功能。但不良的复位和非有效的固定带来的畸形、疼痛、僵硬、活动受限,以及手功能无力等并发症并非少见。不认真对待桡骨远端骨折的治疗,轻视手法复位的技术性是造成上述并发症的主要原因,只有良好的复位才是获得腕关节更好功能的关键。对无移位骨折或不全骨折不需要整复,仅用掌、背侧夹板固定2～3周即可;对有移位骨折应根据骨折类型采用不同的整复方法。少有人主张切开复位的,因桡骨远端粉碎而切开复位,其效果不理想是可想而知。陈旧性骨折仅向掌侧成角而无桡偏或重叠移位者,时间虽已达2～3周,仍可按新鲜骨折处理。陈旧性骨折畸形愈合者,如受伤时间不太长,骨折愈合尚不牢固,亦可行闭合折骨手法治疗或切开整复,然后按新鲜骨折处理。

(一)整复方法

1.伸直型骨折

有人主张,除开放性骨折和背侧移位严重者,均应在伤后24小时之后整复,以免加重骨折处的血肿。但绝大多数人都主张尽早复位,以免增加患者痛苦及增加整复时的困难。复位的手法较多,现将较常用的手法介绍如下。

(1)前臂旋前一人整复法,适用于嵌插或重叠移位不严重、肌肉不发达的老年患者。患者取坐位或仰卧位,患肢前臂旋前位,手掌向下;亦可将前臂置于台上,患侧腕垫一软枕,骨折远端以下垂于台旁。术者一手握前臂下段,另一手握腕部,两手沿原来移位方向对抗拔伸牵引,至嵌插或重叠移位矫正后,握前臂的拇指置于骨折远端的背侧向下按压,握腕部之手将患腕屈曲向下牵引,以矫正其向背侧移位。然后再略向尺侧牵引,同时握前臂的拇指改置于骨折远端之桡侧用力向尺侧推按,以矫正其向桡侧的移位,骨折即可复位成功。

(2)牵抖复位法,此法适用于骨折线未进入关节,骨折端完整的青壮年患者。患者取坐位,患肢外展,肘关节屈曲90°,前臂中立位。一助手握住患肢前臂上段,术者两手紧握手掌,两拇指并列置于骨折远端背侧,两手其余手指置于腕掌侧,扣紧大、小鱼际,先顺畸形拔伸牵引2～3分钟,待重叠移位完全矫正后,将前臂远端旋前,在维持牵引力情况下,顺桡骨纵轴方向骤然猛抖,同时迅速尺偏掌屈,骨折即可复位。

(3)提按复位法,此法适用于老年患者以及骨折线进入关节,或骨折粉碎者。患者仰卧位,肘关节屈曲90°,前臂中立位,一助手握住拇指及其余四指,另一助手握住患肢前臂上段,两助手进行对抗拔伸牵引,持续2～3分钟,使骨折断端的嵌插或重叠移位得到矫正,旋前移位亦随之得到矫正。术者立于患肢外侧,两手掌分别置于骨折的远折端和骨折近折端,同时向中轴线挤压,以矫正骨折远端的桡侧移位。然后,术者两手示、中、无名指重叠,置于骨折近端的掌侧,向上端提,两手拇指并列置于骨折远端的背侧,向掌侧按压,嘱握手部的助手同时将患腕掌屈,以矫正掌、背侧移位。待骨折移位完全矫正后,腕部畸形消失,术后一手托住手腕,另一手拇指沿屈、伸肌腱由近端向远端顺骨捋筋,理顺肌腱,使之恢复正常位置,亦可先整复掌、背侧移位,再矫正骨折桡侧移位。

2.屈曲型骨折

此种骨折手法复位较为容易,但维持整复的位置有时甚为困难。

(1)3人复位法，此法安全可靠，效果好。患者坐位，肘关节屈曲90°，前臂中立位或旋后位。一助手握住手指，一助手握住前臂上段，两助手对抗拔伸牵引2～3分钟，矫正骨折的嵌插或重叠移位。然后，术者用两手拇指由掌侧将骨折远端向背侧推挤，同时，用示、中、无名三指将骨折近端由背侧向掌侧按压，与此同时，嘱牵引手部的助手缓缓将腕关节背伸、尺偏，骨折即可复位。

(2)一人复位法，此法适用于骨折移位不多、肌肉不发达的老年患者。患者仰卧位，患肢前臂旋前，手掌向下。术者一手握住前臂下段，另一手握住腕部，两手先沿骨折原来移位方向对抗拔伸牵引，待骨折嵌插或重叠移位矫正后，握前臂之手拇指置于骨折远端桡侧向尺侧推挤，同时将腕关节尺偏，以矫正其向桡侧移位。然后，拇指改置于骨折近端背侧，用力向掌侧按压，示、中指改置于骨折远端掌侧用力向背侧端提，同时将腕关节背伸，骨折即可复位。

3.背侧缘劈裂骨折

采用手法整复，骨折很容易复位。患者取坐位，前臂中立位，助手握住前臂上段，术者两手紧握患腕，将患腕前后扣紧，与助手对抗拔伸牵引，并将腕部轻度掌屈，然后，两手向中轴线相对挤压，在腕背之手用拇指推按背侧缘骨折块，使之复位。

4.掌侧缘劈裂骨折

患者取坐位，前臂中立位。一助手握住前臂上段，另一助手握住手指，两助手对抗拔伸牵引，并将患腕轻度背伸。术者两手掌基底部置于骨折处的掌、背侧相对挤压，掌侧缘骨折块即可复位。

5.陈旧性伸直型骨折畸形愈合

患者取仰卧位，在臂丛麻醉下，患肢外展，肘关节屈曲90°，前臂旋后位。一助手握住前臂上段，另一助手两手分别握住患侧手的大、小鱼际及腕部，两助手顺畸形对抗拔伸牵引5分钟左右。术者两拇指重叠置于骨折远端的桡侧，余指抱住骨折近端的尺侧，在助手持续对抗牵引下，将患腕向桡尺两侧摇摆，并做对抗旋转。当助手将患腕摆向尺侧时，术者将骨折远端亦推向尺侧，同时将近端扳向桡侧。当患腕摆向桡侧时,术者用两虎口卡住骨折远端的桡侧向尺侧推。连续摇晃数分钟,将桡骨内、外两侧的骨痂撕断。然后,术者改用两拇指置于骨折部的背侧,余指扣住骨折近端的掌侧,当助手将患腕背伸时,术者的拇指用力将骨折近端向远端按压,当助手将患腕掌屈时,术者用余指将骨折近端向背侧推顶,使骨折端掌、背侧的骨痂撕断。耐心地反复来回摇摆和按压推顶,尽量缩短力臂,力量由小到大,逐渐加大摇摆度,使骨痂完全折断,粘连的组织得以松解。折骨成功后,再按新鲜骨折进行手法整复。对单纯向掌侧成角的陈旧性骨折,则可将患肢前臂旋后,利用提按复位法,矫正骨折成角畸形,迫使骨折端复位。

(二)固定方法

骨折整复后,若肿胀严重,局部外敷药物,在维持牵引下,用4块夹板超腕关节固定;若无明显肿胀,则不用外敷药,用绷带缠绕夹板固定即可。伸直型骨折在骨折远端背侧和近端掌侧分别放1个平垫。在骨折远端的背桡侧尚可放置1横档纸垫,一般长6~7 cm,宽1.5~2 cm,厚约0.3 cm,以能包缠前臂远端的背、桡两侧为度,以尺骨头为标志,但不要压住尺骨茎突。如放横档纸垫,则在背侧不再放平垫。纸压垫放置妥后,再放夹板。夹板上端达前臂中、上1/3处,背侧夹板和桡侧夹板的下端应超过腕关节,限制手腕的桡偏和背伸活动。掌侧夹板和尺侧夹板则不应超过腕关节,以维持骨折对位。屈曲型骨折,应在骨折远端的掌侧和近端的背侧,各放置1个平垫,桡侧夹板和掌侧夹板下端应超过腕关节,限制手腕的桡偏和掌屈活动,尺侧夹板和背侧夹板不超过腕关节,以保持骨折对位。背侧缘劈裂骨折,在骨折远端的掌侧和背侧各放置1个平垫,背侧夹板下端应超过腕关节,限制腕背伸活动,并将腕关节固定于轻度掌屈位。掌侧缘劈裂骨折在骨折远端的掌侧和背侧各放置1个平垫,掌侧夹板下端应超过腕关节,限制手腕掌屈活动,并将腕关节固定于轻度背伸位,固定垫、夹板放妥后,用3条布带捆扎。最后将前臂置中立位,屈肘90°,悬吊于胸前。伸直型骨折,成人患者保持固定4周已足够,再长时间的固定,对防止骨折的再移位不起作用,相反却会影响腕关节功能的恢复。儿童患者则固定 3 周已足够。

骨折固定后,要随时调整布带,保持能来回移动 1 cm 的松紧度,并告诉患者,若手部肿胀疼痛严重、手指麻木、肤色变紫时,应即刻到医院复查。患肢在固定期间,应保持中立位,或旋后 15°位,但患手容易变成旋前位,骨折远端也容易随之向前旋转移位,待骨折愈合后,必然影响前臂旋转功能。一般骨折固定的次日应来门诊复查。第 1 周复查 2~3 次,以后每周 1 次,以便保持骨折对位良好。

(三)外固定架

桡骨远端不稳定性骨折,石膏固定难以维持复位后的位置。如Frykman 分型中的Ⅶ、Ⅷ两型,Cooney 通用分类法中的Ⅱ、Ⅵa、Ⅵb 型以及 Melone 分类法的关节内四部分骨折等可考虑外固定支架。桡骨远端骨折后,桡骨背侧皮质粉碎,骨折端成角,重叠移位以及嵌插,均使闭合复位存在一定困难或复位后难以维持复位,尤其是桡骨长度难以维持,外固定架可以持续维持轴向牵引,克服桡骨背侧皮质粉碎骨折端重叠移位甚至嵌插以及桡骨短缩等不利于稳定的因素而维持复位。

外固定支架的优点在于操作简单、损伤小,长轴方向的牵引还可视病情变化而调整。目前使用的外固定支架主要有 3 种类型:超关节型、动态外固定架、AO 的小型外固定架。

某些关节内骨折在使用外固定架的同时,加用桡骨茎突经皮穿针来固定桡骨远端的骨折块,这进一步扩大了外固定架的应用范围。

(四)经皮穿针固定

经皮穿针固定可单独使用也可与其他外固定器联合使用。如桡骨茎突骨折,Smith 骨折的托马斯Ⅱ型,Cooney 通用分类法中的Ⅱ、Ⅲ、Ⅳa 型,Melone 分型中Ⅰ、Ⅱ、Ⅲ型,Mayo 分类中的Ⅰ、Ⅱ、Ⅲ型骨折,均可采用经皮穿针固定。

闭合复位经皮穿针固定的第 1 种方法是将克氏针从桡骨茎突或远端骨块的尺背侧弯曲处打入桡骨干近端髓腔,类似于髓内固定。克氏针在髓腔内紧贴一侧桡骨皮质而产生弯曲,弯曲的克氏针产生一定的张力,可以对桡骨骨折端的移位或成角维持复位。第2种方法是桡骨远端骨折经牵引复位后,将克氏针通过桡骨茎突穿入直到桡骨干未损伤的皮质处;也可将克氏针先从尺骨穿入,贯通尺骨直到克氏针达到桡骨茎突内侧皮质或完全通过桡骨。如果克氏针贯穿桡尺骨,则肘关节必须用石膏固定,以免因前臂旋转而造成克氏针弯曲折断。

对于严重的不稳定性骨折,不论是关节内骨折还是关节外骨折,在经皮穿针的同时可用外固定架,必要时植骨,甚至切开复位经皮穿针加植骨的不同组合方式。

(五)切开复位

主要用于关节内骨折。如关节面移位大或伴有关节面压缩塌陷,可考虑切开复位内固定。手术切口和固定方法的选择取决于骨折的类型。掌侧切口是较常用的,如果原始移位和粉碎部分在背侧,可采用背侧切口,偶尔也用联合切口。骨折块较大、较完整的,可选用克氏针、螺钉或可吸收棒(钉)固定;桡骨远端粉碎骨折或涉及桡骨远端月骨窝的压缩骨折,多采用微型钢板固定;粉碎较严重或嵌插 4~5 mm 的桡骨远端骨折,可选择局部植骨填充后"T"形或"π"形钢板固定。

(六)关节镜下复位

近年来随着关节镜技术的不断发展,在腕关节镜监视下通过撬拨复位骨折块,采用经皮穿针、螺钉、支撑钢板或外固定支架等方法,既减少骨关节炎的发生,又能了解腕关节内韧带和三角纤维软骨复合体结构的损伤程度,便于早期处理,以防遗留慢性腕痛或腕关节不稳。

(七)药物治疗

初期局部肿胀较甚,治宜活血祛瘀、消肿止痛,内服可选用桃仁四物汤、复元活血汤、肢伤一方,肿胀较甚者可加三七或云南白药;外敷消肿止痛膏或双柏散。中期宜和营生新、接骨续损,内服可选用和营止痛汤、肢伤三方等;外敷接骨续筋膏。后期宜调养气血、强壮筋骨、补益肝肾,内服可选用补肾壮筋汤、八珍汤等。老年患者,在初期不宜用攻下逐瘀药,中、后期均应重用补养气血、滋补肝肾类药。各类型骨折拆除夹板固定后,均应用中药熏洗以舒筋活络、通利关节,可选用四肢损伤洗方、海桐皮汤等。

（八）练功疗法

骨折复位固定后,即鼓励患者开始积极进行指间关节、掌指关节屈伸锻炼及肩、肘关节的各向活动。老年患者常见肩关节僵硬的合并症,即肩手综合征,故应注意肩关节活动,加强锻炼,预防合并症产生。粉碎性骨折,骨折线通过关节面,关节面遭到破坏,愈合后常易继发创伤性关节炎,应尽早进行腕关节的功能锻炼,使关节面得到模造,改善关节功能,预防后遗创伤性关节炎。解除固定后,做腕关节屈伸、旋转及前臂旋转活动。应该指出,一些医师往往忽视尽早进行功能锻炼的原则,造成患者上肢各关节僵硬,故应及时指导和鼓励患者进行积极的功能锻炼。

第九节　腕舟骨骨折

腕舟骨骨折是较常见的骨折,占腕骨骨折的 71.2%,多发生于青壮年。腕舟骨古称"高骨",又称"龙骨"。腕舟骨是近排腕骨中最长最大的一块,呈长弧形,其状如舟,但很不规则,其远端超过近排腕骨,而平头状骨的腰部,其腰部相当于两排腕骨间关节的平面。腕舟骨分结节、腰部和体部 3 个部分。其远端呈凹面与头状骨构成关节;其近端呈凸面与桡骨远端构成关节;其尺侧与月骨,桡侧与大、小多角骨分别构成关节,故舟骨周围有 5 个关节面,其表面大部分为关节软骨所覆盖。舟骨的血液供应有腰部和结节部的一支血管,来自背侧桡腕韧带;另一支血管来自掌侧桡腕韧带。血管细小,血液供应较差。舟骨近 1/3 因被关节软骨面覆盖而无血管进入,故血液供应更差。因此,舟骨腰部骨折时,近侧骨块容易发生缺血性坏死。

正常腕关节的活动,一部分通过桡腕关节(此处的活动量最大),另一部分通过两排腕骨间关节及第1、2掌骨之间。若舟骨腰部发生骨折后,舟骨远侧的骨折块便与远排腕骨一起活动,两排腕骨间关节的活动,就改为通过腕舟骨骨折线的活动。故腕舟骨骨折端所受的剪力很大,骨折两端难于固定在一起,以致骨折难于愈合。血运不良和剪力大,是造成腕舟骨骨折迟缓愈合、不愈合,甚至缺血性坏死的主要原因。

一、病因、病理

腕舟骨骨折多为间接暴力所致。跌倒时,腕关节强力桡偏背伸,手掌着地,地面的反作用力向上传导,腕舟骨被锐利的桡骨关节面背侧缘或茎突缘切断而发生骨折。按骨折部位可分为3种类型。

(一)舟骨结节骨折

属于关节外骨折,不论血管分布属于哪一类,均不影响骨折端的血液供应。6～8周可以愈合。

(二)舟骨腰部骨折

属关节内骨折,最常见,占舟骨骨折的大多数(约70%)。一般产生骨折后,暴力消耗殆尽,故骨折多无移位。若暴力过大,骨折近端向掌侧、尺侧移位,远折端向背侧、桡侧移位,亦可有旋转移位,同时舟月骨韧带渐进断裂,骨折属不稳定型,其临床标志是屈腕位不能保持骨折位置的稳定。相反,如屈腕位能保持骨折稳定,表示韧带无损伤,骨膜完整。大部分腰部骨折的病例,给予及时适当的处理,骨折可在10～12周愈合。但有少数病例,因局部血液供应差、承受的剪力大,或由于误诊失治,可造成骨折迟缓愈合,有时需固定6～12个月,骨折始能愈合。约有30%的病例发生骨折不愈合,或近折端骨块发生缺血性坏死。

(三)舟骨近端骨折

属关节内骨折,处于桡腕关节窝部,大部分被软骨面覆盖,无血管进入,骨折后血源断绝,发生骨不连接或缺血性坏死的可能性甚大。骨折固定时间与腰部骨折类同。

二、临床表现与诊断

伤后腕背桡侧疼痛、肿胀,尤以阳溪穴部位(即鼻烟窝处)为明显。局部有明显压痛,腕关节活动功能障碍,不愿用力握拳,腕背伸时疼痛加重,将腕关节桡偏,屈曲拇指、示指和中指,叩击其掌骨头时,可引起疼痛加剧,被动伸拇、示指可引起患处疼痛。

(一)X线检查

确诊须摄腕关节正、侧、斜(蝶式位)3种方位的X线片,必要时加拍旋前位片(即手部极度旋前投照舟骨背部切线位)。无移位骨折,斜位片易看出腰部的骨折线;骨折有移位者,正位片即易看出,侧位片呈台阶状,同时其桡侧的脂肪阴影带消失。本骨折容易漏诊,因舟骨的大部分为海绵质,其周围皮质较薄,有些裂纹骨折,在早期X线片上可能是阴性,常被误诊为腕关节扭挫伤。因此,在第1次摄片未发现骨折而临床表现仍有骨折可疑时,应先按舟骨骨折处理,可于2~3周以后拍片复查,因为此时骨折端的骨质被吸收,骨折线较容易显露。陈旧性骨折的特点为:因骨折端吸收分离,骨折间隙明显增宽,形状类似其他腕骨间隙;间隙下的骨质硬化类似其他腕骨的软骨下硬化,或更为明显;骨折周围有退行性改变;变换位置摄片时,骨折线宽度有变化。若骨折端附近呈现囊状密度减低区者,为骨折延迟愈合;若骨折端边缘光滑,较齐,密度增高发白,骨质硬化,为骨不连接;若近侧骨折块发白,硬化致密变形,为骨缺血性坏死。

(二)骨扫描

^{99m}Tc腕骨扫描现已被应用于临床,在舟骨骨折,特别是陈旧性骨折、骨不连和舟骨缺血性坏死时,可出现明显的核浓缩图像,但缺乏对病变的特异性诊断。

(三)腕关节造影

通过腕关节造影可直接观察舟骨骨折的骨折线有无连接,软骨有无损伤,舟骨与其他腕骨间韧带是否断裂,是否有滑膜炎及其程度与范围等。

(四)腕关节镜

在镜下可直接观察舟骨的骨折线,是否移位和缺损,关节软骨及骨间韧带有无损伤等,是一有价值的诊断方法。

(五)CT

由于CT能得到腕关节的不同横断面图像,对于舟骨骨折、移位和骨不连是一种有决定意义的诊断方法,国外已作为常规进行术前、术后的检查。CT的最大优点是可在横断面观察舟骨,观察范围广,1 mm的骨折线或骨分离均可有良好的图像显示,并可沿舟骨长轴做横断像观察是否合并DISI。20世纪80年代以来,将横断面图像经计算机处理而得到三维重建CT图像,从三维立体角度观察骨折、移位、坏死和腕骨排列紊乱情况,比普通CT更具有实用性,并且分辨率高、立体性强、应用范围广。

(六)MRI

MRI对腕骨的缺血性变化显示了非常敏感的反应,这种性质对舟骨骨折后继发骨坏死的临床诊断是非常有用的。在T_1加权像骨折线表现为低信号区,舟骨的缺血性改变亦为低信号区。而在T_2加权像远位骨折端表现为高信号时,表示为骨折的愈合期;近位骨折端的低信号表示骨的缺血性改变;点状高信号存在于等信号区域则表示缺血性改变有明显恢复。这些变化打破了X线诊断的界限,对舟骨骨折的早期诊断和骨折的转归判定有重要意义。

陈旧性腕舟骨骨折须与先天性双舟骨鉴别。先天性双舟骨在临床上少见,在X线片上两骨块间界线清楚,边缘光滑整齐,无囊状改变和致密硬化,为双舟骨畸形,不可误诊为舟骨骨折。必要时可拍健侧腕关节X线片做对照,亦可用CT扫描作鉴别诊断。

三、治疗

腕舟骨骨折的治疗方法不一,但总的方针是根据临床制定治疗方法。无移位骨折,可仅做前臂超腕关节夹板固定,或用包括拇指近节的短臂石膏固定。一般固定8~12周。有移位骨折则必须行手法复位。

(一)整复方法

患者仰卧位,肩外展,肘屈 90°,一助手握住患肢上臂,另一助手一手握住拇指,另一手握住 2～4 指,使前臂轻度旋前位,腕关节中立位、尺偏,两助手对抗牵引 3～5 分钟,术者立于患肢外侧,面向患肢远端,两拇指置于骨折远端的背、桡侧,两手 2～5 指重叠地托住腕关节掌、尺侧。助手先将腕关节背伸,轻度桡偏,然后将腕关节做掌屈、尺偏,同时,术者两拇指向掌、尺侧挤压,骨折即可复位。整复后,骨折多较稳定,不易再移位。

(二)固定方法

腕舟骨骨折的固定,应尽量使骨折线垂直于前臂纵轴,以增加骨折间隙的压力,避免剪力,有利于骨折愈合。骨折复位后,根据骨折线方向确定腕关节位置,一般可在阳溪穴处放置 1 个固定垫,然后用纸壳夹板固定腕关节背伸 30°,稍向尺偏,拇指于对掌位固定。固定范围包括前臂下 1/3,远端至掌横纹处,拇指至掌指关节,新鲜或陈旧性骨折均可采用。纸壳夹板可用硬纸壳 1 块(用 X 线胶片盒或胶布纸筒依患肢腕掌外形剪成),略小于鼻烟窝的小圆纸板垫 3 片,绷带 2 卷作材料。固定时将大小纸板浸湿,小圆纸板下衬一薄层棉花,放于鼻烟窝上,相当于舟骨结节位置,用 1 条胶布固定于皮肤上,以免包扎时移位。然后将患腕背伸、尺偏平放于纸板上,纸板中线置于患腕桡侧,纸板两缘向尺侧包裹而不许纸板两侧边缘互相接触,应留有间隙,以免包扎后纸垫上的压力不集中,最后用绷带包扎固定。固定拇指近节的目的,在于解除拇短展肌的不利作用。固定期间若已有松动,可在原绷带上再加上卷绷带绑紧,维持有效固定力。包扎固定以不妨碍患肢末端血运为宜。亦可用经过塑形的 4 块夹板或前臂管型石膏固定,上至前臂中上段,下至掌骨颈部,将腕关节固定于背伸 25°～30°,尺偏 10°,拇指对掌和前臂中立位。固定前臂的目的,在于旋前及旋后活动,不使桡腕韧带影响舟骨。亦有人主张采用掌屈尺偏夹板固定,认为用腕关节功能位来固定腕舟骨骨折,骨折端必将承受较大的剪力,不利于骨折愈合,而置于腕掌屈 30°、尺偏 10°位时,骨折面与桡骨下关节面可完全平行,肌肉收缩张力对两断端可产生纵向压缩力,有利于骨折愈合。陈旧性腕舟骨骨折,因伤后患者就诊较晚,或未经过正规治疗,骨折线已有吸收,或骨折块有轻度囊性变,或有轻度硬化,仍可采用纸壳夹板固定治疗,时间较长,甚至需长达1年。

(三)药物治疗

早期治宜活血化瘀、消肿止痛,可内服活血止痛汤或复元活血汤。中期宜接骨续损,可内服肢伤两方或和营止痛汤。后期宜养气血、补肝肾、壮筋骨,内服八珍汤或六味地黄丸,外用苏木煎或五加皮汤煎水熏洗。

(四)练功疗法

早期可做肩、肘关节的活动,屈伸范围不限,亦可做手指的屈伸活动,但禁忌做腕关节的桡偏动作。中期以主动屈伸手指的握拳活动为主。后期解除固定后,可做握拳及腕部的主动屈伸,及前臂的旋转活动。骨折迟缓愈合者,暂不宜做过多的腕部活动。

(五)其他疗法

陈旧性腕舟骨骨折,长时间不愈合且有明显症状者,以及缺血性坏死者,其治疗问题,可根据患者的年龄、工作性质、临床症状及舟骨的病理变化等,选用以下几种治疗方法。

1.自体植骨术

适用于年轻患者的舟骨近端骨折,骨折线清楚,骨折端有轻度硬化,但尚未并发创伤性关节炎者,可考虑做钻孔自体植骨术,以促进骨折愈合。手术可采用鼻烟窝横切口,但注意避免损伤桡神经浅支。术后用石膏外固定,直至骨折愈合。

2.桡骨茎突切除术

这是最简单的关节成形术,适用于腕舟骨腰部骨折,近端骨折块发生缺血性坏死,已并发创伤性关节炎者。当腕关节向桡侧偏斜时,因桡骨茎突阻挡,而发生剧烈疼痛,可行单纯桡骨茎突切除。手术采用鼻烟窝纵切口,避免损伤桡神经浅支。桡骨茎突切除范围要超过舟骨骨折线0.2 cm左右,即距桡骨茎突2 cm左右,以改善腕关节的侧方活动度,解除疼痛。

3.桡骨茎突切除及植骨术

适用于以上两种情况并存的病例。

4.近端骨块切除术

适用于舟骨近端骨折块缺血性坏死,腕关节疼痛,但尚未发生创伤性关节炎者,可行近端骨块切除术,预防创伤性关节炎的发生。手术采用鼻烟窝横切口,术中必须仔细认清该骨块周围的解剖关系,有时容易搞错,误将月骨认为是舟骨而加以切除。

5.腕关节融合术

适用于舟骨骨折长期不愈合,腕关节疼痛,活动大部分受限,且有严重的创伤性关节炎者,则可考虑行腕关节融合术。若无特殊情况,下桡尺关节、尺腕关节、拇指的腕掌关节及第4、5掌骨的腕掌关节不应融合。

第十节 掌、指骨骨折

掌骨骨折是常见的手部骨折之一,亦称驻骨骨折、壅骨骨折。指骨骨折是手部最常见的骨折,其发病率之高,占四肢骨折之首位,亦称竹节骨骨折。掌骨为短小的管状骨,共5块。第1掌骨短而粗,第2、3掌骨长而细,第4、5掌骨既短且细。指骨共14块,除拇指为2节指骨外,其他四指均为3节。掌骨近端与远排腕骨形成掌腕关节,远端与第1节指骨形成掌指关节。其中以拇指的掌腕关节和掌指关节最为重要,是手部的关键性关节。抓握活动是手的最重要功能活动,拇指对掌是完成精细抓握和强力抓握不可少的动作,若丧失拇指就意味着丧失手功能的40%。故第1掌骨的活动性较大,骨折多发生于基底部,还可合并掌腕关节脱位,临床上较常见。第2、3掌骨较长,握拳击物时,重力点多落在第2、3掌骨上,故易发生骨折。第4、5掌骨易遭受打击而发生掌骨颈骨折。掌骨骨折多见于成人,儿童较少见,男多于女。指骨骨折可发生于近节、中节或末节,可单发或多发,多见于成人。掌、指骨骨折,因手部周围的肌肉、肌腱较多,肌肉的收缩牵拉可导致骨折的移位。在治疗过程中,若处理不当,可发生骨折畸形愈合,或造成关节囊挛缩,或骨折端与邻近肌腱发生粘连,关节僵硬,不能握拳,严重影响手指功能,故对掌、指骨骨折的处理,应保持手的功能位,即腕关节背伸 30°,掌指关节屈曲 45°,近侧指间关节屈曲 45°,远侧指间关节屈曲 25°～30°,有利于维持骨折对位和骨折愈合,以及手部功能的康复。

一、病因、病理

直接暴力和间接暴力均可造成掌、指骨骨折。常见的掌、指骨骨折有下列几种。

(一)掌骨骨折

1.第 1 掌骨基底部骨折

系指第 1 掌骨基底部 1 cm 处骨折,由间接暴力引起,多因拇指受到纵向外力冲击,如跌倒时拇指触地或外力击于第 1 掌骨头部所致。多为横形或粉碎骨折。骨折远端受拇长屈肌、大鱼际肌及拇指内收肌的牵拉,向掌侧及尺侧移位,骨折近端受外展拇长肌的牵拉,向背侧及桡侧移位,形成骨折端向背桡侧成角畸形,尺侧骨折端可互相嵌入。

2.第 1 掌骨基底部骨折脱位

又名本奈骨折,为第 1 掌腕关节骨折脱位。由间接暴力引起,如跌倒时拇指触地或外力击于掌骨头,向上传导造成第 1 掌骨基底部骨折脱位。骨折线由掌骨基底部掌、尺侧斜向背、桡侧而进入掌腕关节,掌骨基底尺侧形成 1 个三角形骨块,为关节内骨折。

此骨块因有掌侧韧带相连而保持原位。第 1 掌腕关节是鞍状关节,掌骨基底尺侧骨折后,失去骨性阻挡,加之拇长展肌及鱼际肌附着于外侧骨块,肌肉收缩牵拉导致第 1 掌腕关节脱位或半脱位,骨折远端滑向桡侧、背侧及近侧,不稳定,严重影响拇指对掌和外展活动。

3.掌骨颈骨折

以第4、5掌骨为好发部位,第2、3掌骨次之。间接暴力和直接暴力均可引起,如以拳击物时,第4、5掌骨头首当其冲,故易发生骨折。因常发生于打架或拳击运动中,用拳击对手所致,故名"拳击骨折",多为横断骨折。骨折远段因受骨间肌、蚓状肌及屈指肌的牵拉,向掌侧屈曲,骨折处呈向背侧成角畸形。因手指背伸肌腱牵拉引起掌指关节过伸,近节指骨向背侧移位,手指越伸直,畸形越明显。

4.掌骨干骨折

可为单根骨折或多根骨折。由打击或挤压的直接暴力所致者,多为横断或粉碎骨折;由传导或扭转暴力所致者,多为螺旋或斜形骨折。由于骨间肌、蚓状肌的牵拉,一般骨折多向背侧成角移位。单根掌骨骨折移位较少,而多根骨折则移位较多,且对骨间肌的损伤也比较严重。

(二)指骨骨折

直接暴力和间接暴力均可造成指骨骨折,但多由直接暴力所致,且多为开放性骨折。闭合性骨折以横断形较多见,斜形骨折次之;开放性骨折以粉碎性较多见,往往波及关节面。

1.近节指骨骨折

多由间接暴力所致,以骨干骨折较多见。骨折断端受骨间肌、蚓状肌及伸指肌腱的牵拉而向掌侧成角畸形。

2.中节指骨骨折

由直接暴力打击可引起横断骨折,受间接暴力者可引起斜形或螺旋形骨折。由于骨折部位不同可发生不同的畸形。若骨折发生在屈指浅肌腱止点的近侧,远侧骨折端受屈指浅肌的牵拉,形成向背侧成角畸形。若骨折发生在屈指浅肌腱止点的远侧,受屈指浅肌的牵拉,近侧骨折端向掌侧移位,并有向掌侧成角畸形。

3.末节指骨骨折

多因直接暴力所致,如打击、重物砸伤及挤压伤等。轻者仅有骨裂纹,重者可形成粉碎骨折,合并软组织破裂者较为多见。骨折移位者少见，若手指在伸直位，间接暴力作用于指端，迫使手指末节突然屈曲，由于受伸肌腱的牵拉，末节指骨基底部背侧可发生撕脱骨折。如在接球时，指端被球撞击所致。骨折后末节指骨屈曲，呈典型的锤指畸形。

二、临床表现与诊断

骨折后局部疼痛、肿胀，手指功能障碍，有明显压痛及纵轴叩击痛。掌骨和指骨均可在皮下触摸清楚，骨折的畸形、移位一摸便知，诊断不难。

掌骨骨折若有重叠移位，则该掌骨短缩，可见掌骨头短缩，握拳时尤为明显。第 1 掌骨基底部骨折或骨折脱位，则拇指内收、外展、对掌等活动均受限，握拳无力，并伴有疼痛。掌骨颈和掌骨干骨折，可扪及骨擦音，掌指关节屈伸功能障碍。

指骨骨折若有明显移位时，近节、中节指骨骨折可有成角畸形。末节指骨基底部撕脱骨折可有锤状指畸形，末节指间关节不能主动伸直。有移位骨折可扪及骨擦音，有异常活动。

X 线检查应拍摄手部的正位和斜位片，因侧位片 2～5 掌骨互相重叠，容易漏诊。第 1 掌骨骨折或骨折脱位，应拍摄以拇指为准的正、侧位片，因为一般手正位片拇指和第 1 掌骨是倾斜的。指骨骨折应单独拍摄手指正、侧位或正、斜位片。

三、治疗

掌、指骨骨折要求有正确的复位、合理而有效的固定。在治疗过程中应掌握以下原则：①骨折必须正确整复对位，不能有成角、旋转、重叠移位和畸形愈合，否则将造成手指功能障碍。②既要充分固定，又要适当活动，动静结合，有利于关节功能的恢复。③固定骨折时，以采用夹板固定为佳，将其附近的关节置于屈曲位，有利于维持骨折对位及关节活动，并防止关节囊挛缩。④对未受伤手指绝对不能固定，保证各手指、掌指及指间关节经常活动。⑤开放性骨折，首先要争取伤口一期愈合，同时也要注意骨折正确整复。⑥对手指的固定位置，不论夹板固定或牵引固定，都应注意将手指半屈曲位指端指向舟骨结节。

(一)整复方法

1.掌骨骨折整复法

可在臂丛麻醉下进行手法整复。

(1)第1掌骨基底部骨折:患者取坐位,术者一手握住腕部,拇指置于第1掌骨基底部骨折成角处,另一手握住患侧拇指,先顺畸形对抗牵引,再向桡侧牵引,然后将第1掌骨头向桡侧与背侧扳拉,同时以拇指用力向掌侧和尺侧推至骨折处,以矫正骨折向桡侧与背侧的成角畸形,骨折即可复位。

(2)第1掌骨基底部骨折脱位:手法整复容易但不稳定,难以维持对位。可采用与第1掌骨基底部骨折相同的整复方法。亦可用二人复位法,患者取坐位,助手一手握住患侧拇指呈外展和轻度对掌位,另一手握住其余四指。术者一手握住腕上,与助手对抗牵引,然后术者另一手拇指置于骨折部的背侧、桡侧,向尺侧、掌侧推按,同时用示指将第1掌骨头向背侧、桡侧扳拉,第1掌骨外展,骨折即可复位。

(3)掌骨颈骨折:患者取坐位,术者一手握住手掌,用手指捏持骨折近段,另一手握住患指,将掌指关节屈曲90°,使掌指关节侧副韧带紧张,移位的掌骨头受近节指骨基底的压迫而被推向背侧,同时用拇指将掌骨干向掌侧按压,畸形即可矫正,骨折脱位亦可随之复位。整复时,若错误地将掌指关节背伸或伸直位牵引,这样会以侧副韧带在掌骨头上的止点处为轴心,使掌骨头向掌侧旋转,反而加重掌骨头屈曲畸形,更难于整复。

(4)掌骨干骨折:患者取坐位,助手握住前臂下段,术者一手牵引患指,另一手拇指向背侧、掌侧按压,矫正背侧成角畸形,然后拇指与示指在骨折两旁的掌侧与背侧夹挤分骨,矫正侧方移位,骨折即可复位。

2.指骨骨折整复法

在指神经阻滞麻醉或臂丛麻醉下整复。

(1)近节指骨骨折:术者一手拇指与示指捏住骨折近段,另一手的中指扣住患者手指中节的掌侧,用无名指压迫其背侧,在牵引下屈曲其指间关节,以矫正骨折的重叠移位,然后术者牵引骨折远段手的拇指和示指,分别置于骨折处的尺侧、桡侧进行挤捏,以矫正侧向移位。最后术者用握骨折近段之拇指由掌侧向背侧推扳,以矫正掌侧成角畸形。指骨颈骨折整复时,应加大畸形,用反折手法,先将骨折远端呈 90°向背侧牵引,然后迅速屈曲手指,同时将骨折近端的掌侧顶向背侧,使之复位。

(2)中节指骨骨折:整复时,术者一手拇指和示指捏住骨折近段固定患指,另一手拇指、示指捏患指末节,先对抗牵引,然后在骨折处的尺侧、桡侧进行挤捏,以矫正侧方移位。最后拇指与示指改为捏住骨折处的掌背侧进行提按,以矫正掌背侧移位。

(3)末节指骨骨折:在牵引下,术者用拇指和示指先后在骨折处的掌背侧和尺桡侧进行挤捏,骨折即可复位。若为开放性骨折,有小的碎骨片或指端骨折,在清创缝合时,应将碎片切除,以免日后指端疼痛。若甲根翘起者,须将指甲拔除,骨折才易复位,甲床用凡士林纱布外敷,指甲可重新长出。末节指骨基底背侧撕脱骨折整复时,将近节指间关节屈曲,远侧指间关节过伸,撕脱的骨折块即可向骨折远端靠近而复位。

(二)固定方法

1.掌骨骨折固定法

第 1 掌骨基底部骨折与骨折脱位之固定方法相同。在骨折远端的背、桡侧放 1 个平垫,控制骨折成角或关节脱位。在掌骨头的掌侧放 1 个平垫,以防止掌骨因屈肌收缩时向掌侧屈曲。用胶布将平垫均匀固定在皮肤上。将备用的 30°角弧形外展夹板置于前臂桡侧及第 1 掌骨的桡背侧,弧形夹板成角部正好对准腕关节。用较宽胶布将弧形夹板近端固定在前臂及腕部,然后再用主条胶布将置于掌骨头的平垫固定在弧形夹板的远端,保持第 1 掌骨在外展 30°位轻度背伸,拇指屈曲在对掌位。掌指关节及指间关节保持一定的活动度。若骨折脱位整复后不稳定,容易引起短缩移位时,可在拇指的两侧用 1 条 2 cm×10 cm 的胶布做皮肤牵引。还可采用前臂管型石膏做外固定,并在石膏上包一粗铁丝,做拇指皮肤牵引,也可做拇指末节骨牵引。

掌骨颈骨折整复后,将直角竹片夹板或铝板置于手背,把掌指关节和近侧指间关节固定于屈曲 90°位。预防骨折畸形愈合后,掌骨头突向手掌,握物时疼痛。若为掌骨头粉碎骨折无法整复,也不易维持骨折对位,可用竹片或石膏托做短期固定,以减轻疼痛,待稍消肿后早期开始活动,在活动中重新塑形关节面,力争保留较多的关节活动度。

掌骨干骨折复位后,先将骨折部背侧骨间隙各放 1 个分骨垫,用胶布固定。若骨折端向掌侧成角,则在掌侧放 1 个平垫,用胶布固定。然后在掌、背侧各放 1 块厚 2～3 mm 的硬纸壳夹板,用胶布固定,并用绷带包扎。若为斜形、粉碎、短缩较多的不稳定骨折,可在末节指骨穿针,并用丁字铝板做功能位固定加牵引。一般牵引 3 周后,骨折处有纤维性连接,除去牵引,继续用夹板固定至骨折愈合。

2.指骨骨折固定法

近节指骨骨折,无移位者,用塑形竹片或铝板固定于功能位3周左右。有移位的骨折或指骨颈骨折,复位后,在掌、背侧和尺、桡侧各放 1 竹片夹板,其长度相当于指骨,不超过指间关节,然后胶布固定。对于有向掌侧成角的骨折,可置绷带卷或裹有 3 层纱布的小玻璃瓶(或小木棒),手指屈在其上,手指尖指向舟骨结节,以胶布固定,外加绷带包扎。

中节指骨骨折复位后,其固定方法同近节指骨骨折。末节指骨骨折复位后,其固定方法同近节指骨骨折。末节指骨基底部背侧撕脱骨折复位后,可用塑形竹片或铝板固定患者近侧指间关节于屈曲位、远侧指间关节于过伸位 6 周左右,指骨骨折亦可用戒指夹板固定。

3.常见内固定方法

(1)克氏针:骨干骨折克氏针内固定的要求:骨折线距关节面至少 1 cm;克氏针与骨干角度 30°～45°为佳;指骨用克氏针 φ 0.89～

1.14 mm,掌骨用克氏针 φ 1.37 mm;选用两端尖的克氏针;克氏针不通过关节和伸屈肌腱。

（2）AO 微型钢板:钢板内固定指征:多发骨折明显移位或软组织损伤;有移位的骨干横断短斜或短螺旋骨折;粉碎骨折有短缩和/或旋转畸形;粉碎的关节内和关节周围骨折;骨折伴有缺损。有直型、"L"形"T"形等钢板。钢板内固定的优点为解剖复位,坚强内固定及有利于早期功能练习。缺点为广泛暴露,指骨需取钢板,而掌骨约 50% 需取钢板。

（3）钢丝:钢丝内固定的适应证为近、中节指骨,掌骨干横断骨折。短斜骨折加 1 枚克氏针,撕脱骨折用抽出钢丝。钢丝内固定的优点为取材方便,骨折端接触紧密,加用 1 枚克氏针的稳定性优于交叉克氏针。缺点为单纯钢丝内固定不能控制掌背侧成角,侧面远近端钻孔如不平行将造成骨折端旋转移位,需二次手术取钢丝。

（4）髓内支架:适用于掌骨中部横断、短斜骨折,特点为稳定性好,缺点为骨折愈合后不能取出。

（5）张力带:适用于不能用手法达到解剖复位的要求;不能用单纯外固定来维持位置;有移位的开放骨折;关节内撕脱骨折,移位 >1 mm;局限性粉碎骨折 1～2 块;多处掌指骨骨折。优点为取材方便,骨膜剥离少,愈合率高和对肌腱滑动影响小。缺点为需二次手术取出钢丝。

（三）药物治疗

早期宜活血祛瘀、消肿止痛,内服桃红四物汤,外敷跌打万花油。若为开放性骨折,内服药中加清热解毒剂,如银花、连翘等。中期宜和营生新、接骨续损,内服续骨活血汤;后期宜培补肝肾、强壮筋骨,内服虎潜丸。解除固定后,外用海桐皮汤熏洗。

（四）练功疗法

有移位的掌、指骨骨折,固定后,应避免患指的活动,可做肩、肘关节活动。在 3～4 周内,第 1 掌骨各类骨折不能做掌腕关节内收动,掌骨颈骨折不能做伸指活动,第 3～5 掌骨干骨折不能用力伸指和握拳活动。一般 4～6 周骨折达临床愈合后,可解除外固定,逐步加强手指和腕关节的主动活动,禁止做被动暴力扳拉,以矫正受限的关节功能。

(五)手术治疗

第1掌骨基底部骨折或骨折脱位,若复位后仍不稳定者,可采用钢针内固定,复位后,在X线透视下,无菌操作,经皮闭合穿入细钢针。若内侧骨折块较小,可将第1掌骨固定在大多角骨上。陈旧性骨折脱位,则宜切开复位,钢针内固定,拇指固定在握拳位。若骨折脱位关节面粉碎者,如症状明显、影响功能,则可考虑做掌腕关节融合术。

损伤时掌骨头屈曲越严重,则掌骨颈掌侧皮质骨粉碎越多,复位后越不容易维持骨折对位,应考虑用经皮穿入细钢针做内固定。可用短钢针斜行穿过骨折线,或利用邻近掌骨作为支架,在骨折线远近端各横穿1枚钢针固定。

掌骨干骨折若处理不当,容易发生短缩、背侧成角或旋转畸形。短缩在2~3 mm时功能影响不大,可以接受;短缩严重者,可使屈伸指肌腱及骨间肌张力失调,影响伸指功能。若有背侧成角,轻者影响外观,重者也可影响骨间肌的张力。旋转畸形带来的功能影响更明显,握拳时手指将发生交叉。以上畸形严重者,均应考虑行切开复位内固定术。掌骨干多根骨折,若错位明显而复位困难,或难于维持骨折对位者,或开放性骨折,或皮肤损伤严重者,均可采用切开复位钢针内固定,钢针远端应尽量在掌指关节背侧穿出,以减少对关节面的损伤。

治疗近节及中节指骨骨折,一是争取解剖复位,因屈伸肌腱紧贴指骨,若骨折错位或成角愈合,容易发生肌腱粘连,或张力失调;二是注意防止旋转愈合,否则,屈指时,患指将与邻指交叉,故指骨骨折手法复位不成功者,或骨折不稳定者,或骨折错位、成角、旋转愈合者,均应行切开复位钢针内固定术。根据不同类型骨折采用不同穿针方式。若横断骨折,用细钢针交叉固定。若为斜形骨折,可与骨折线垂直穿针固定。钢针由指骨头背侧穿出,不能穿过关节面,以免影响关节活动。末节指骨基底部背侧撕脱骨折,若手法复位不成功,或为陈旧性骨折,则可考虑切开复位。若骨折块较大,可用丝线缝回原位;若骨折块较小,则可将其切除,伸指肌腱止点用丝线固定。

第十一节　肩部关节脱位

肩部关节脱位是肱骨头与肩盂构成的关节,通常称为肩关节。肩关节脱位占全身脱位的 40％以上,男性多于女性。肩关节脱位分前脱位和后脱位,以前者较多见。新鲜脱位处理不及时或不妥,往往转变为陈旧性脱位,脱位通常可伴有骨折。

一、病因、病理与分类

(一)肩关节前脱位

1.新鲜性、外伤性肩关节前脱位

多由间接暴力引起,极少数为直接暴力所致。患者侧向跌倒,上肢呈高度外展、外旋位,手掌或肘部着地,地面的反作用力由下向上,经手掌沿肱骨纵轴传递到肱骨头,肱骨头向肩胛下肌与大圆肌的薄弱部分冲击,将关节囊的前下部顶破而脱出,加之喙肱肌、冈上肌等的痉挛,将肱骨头拉至喙突下凹陷处,形成喙突下脱位。若外力继续作用,肱骨头可被推至锁骨下部,形成锁骨下脱位。若暴力强大,则肱骨头冲破肋间进入胸腔,形成胸腔内脱位。跌倒时,上肢过度上举、外旋、外展,肱骨外科颈受到肩峰冲击而成为杠杆的支点,由于杠杆的作用迫使肱骨头向前下部滑脱,造成盂下脱位,但往往因为胸大肌和肩胛下肌的牵拉,而滑至肩前部,转为喙突下脱位。

肩关节脱位后的病理变化,主要为肩关节囊的破裂和肱骨头的移位,也有破裂在盂唇处不易愈合,可为习惯性脱位的原因。肱骨头由于胸大肌的作用发生内旋,加之肩关节囊及其周围的韧带及肌肉的作用,使肱骨头紧紧抵卡于肩胛盂或喙突的前下方,严重者可抵达锁骨下方,使肱骨呈外展内旋及前屈位弹性畸形固定,丧失肩关节的各种活动功能。

2.陈旧性肩关节前脱位

因处理不及时或不当,超过3周者为陈旧性脱位。其主要病理变化是关节周围和关节腔内血肿机化,大量纤维性瘢痕结缔组织充满关节腔内,形成坚硬的实质性纤维结节,并与关节盂、肩袖和三角肌紧密相连,增加了肱骨头回纳原位的困难,挛缩的三角肌、肩胛下肌、背阔肌、大圆肌及胸大肌亦阻碍肱骨头复位。合并肱骨大结节骨折者,骨块畸形愈合,大量骨痂引起关节周围骨化,关节复位更加不易。

3.复发性肩关节前脱位

一般是指在首次外伤发生脱位之后,在较小的外力作用下在某一位置使盂肱关节发生再脱位。此类脱位与随意性脱位不同,再次脱位时一般均伴有程度不同的疼痛与功能障碍,并且不能自行复位。

首次盂肱关节脱位常常导致关节囊松弛或破坏,盂唇撕脱,盂肱中韧带损伤。关节稳定复合结构的损伤导致了关节稳定装置的破坏,使脱位容易再次发生。此外骨性结构的破坏,包括肱骨头后上方压缩骨折形成的骨缺损及肩盂骨折缺损,也导致盂肱关节不稳定和复发性脱位倾向。

(二)肩关节后脱位

肩关节后脱位极少见,可由间接暴力或直接暴力所致。直接暴力系从前侧向后直接打击肱骨头,使肱骨头冲破关节囊后壁和盂唇软骨而滑入肩胛冈下,形成后脱位,常伴有肱骨头前侧凹陷骨折或肩胛冈骨折。间接暴力引起者,系上臂强力内旋跌倒手掌撑地,传导暴力使肱骨头向后脱位。

肩关节后脱位的病理变化主要是关节囊和关节盂后缘撕脱,同时伴有关节盂后缘撕脱骨折及肱骨头前内侧压缩性骨折,肱骨头移位于关节盂后,停留在肩峰下或肩胛冈下。

二、临床表现与诊断

(一)前脱位

1.新鲜性、外伤性肩关节前脱位

肩关节前脱位均有明显的外伤史,肩部疼痛、肿胀及功能障碍等一般损伤症状。

(1)体征:因肱骨头向前脱位,肩峰特别突出形成典型的"方肩"畸形,同时可触及肩峰下有空虚感,从腋窝可摸到前脱位的肱骨头。上臂有明显的外展内旋畸形,并呈弹性固定于这种畸形位置。伤侧肘关节的内侧贴着胸前壁,伤肢手掌不能触摸健侧肩部,即"搭肩试验"阳性的表现。测量肩峰到肱骨外上髁长度时,患肢短于健肢(但盂下脱位则长于健肢)。

(2)X线检查:可以确诊肩关节前脱位,并能检查有否骨折发生。

2.陈旧性肩关节前脱位

以前有外伤史,患侧的三角肌萎缩,"方肩"畸形更加明显,在盂下、喙突下或锁骨下可摸到肱骨头,肩关节各方向运动均有不同程度的受限。搭肩试验、直尺试验阳性。

3.复发性肩关节前脱位

首次外伤性肩关节脱位史或反复脱位史,肱骨头推挤试验存在前方不稳定征象,被动活动关节各方向活动度一般不受限。向下牵拉,存在下方不稳定表现。肩盂前方存在局限性压痛。恐惧试验阳性,当被动外旋后伸患臂时,患者出现恐惧反应。在脱位时摄取前后位和盂肱关节轴位X线片可以明确显示肱骨头的前方或前下脱位,肱骨的内旋位摄片能显示肱骨头后上方缺损,轴位X线片可显示肩盂前方骨缺损。

(二)肩关节后脱位

临床症状不如肩关节前脱位明显,常延误诊断,最明显的临床表现为肩峰异常突出,从伤侧侧面观察,伤肩后侧隆起,前部平坦,上臂呈内收内旋位,外展活动明显受限制,在肩关节后侧肩胛冈下可摸到肱骨头,肩部前侧空虚。X线正位片示盂肱关节大致正常,但仔细研究可发现,肱骨头呈内旋位,大结节消失,肱骨头与肩胛盂的半月形阴影消失,肱骨头与肩胛盂的关系显示移位。轴位X线片可显示肱骨头向后移位,肱骨头的前内侧变平或凹陷,或肩胛冈骨折。再结合肩部外伤史即可确诊。

三、治疗

(一)非手术治疗

1.新鲜肩关节前脱位

新鲜肩关节前脱位的治疗原则应当是尽早行闭合复位,不仅可及时缓解患者痛苦,而且易于复位。一般复位前应给予适当的麻醉。复位手法分为以牵引手法为主或以杠杆方法为主两种。一般以牵引手法较为安全,利用杠杆手法较易发生软组织损伤及骨折。

(1)牵引推拿法:患者仰卧,用布带绕过胸部,一助手向健侧牵拉,另一助手用布带绕过腋下向上向外牵引,第三助手紧握患肢腕部,向外旋转,向下牵引,并内收患肢。三助手同时徐缓、持续不断地牵引,可使肱骨头自动复位。若不能复位,术者可用

一手拇指或手掌根部由前上向外下,将肱骨头推入关节盂内。第三助手在牵引时,应多做旋转活动,一般均可复位。此法简单,效果好,危险性小,最为常用。通过牵引,使脱出的肱骨头逐渐离开锁骨下、喙突下或关节盂下,到达关节囊的破裂口处,通过手法使肱骨头回纳复位。

(2)手牵足蹬法:术者立于患侧,双手握住患侧腕部,用一足背外侧(右侧脱位用右足,左侧脱位用左足)置于腋窝内。术者在双肘、双膝伸直,一足着地,另一足蹬住腋窝的姿势下,在肩外旋、稍外展位,缓慢有力地向下牵引患肢,然后内收、内旋,充分利用足背外侧为支点的杠杆作用,将肱骨头撬入关节盂内。当有回纳感时,复位即告成功。复位时,足背外侧尽量顶住腋窝底部,动作要徐缓,不可使用暴力,以免腋部血管、神经损伤。若复位不成功时,多为肱二头肌长头腱阻碍而不能复位,可将患肢向内、外旋转,使肱骨头绕过

肱二头肌长头腱,再进行复位,可获成功。

(3)拔伸托入法:患者取坐位,第一助手立于患者健侧肩后,两手斜形环抱固定患者做反牵引,第二助手一手握肘部,一手握腕上,向外下方牵引,用力由轻而重,持续 2～3 分钟,术者立于患肩外侧,两手拇指压其肩峰,其余手指插入腋窝内,在助手对抗牵引下,术者将肱骨头向外上方钩托,同时第二助手逐渐将患肢向内收、内旋位牵拉,直至肱骨头有回纳感觉,复位即告完成。此法安全易行,效果好,适用于各型肩关节脱位,是临床上常用的方法之一。

(4)椅背整复法:让患者坐在靠背椅上,用棉垫置于腋部,保护腋下血管、神经免受损伤。将患肢放在椅背外侧,腋肋紧靠椅背,一助手扶住患者和椅背,起固定作用,术者握住患肢,先外展、外旋牵引,再逐渐内收,并将患肢下垂,内旋屈肘,即可复位成功。此法是应用椅背作为杠杆支点整复肩关节脱位的方法,适用于肌肉不发达、肌力较弱的肩关节脱位者。

(5)膝顶推拉法:让患者坐在凳上,以左肩脱位为例,术者立于患侧,左足立地,右足踏在座凳上,右膝屈曲小于 90°,膝部顶于患侧腋窝,将患肢外展 80°～90°,并以拦腰状绕过术者身后,术者以左手握其肘部,右手置于肩峰处,右膝顶,左手拉,当肱骨头达到关节盂时,右膝将肱骨头向上用力一顶,即可复位。此法适用于脱位时间短、肌力较弱的患者。此法术者一人操作即可,不需助手协助。

(6)牵引回旋法:患者仰卧位或坐位,术者立于患侧,以右肩关节前脱位为例。术者以右手握肘部,左手握腕上部,将肘关节屈曲,以下分四步进行:①右手沿上臂方向向下徐徐牵引,并轻度外展,使三角肌、喙肱肌、胸大肌等肌肉松弛,将肱骨头拉至关节盂上缘。②在外旋牵引位下,逐渐内收其肘部,使之与前下胸壁相接,使肩胛下肌等松弛,此时肱骨头已由关节盂的前上缘向外移动,至关节囊的破口处。③使上臂高度内收,有时会感到"咯噔"声遂即复位。④将上臂内旋,并将手放于对侧肩部,肱骨头可通过扩大的关节囊破口滑入关节盂内,并可闻及入白声,复位即告成功。此法适用于肌力较弱的患者或习惯性脱位者。由于此法应力较大,肱骨外科颈受到相当大的扭转力,因此操作宜轻稳、谨慎,若用力过猛,可引起肱骨外科颈骨折,尤其是骨质疏松的老年患者更应注意。

脱位整复成功的表现是"方肩"畸形消失,肩部丰满,与对侧外观相似,腋窝下、锁骨下、喙突下等扪不到肱骨头,搭肩试验阴性,直尺试验阴性,肩关节被动活动恢复正常功能。X线片表现肱骨头与关节盂的关系正常。

若手法复位确有困难,应认真考虑阻碍复位的原因:如肱二头肌长腱套住肱骨头阻碍复位;撕破的关节囊成扣眼状阻碍肱骨头回纳;骨折块阻拦脱位整复;脱位时间较长,关节附近粘连尚未松解;患者肌肉发达,牵引力不够大,未能有效对抗痉挛的肌肉收缩力;麻醉不够充分,肌肉的紧张未松弛,或手法操作不当等因素。当遇到此等情况时,再次施行整复时应更换手法,反复内、外旋并改变方向,切不可粗暴操作、用力过猛。

2.陈旧性肩关节脱位

治疗陈旧性脱位,应以手法复位为首选方法。手法整复疗效虽佳,但必须严格选择病例,谨慎从事,因手法复位时处理不当,还可能发生肱骨外科颈骨折、臂丛神经损伤等严重并发症。故应根据患者的具体情况,认真分析,仔细研究,区别对待。老年患者,脱位时间较长,无任何临床症状者,不采取任何治疗;年龄虽在 50 岁左右,体质强壮,脱位时间超过 2 个月,但肩关节外展达 70°~80°者,亦可听其自然,不做治疗;年龄虽轻,脱位时间超过 2 个月,但伴有骨折,或大量瘢痕组织形成者,不宜采用手法复位,应行手术切开复位。

(1)适应证与禁忌证:陈旧性肩关节前脱位,在 3 个月以内、无明显骨质疏松者,可试行手法复位;年轻体壮者,可试行手法复位;年老体弱者禁用手法整复。脱位的肩关节仍有一定活动范围,可手法整复;相反,脱位的关节固定不动者,禁用手法复位。经 X 线照片证实,未合并骨折,或关节内外无骨化者,可试行手法复位。肩关节脱位无合并血管、神经损患者,可手法整复。

(2)准备:持续牵引、脱位整复前,先做尺骨鹰嘴牵引 1~2 周,牵引重量3～4 kg,以冀将脱出的肱骨头拉到关节盂附近以便于复位。在牵引期间,每天配合中药熏洗、推拿按摩,施行手法时,可暂时去掉牵引,以拇指推揉,拇、示指提捏等手法,提起三角肌、胸大肌、肩胛下肌、背阔肌、大圆肌等,然后,以摇转、扳拉等手法,加大肩关节活动范围,反复操作数次,逐步解除肩关节周围肌肉的痉挛,松解关节周围的纤维粘连,使痉挛组织延伸、肱骨头活动范围加大。若脱位时间短、关节活动范围较大,可以不做持续牵引。

(3)手法松解:粘连松解是否彻底,是整复手法能否成功的关键。患者仰卧于手术台上,在全麻或高位硬膜外麻醉下,助手固定双肩,术者一手握患肢肘部,一手握伤肢腕部,屈肘90°做肩关节的屈、伸、内收、外展、旋转等各方向被动活动。术者须耐心、细致,动作持续有力,范围逐渐增大,使粘连彻底松解,痉挛的肌肉彻底松弛、充分延伸,肱骨头到达关节盂边缘,以便于手法整复。术者在松解粘连时,切不可操之过急,否则,可引起骨折,或血管、神经损伤。

(4)复位:复位一般采用卧位杠杆复位法,患者取仰卧位,第一助手用宽布带套住患者胸廓向健侧牵引;第二助手立于床头,一手扶住竖立于手术台旁的木棍,另一手固定健侧肩部;第三助手双手握患肢腕关节上方,牵引下逐渐外展到120°左右;术者双手环抱肱骨大结节处。3个助手协调配合用力,当第三助手在牵引下徐徐内收患肢时,术者双手向外上方拉肱骨上端,同时利用木棍当杠杆的支点,迫使肱骨头复位。复位前,木棍与患臂的接触部位,用棉花、绷带包绕,以免木棍损伤皮肉。在复位过程中,木棍要紧靠胸壁,顶住腋窝,各方用力要适度,动作要缓慢、协调一致,密切配合,避免造成肱骨外科颈骨折及并发血管、神经损伤。

3.习惯性肩关节脱位

复发性肩关节脱位,一般可自行复位,或轻微手法即可复位,可参考新鲜性脱位复位手法。

4.肩关节后脱位

治疗比较简单,一般采用前脱位的牵引推拿法。将上臂轻度前屈、外旋牵引,肱骨头即可复位。

复位满意后,一般采用胸壁绷带固定,将患侧上臂保持在内收、内旋位,肘关节屈曲 60°～90°,前臂依附胸前,用绷带将上臂固定在胸壁。前臂用颈腕带或三角巾悬吊于胸前。固定时间为 2～3 周,固定时于腋下和肘部内侧放置纱布棉垫,将胸壁与上臂内侧皮肤隔开,防止因长期接触而发生皮炎、糜烂。固定宜妥善、牢固,限制肩关节外展、外旋活动。固定时间要充分,使破裂的关节囊得到修复愈合,预防以后形成习惯性脱位。

若是合并肱骨外科颈骨折,则采用肱骨外科颈骨折的治疗方法进行固定,视复位后的肱骨头处于何种位置而采用相应的办法。

若是新鲜性肩关节后脱位,复位后,用肩"人"字形石膏固定上臂于外展 40°、后伸 40°和适当外旋位,3 周后去除固定。

固定后即鼓励患者做手腕及手指练功活动,新鲜脱位,1 周后去绷带,保留三角巾悬吊前臂,开始练习肩关节前屈、后伸活动;2 周后去除三角巾,开始逐渐做关节向各方向的主动功能锻炼,如左右开弓、双手托天、手拉滑车、手指爬墙等运动,并配合按摩、推拿、针灸、理疗等,以防肩关节周围组织粘连和挛缩,加快肩关节功能恢复。但是,在固定期间,必须禁止上臂外旋活动,以免影响软组织修复。固定去除后,禁止做强力的被动牵拉活动,以免造成软组织损伤及并发骨化性肌炎。陈旧性脱位,固定期间应加强肩部按摩、理疗。

(二)手术治疗

习惯性肩关节前脱位的手术治疗,常用的手术方法有以下几种。

1.肩胛下肌及关节囊重叠缝合术

即修复关节囊增强关节前壁的方法。患者体位、手术切口及关节暴露途径均与前一手术方法同。当手术显露肩胛下肌时,检查肩胛下肌有无萎缩、损伤及瘢痕形成的情况,于肩胛下肌小结节附着点 2 cm 左右处断开,检查关节前壁破裂或损伤情况,并仔细进行修复或重叠缝合。此时将肱骨内收内旋位,以便重叠缝合肩胛下肌。肩胛下肌缝合重叠长度,根据肩胛下肌肌力情况或要求限制肩外展外旋情况而定,一般重叠 1.5 cm,再将喙肱肌腱及肱二头肌短头腱缝合固定于喙突,依次缝合伤口各层组织。术后用外展架将伤肢固定于外展50°～60°,前屈45°位,1～2天拔除负压引流,10天拆除缝线,3～4周拆除外展架,开始功能锻炼,并向患者讲清楚以后在工作和生活中要注意伤肢不能过度外展外旋,以防复发。此法效果不佳,故现已很少运用。

2.肩胛下肌止点外移术

亦是修复关节囊增强前壁的方法。肩关节显露途径与前法相同,当手术显露肩胛下肌时,检查肩胛下肌的情况,并自其止点处切下,使肩胛下肌外端游离,进一步检查关节囊,将肱骨内收内旋,在肱骨大结节处切开骨膜,将肩胛下肌外端外移缝合固定于肱骨大结节处,以增强其张力,再将喙肱肌腱及肱二头肌短头腱缝到喙突,逐层缝合,术后处理与前法同。

3.肱二头肌长头腱悬吊术

此手术是增强肱骨头稳定性的方法。患者体位、手术切口和显露同上,将肱骨内收内旋,用拉钩向两侧牵开肱二头肌短头腱、喙肱肌腱和三角肌,显露肱骨小结节、肱二头肌长头腱和肩胛下肌,将喙肱韧带于靠近大结节处切断,并充分分离,再将肱二头肌长头腱在肱骨大小结节下方切断,远端向下牵开,提起近侧端,并沿其走向切开关节囊,直到找出肱二头肌长头腱近端的附着点。将喙肱韧带缝包在长头腱近端的外面,加强其牢固强度,以免以后劳损或撕裂,肱二头肌长头腱的两端各用粗丝线双重腱内"8"字形缝合,并从腱的断面引出丝线备用,然后将肱骨略内收,用骨钻从肱骨结节间沟的大小结节下方,对准肱二头肌长头腱近侧端附着点钻一孔,将肱二头肌长头腱近端及其包绕的喙肱韧带,从钻孔拉出到肱骨结节间沟外,再将肱二头肌长头腱的远近两端缝合在一起,或断端分别缝合在骨膜上,再缝合关节囊,逐层缝合切口各层组织。术后用外展架将伤肢固定于外展50°～60°,前屈45°位,其他手术处理与前法同。

4.Bankart手术

此手术方法是修复盂唇及关节囊的方法。患者体位、手术切口和关节显露方法均与前同。当切断并向内翻肩胛下肌后,外旋肱骨即显露关节囊的前侧,检查后在小结节内 2 cm 左右处弧形切开关节囊前侧壁,显露肱骨头,检查盂唇和关节囊可发现破损。用特制的弯钩形锥,在肩胛盂前内缘等距钻成三四个孔,用粗丝线将切开的关节囊的前外缘缝合固定盂唇部,再将关节囊的前内缘重叠缝合于关节囊上,此法缝合关节囊既紧缩关节囊,又加强了关节囊,也使盂唇稳定。修复肩胛下肌、喙肱肌腱及肱二头肌短头腱,检查冲洗创口,逐层缝合切口各层组织,术后用外展架将伤肢固定于肩外展 $50°\sim60°$,前屈 $45°$ 位,其他术后处理与前法同,此种手术方法修复病变部位,临床效果较佳。

(三)中药治疗

新鲜脱位,早期患处瘀肿、疼痛明显者,宜活血祛瘀、消肿止痛,内服舒筋活血汤、活血止痛汤等,外敷活血散、消肿止痛膏;中期肿痛减轻,宜服舒筋活血、强壮筋骨之剂,可内服壮筋养血汤、补肾壮筋汤等,外敷舒筋活络药膏;后期体质虚弱者,可内服八珍汤、补中益气汤等,外洗方可选用苏木煎、上肢损伤洗方等,煎水熏洗患处,促进肩关节功能的恢复。陈旧性脱位,内服中药应加强通经活络之品,加用温通经络之品外洗,以促进关节功能恢复。复发性脱位者,应提早补肝肾、益脾胃,以强壮筋骨。对于各种合并症,有骨折者,按骨折三期辨证用药;有合并神经损伤者,应加强祛风通络之品,重用地龙、僵蚕、全蝎等;有合并血管损伤者,应重用活血祛瘀通络之药,或合用当归四逆汤加减。

第十二节　肩锁关节脱位

肩锁关节由锁骨外端和肩峰关节面组成,关节囊紧,属微动关节。肩锁关节靠关节囊和肩锁韧带维持稳定,并由喙突与锁骨间的坚强的喙锁韧带加强。肩锁关节脱位较为多见,多发于青壮年,男多于女。

一、病因、病理与分类

肩锁关节脱位多为直接暴力引起,最常见于摔倒时肩外侧着地,受直接外力引起。外力作用于肩峰,通过肩锁关节传至锁骨,可造成肩锁韧带、喙锁韧带损伤,也可造成锁骨骨折。外力较大时,尚可使三角肌及斜方肌损伤。喙突由于受到喙锁韧带的牵拉偶可造成骨折。喙锁韧带完全损伤后,整个上肢及肩胛骨失去肩锁及喙锁韧带的悬吊作用向下垂,而锁骨由于受到胸锁关节的约束和斜方肌的牵拉相对只有轻度的上翘。

间接外力也可造成肩锁关节的损伤,一般为上肢伸展位摔倒,手部先着地,外力通过上肢传导到肱骨头及肩峰,使肩胛骨向上移位,并可牵拉损伤肩锁韧带。由于外力的作用使喙锁间隙变窄,因此喙锁韧带处于松弛状态,不会受到损伤。外力足够大时,除造成肩锁关节脱位外,也可造成肩峰骨折及肩关节上方脱位。

上肢被机器绞伤所致牵拉损伤,也可造成肩锁关节的损伤。

根据肩锁韧带以及喙锁韧带损伤,锁骨移位的方向和移位的程度不同,可分为如下几种类型。

(一)Ⅰ型

肩锁韧带部分损伤,肩锁韧带仍保持完整,肩锁关节稳定。

(二)Ⅱ型

肩锁韧带完全损伤,肩锁关节发生水平方向前后的不稳定,由于喙锁韧带完整,肩锁关节垂直方向仍保持稳定。锁骨外端没有相对向上移位现象。有时喙锁韧带受到部分牵拉,可出现锁骨外端轻度上移表现。

(三)Ⅲ型

肩锁韧带与喙锁韧带均遭受损伤,肩锁关节发生脱位。上肢及肩胛骨下垂,表现为锁骨外端翘起,三角肌和斜方肌在锁骨的附着处可有损伤。

(四)Ⅳ型

肩锁韧带及喙锁韧带完全断裂,锁骨外端向后移位穿入到斜方肌内,也称之为锁骨后脱位。

(五)Ⅴ型

实际是更为严重的Ⅲ型损伤,锁骨外端翘起位于颈部的皮下。

(六)Ⅵ型

肩锁关节完全脱位,锁骨外端向下方移位至肩峰下方或喙突下。发生于上臂极度外展、外旋位,遭受牵拉外力所致。

二、临床表现与诊断

有明显外伤史。伤后局部疼痛、压痛、肿胀。半脱位者,锁骨外侧端向上移位,肩峰与锁骨不在同一水平面上,可触及高低不平的肩锁关节。双侧对比,被动活动时,患侧锁骨外侧端活动范围增加,肩关节功能障碍。若诊断有困难时,则让患者两手分别提重物约2.5 kg,同时摄双侧肩锁关节正位片进行对比,常可发现患侧锁骨外端与肩峰间距离较健侧增大。全脱位者,锁骨外侧端隆起,畸形明显,患侧上肢外展、上举活动困难。检查时,肩锁关节处可摸到一凹陷沟,局部按压有明显弹跳征,如按琴键。摄X线片可发现锁骨外侧端与肩峰端完全分离,向上移位较明显。Ⅴ型损伤有时可出现臂丛神经受牵拉的症状。Ⅵ型损伤则可合并锁骨、肋骨骨折以及臂丛神经损伤。

三、治疗

(一)Ⅰ型损伤

主要采用症状治疗并保护患肩以免再遭受外伤,可休息或用吊带保护患肢1周。疼痛症状消失以前、功能活动未完全恢复时,避免肩部剧烈运动,以免加重损伤。

(二)Ⅱ型损伤

一般采用非手术治疗方法,可使用三角巾或吊带保护,症状减轻后可早期开始肩关节功能锻炼。对于年老体弱者尤应早期开始肩关节功能锻炼。Ⅱ型损伤经治疗后仍持续疼痛,肩关节功能活动受限,可能为关节内纤维软骨盘或关节软骨碎裂残留于关节内或由于损伤的关节囊卷入关节所致,行关节造影有助于诊断。症状持续不减时,可行肩锁关节成形术,清除关节内游离碎片。如锁骨端关节面已有退行性改变,则可行锁骨外端切除术。因喙锁韧带完整,肩胛骨不会发生明显下坠。

(三)Ⅲ型损伤

对年老、体弱或非体力劳动者宜采用非手术方法治疗。虽然推荐固定方法很多,但实际上任何外固定都难以维持历时数周的复位。患者也难以接受长时间的固定。因此非手术治疗实际是接受锁骨外端的移位,早期开始肩关节功能锻炼恢复肩关节的功能活动为目标。一般可用三角巾或颈腕吊带保护患肩,同时辅以症状治疗。当疼痛症状减轻后,鼓励患者练习使用上肢,开始进行肩关节功能锻炼。伤后2～3周患肩可逐渐达到正常活动范围。

对于青年患者或体力劳动者,可采用手术治疗。手术治疗有四种基本方式:①肩锁关节切开复位内固定,韧带修补或重建。②喙突锁骨间内固定,韧带修复或重建。③锁骨外端切除。④动力肌肉移位。目前对Ⅲ型新鲜损伤较为常用的手术方法为切开复位,以克氏针固定肩锁关节,同时修复肩锁韧带及喙锁韧带;或以拉力螺钉固定锁骨及喙突,同时修复肩锁及喙锁韧带。术中注意清除肩关节内破损的纤维软骨板,修复关节囊。同时对三角肌及斜方肌在锁骨上的损伤部位进行修复,以增强关节的稳定,并有利于肩部肌肉力量的恢复。术后采用颈腕吊带保护1～2周,如内固定较为牢固,可早期使用患肢进行日常活动,2周后可间断去除吊带进行功能锻炼,3个月内避免患肢用力进行提拉活动。一般于术后6～8周去除内固定。

对于Ⅳ、Ⅴ、Ⅵ型损伤原则上均应手术治疗。尤其Ⅴ型损伤,由于损伤严重、锁骨外端移位较大,需手术复位,以拉力螺钉固定锁骨及喙突。Ⅳ及Ⅵ型损伤如能经手法复位,可行非手术方法治疗。对青年患者、体力劳动者宜行手术复位固定。

对陈旧性肩锁关节脱位的患者,如肩部疼痛、肩锁关节有退行性改变者,一般应行锁骨外端切除术治疗,切除范围至少应为2 cm。切除太少,肩外展活动时,锁骨外端可与肩峰相顶撞,仍会引起疼痛。陈旧性Ⅱ型损伤切除锁骨外端时,应保留喙突至锁骨的锥形韧带,以免锁骨外端过度向上翘起。

其他类型的陈旧损伤,由于喙锁韧带均已断裂,锁骨外端切除后须重建喙锁韧带稳定锁骨外端,否则锁骨端可刺激周围的软组织引起疼痛症状。一般可用喙肩韧带重建喙锁韧带,同时用拉力螺钉固定锁骨及喙突。也可采用动力肌肉移位方法治疗,即将喙肱肌、肱二头肌短头连同喙突移位至锁骨,并以螺钉固定,达到利用肌肉动力稳定锁骨的目的。亦可同时切除锁骨外端。

药物治疗当按损伤三期辨证施治。初期肩部肿胀疼痛,宜活血祛瘀,消肿止痛,治以舒筋活血汤内服。中期肿痛减轻,宜舒筋活血、强壮筋骨,以壮筋养血汤内服。后期症状近消失,宜补肝肾、舒筋活络,以补肾壮筋汤内服。损伤后期,关节功能障碍者,以损伤洗方熏洗,可配合按摩、推拿治疗。

第十三节　肘部关节脱位

一、肘关节脱位

肘关节脱位比较常见,在全身大关节脱位中占1/2左右,居第1位。好发于任何年龄,但以青少年和壮年多见,儿童和老年人少见。

肘关节为屈戌关节,即铰链关节,由肱骨下端滑车和尺骨上端鹰嘴窝及肱骨小头和桡骨小头所组成。构成肘关节的肱骨下端内外宽厚、前后扁平,侧方有坚强的韧带保护,但关节囊前后部相对薄弱,加上尺骨冠状突较鹰嘴突小,因此对抗尺骨向后移位的能力比对抗尺骨向前移位的能力差,所以临床上肘后脱位要比其他类型的脱位多见。

新鲜关节脱位早期正确诊断、及时手法复位、适当的固定和恰当的功能锻炼,多不会遗留明显的功能障碍,且脱位复位后很少复发习惯性再脱位。但若早期未得到及时、正确诊断和治疗,则可导致晚期出现严重功能障碍,此时无论采取何种治疗措施都难以恢复正常功能,而仅仅是只能获得不同程度的功能改善而已。

(一)病因、病理

1.肘关节后脱位

多为传达暴力或杠杆作用力而引起。患者跌倒时,肘关节完全伸直,前臂旋后位,手掌着地,传达暴力使肘关节过度后伸,以致鹰嘴尖端急骤撞击肱骨下端的鹰嘴窝,在肱尺关节处形成杠杆作用,使止于喙突上的喙肱肌及肘关节囊的前方被撕裂,肱骨下端向前移位,尺骨喙突和桡骨头同时滑向后方而形成肘关节后脱位。由于环状韧带和骨间膜将尺、桡骨比较牢固地束缚在一起,所以脱位时尺、桡骨多同时向背侧移位。当暴力传达到肘关节时,由于肘关节处于内翻位或外翻位的不同,尺骨鹰嘴和桡骨头除向后移位外,有时可以向桡侧或尺侧移位,形成肘关节侧后方移位。发生侧后方移位时,很容易发生肱骨内、外髁撕脱性骨折。单纯的肘外侧移位较少见,偏向桡侧移位又可称为肘后外侧移位,偏向尺侧移位称为肘后内侧移位。

2.肘关节前脱位

其损伤原因多为直接暴力所致。如屈肘位跌倒,肘先触地,暴力由后向前,可将尺骨鹰嘴推移至肱骨的前方,肱骨下端相对移向后方,形成肘关节前脱位。此种损伤常合并尺骨鹰嘴骨折,组织损伤较严重。由间接暴力所致者,是因跌倒后手掌撑地,前臂相对固定支撑体重的情况下,身体沿上肢纵轴旋转,以致产生肘侧方脱位,暴力继续作用而致尺桡骨完全脱到前方,亦可致肘关节前脱位。此种外力多较剧烈,关节囊及侧副韧带遭受严重损伤或断裂,常合并有撕脱性骨折。

3.肘关节侧方脱位

单纯的肘关节侧方脱位少见。侧方脱位分为内侧和外侧两种。外侧脱位是肘外翻应力所致,内侧脱位是肘内翻应力致伤。肘关节侧方脱位,实质上是肘关节侧副韧带和关节囊的严重撕裂伤。此种脱位是与脱位方向相对侧的韧带及关节囊损伤严重,而脱位侧的损伤反而较轻。

4.肘关节爆裂型脱位

爆裂型脱位少见,其特点是尺桡骨呈直向分开,肱骨下端位于尺桡骨之间,此时关节囊广泛撕裂,韧带完全断裂,软组织损伤严重。根据尺桡骨近端移位方向的不同,通常分为前后爆裂型脱位和内外爆裂型脱位两种类型。前后爆裂型是前臂在极度旋前位时,尺骨在暴力作用下向后脱位并停留在鹰嘴窝中,桡骨头向前脱位进入冠状窝内;内外爆裂型多为沿前臂传达暴力致环状韧带及骨间膜破裂,尺桡骨分别移向内侧和外侧,而肱骨下端则处在二者之间。

(二)临床表现与诊断

1.肘关节后脱位

肘部疼痛、肿胀、功能活动障碍。肘关节弹性固定于约 135°半屈曲位,肘窝前饱满,可触摸到肱骨下端,尺骨鹰嘴明显向后突出,肘后部空虚,呈靴样畸形。肘后三点骨性标志关系发生改变,这一点可与伸直型肱骨髁骨折相鉴别。前臂前面较健侧明显缩短,关节前后径增宽。若有侧方移位时,可呈现有肘内翻或肘外翻畸形。X 线检查可确诊并可看出有无并发骨折。

2.肘关节前脱位

肘部疼痛、肿胀、功能活动障碍。肘关节过伸,屈曲活动受限,呈弹性固定。前臂的前面较健侧长,肘前部隆起,可触到脱出的尺桡骨上端,在肘后可触及到肱骨下端。肘关节正侧位 X 线检查可确诊,并可了解有无并发骨折。临床检查时应注意有无重要神经、血管的损伤。

3.肘关节侧方脱位

伤后剧烈疼痛、肿胀,关节常处于半屈曲位,功能活动障碍。肘关节外侧脱位时,呈外翻畸形,关节周围肿胀压痛,尤以内侧明显,局部可见皮下瘀血,关节内后方空虚。肘关节内侧脱位时,呈内翻畸形,关节周围肿胀、压痛,尤以外侧明显,前臂提携角消失,关节外后方空虚。肘关节外侧脱位时,应注意有无尺神经牵拉伤;肘关节内侧脱位时,应注意有无桡神经损伤。肘关节正侧位X线照片可明显诊断及判断是否合并有骨折。

4.肘关节爆裂型脱位

关节周围肿胀、压痛较其他类型肘关节脱位严重,肘关节处于微屈曲位,肘部弹性固定,前臂旋转功能受限。前后爆裂型脱位关节呈前后方向突起,可触及移位的尺骨鹰嘴和桡骨头,前臂短缩。内外爆裂型脱位肘部明显变宽,前臂短缩,旋转受限。肘关节正侧位X线照片可以明确尺桡骨移位的方向。肘关节爆裂型脱位是一种严重的损伤,临床检查时应注意是否合并有局部挤压伤和全身的合并症。

(三)治疗

1.新鲜肘关节脱位

肘关节脱位一经诊断,应及时行手法整复,只要能掌握好手法复位的方法和技巧,均可获得成功。复位后固定3周左右,解除固定后主动进行功能锻炼,绝大多数疗效是满意的。

(1)肘关节后脱位:诊断明确并对是否合并有骨折及神经、血管损伤进行检查和评价后,应及时行手法复位,伤后时间短者可不用麻醉,伤后超过6小时者应给予臂丛麻醉,以保证复位手法在肌肉松弛及无疼痛感觉下进行。单纯肘关节后脱位合并血管、神经损伤者少见;并发骨折者,应先整复脱位,然后处理骨折,大多数撕脱骨折随着关节的复位而骨折片亦随之复位。肘关节后脱位的手法复位方法很多,其基本方式都是采用在牵引下屈肘复位法。

拔伸屈肘法:患者取坐位,助手立于患者背后,以双手握其上臂,术者站在患者前面,以双手握住腕部,置前臂于旋后位,与助手相对拔伸,然后术者以一手握腕部继续保持牵引,另一手的拇指抵住肱骨下端向后推按,其余四指抵住鹰嘴向前端提,并慢慢将肘关节屈曲,若闻入臼声,说明脱位已整复。

卧位拔伸屈肘法:患者平卧诊疗床上,患肢上臂靠床边,术者一手按其肱骨下段,另一手握住患肢前臂顺势拔伸,有入臼声后,屈曲肘关节,则脱位得以整复。

膝顶拔伸法:患者坐位,术者立于伤侧前面,一手握其前臂,另一手握住其腕部,同时一足踏在凳面上,以膝顶在患侧肘窝内,先顺畸形拔伸,然后逐渐屈肘,有入臼声者,患侧手指可摸到同侧肩部,即为复位成功。

手法复位要领:目前临床上常用的方法大多是在半屈肘位牵引下屈肘复位,其方法安全可靠,但有人认为复位过程中采用"过伸方式"以便鹰嘴自滑车"解锁",但在完全伸肘位或肘部过伸位复位存在一定的危险性,有可能增加对肱肌的损伤和可使正中神经发生嵌夹,因此一般都采用半屈肘位牵引前臂远端的方法进行复位。

手法复位原则上应在肌肉松弛及无疼痛的感觉下进行,这有利于复位成功以及避免复位时出现撕脱性骨折。在复位前一定要了解骨端移位方向,手法整复的关键在于有侧方移位先矫正侧方移位,同时强调在半屈肘位牵引施行屈肘复位手法时一定要保持连贯性,且要注意复位技巧,只有做到这些,才能保证一次性复位成功。

固定方法:复位后,用上肢屈曲型杉树皮托板或石膏托固定屈肘位2~3周,并用三角巾或颈腕带悬吊伤患肢于胸前。若关节积血多者,可在无菌条件下穿刺抽吸,以预防关节粘连与骨化性肌炎。

医疗练功:肘关节损伤后,极易发生关节僵硬和骨化性肌炎,故脱位整复后,应鼓励患者早期进行功能锻炼,固定期间应做肩、腕及掌指关节的功能活动。解除固定后,应加强肘关节的屈伸和前臂的旋转活动。肘关节的练功活动,应以积极主动的练功为主,切忌对肘关节进行粗暴的被动活动,以防发生骨化性肌炎。

(2)肘关节前脱位:肘关节前脱位诊断明确后,应在良好的麻醉使肌肉松弛的状况下,及早施行手法复位。单纯性肘关节前脱位,应将肘关节牵引至极度屈曲位进行复位。患者取仰卧位,一助手牵引上臂,另一助手用一宽布带套在尺桡骨上端,做对抗牵引。术者一手握住前臂,另一手握住肱骨下端,加大牵引使鹰嘴突下移到滑车关节下方,用力向后推动前臂同时向前推挤肱骨下端,达到肱尺关节复位。

合并尺骨鹰嘴骨折的肘关节前脱位,复位时,前臂不需要牵引,只需将尺桡骨上段向后加压,即可复位,复位后不做肘关节伸屈活动试验,以免加大骨折移位,将肘关节保持伸直位,或稍过伸位,此时尺骨鹰嘴近端多能自行复位。若复位欠佳,稍有分离时,可将尺骨鹰嘴近端向远端挤压,放上半月形压垫,用夹板或石膏托固定,尺骨鹰嘴骨折对位差者,再用其他尺骨鹰嘴骨折固定方法固定。

关节脱位手法复位的基本原则是使脱位的骨端从滑脱出的原路逆行回复至原来的位置。因尺骨鹰嘴的骨阻挡作用,肘关节前脱位极少见,单纯的肘关节前脱位常易导致尺骨鹰嘴骨折。从创伤机制上分析,肘关节前脱位应是在前臂固定、上臂沿上肢纵轴旋转外力所致,首先产生的是肘侧方移位,外力继续作用则导致尺桡骨完全移位至肘前方。特别是合并内、外上髁撕脱性骨折者多属此类。因此在手法复位前应判断尺骨鹰嘴脱至肘前方的途径。如果从肘内侧脱出,复位时应使尺骨鹰嘴从内侧旋回复位;而从外侧脱出,则应从外侧旋回复位。

(3)肘关节侧方脱位:手法复位应在臂丛麻醉下进行,以免进一步加重软组织的损伤,患者仰卧位,患肢置于轻度屈肘位,一助手固定上臂,术者一手握患肢前臂并略加牵引,另一手握患肘部,以拇指和其他手指使肱骨下端和尺桡骨上端向相对方向推挤即可使其复位。但应注意不要使侧方移位转化为后脱位,否则会加重软组织的损伤。有撕脱性骨折者,多可随之复位;有对位不佳者,再用手法进行整复。术后用上肢屈曲型杉树皮托板或石膏托固定3周,固定期间和解除固定之后,均可按肘关节后脱位练功法进行功能锻炼。

(4)肘关节爆裂型脱位:肘关节爆裂型脱位是严重的肘关节完全脱位,由于肘部的肱尺、肱桡及上尺桡3个关节全部脱位,手法整复时须将肘部3个关节完全复位。复位应在臂丛麻醉下进行,患者仰卧位,助手固定患肢上臂。前后爆裂型脱位,术者一手握前臂在牵引下逐渐将前臂旋转至旋后位,另一手托住患肘部,拇指推挤桡骨头迫使桡骨头复位,在继续牵引下逐渐屈曲肘关节,并同时按压肱骨下端向后,推拉尺骨鹰嘴向前,使肱尺关节复位。内外爆裂型脱位在肘关节半屈曲位牵引,先向内推挤尺骨鹰嘴使肱尺关节复位,然后再由两侧挤按使上尺桡关节复位。复位完成后应固定屈肘前臂旋后位 3 周。由于此型脱位软组织损伤严重,外固定不宜过紧,并注意密切观察患肢血运、神经感觉和运动功能,以防发生合并症。

2.陈旧性肘关节脱位

肘关节脱位因误诊或者未及时治疗,延误 3 周以上时,为陈旧性肘关节脱位。因关节脱位是以手法整复为主,实际临床上肘部脱位超过 10 天,整复就比较困难。且对陈旧性肘关节脱位无论采用何种治疗方法都难以恢复正常的功能。所以对肘关节脱位强调早期诊断,及时处理。

陈旧性肘关节脱位在病程上有很大差异,其病理变化也不尽相同,脱位时间越长,病理变化越显著。主要特点是关节部位瘀血机化,大量的纤维组织填塞,关节周围肌肉、筋膜、侧副韧带和关节囊挛缩,与关节软骨面粘连。由于关节脱位后,关节软骨失去关节液的营养,以及长期的弹性固定而渐退变,甚至剥脱,以及关节部位的骨质疏松。这些病理变化不仅给治疗增加了困难,而且也影响治疗的效果。

肘关节脱位一旦失治或误治,必将导致肘关节严重的功能障碍,治疗的效果直接取决于治疗的时间,治疗越早越好,其治疗结果仅仅是获得不同程度功能改善而已。脱位时间在 3 个月以内,不合并有骨折或血管、神经损伤及骨化性肌炎的单纯后脱位,肘关节仍有一定活动范围者,采用手法整复,常可获得满意的效果。对闭合复位不成功者,或伤后仅数月而无骨化性肌炎及明显骨萎缩者,可采取切开复位。因脱位时间过久,关节软骨继发性损害软化、剥脱,无法恢复关节功能者,有的需行肘关节成形术、人工关节置换术,或者肘关节融合术,以改善上肢的功能。

(1)手法复位。

1)复位前准备:先做患肢舒筋按摩及舒筋活血、通经活络、利关节的中药煎汤熏洗局部,使关节周围挛缩粘连的组织逐渐松解。并施行尺骨鹰嘴牵引约 1 周,嘱患者自行活动肘关节,以增加复位的可能。

2)松解粘连:在臂丛神经阻滞麻醉下,患者仰卧位,助手双手固定上臂,术者一手握肘部,一手握腕部,做肘关节前后屈伸、内外旋转及左右摇摆活动,反复多次。范围由小到大,各种动作均应轻柔、缓慢、稳妥、有力,切不可操之过急。然后在助手上下分别牵引下,重复以上的舒筋松解手法,直到肘关节周围的纤维粘连和瘢痕组织以及肱二、三头肌得到充分松解,伸展延长,方可进行整复。

3)复位手法:患者取坐位或卧位,上臂和腕部分别由两名助手握持,做缓慢强力对抗牵引,术者两手拇指顶压尺骨鹰嘴突,余手指环握肱骨下端,肘关节稍过伸,当尺骨鹰嘴和桡骨头牵引至肱骨滑车和外髁下时,缓缓屈曲肘关节,若能屈曲90°以上即可复位,此时鹰嘴后突畸形消失,肘后三角关系正常,肘关节外观恢复。复位成功后,将肘关节在90°~135°内反复屈伸数次,以舒筋通络,解除卡夹在关节间隙的软组织,再按摩上臂、前臂肌肉,内外旋转前臂和伸屈腕、掌、指关节,以理顺筋骨、行气活血。

4)固定、练功和药物治疗:复位后将肘关节置于90°。经摄X线片证实已复位,上肢用屈曲型杉树皮托板或石膏托固定3周。早期鼓励患者活动肩、腕以及手指各关节。解除固定后主动练习肘部伸、屈及前臂旋转活动。给予活血化瘀、舒筋活络的中药内服、外敷和熏洗。

(2)手术切开复位:适用于手法复位难以成功,或伤后数月无骨化性肌炎,关节软骨面脱落坏死不严重,肘部处于非功能位的患者。手术一般取肘关节后侧切口,肘关节后侧显露后,除了要彻底清除肱骨下端的纤维骨痂、尺骨鹰嘴内的纤维组织外,要想获得关节的复位,还必须对包绕关节的所有软组织进行松解,包括前方和后方对关节囊和韧带进行剥离。为了达到复位的目的而进行的广泛的松解剥离,将使肘关节发生明显不稳定,容易再发生向后脱位,因此术中还需用克氏针将鹰嘴与肱骨髁固定。关闭切口前应松开止血带彻底止血,并在切口内放橡皮引流条1枚。3周后去除钢针再行关节功能练习。

（3）假复位：肘关节僵直在非功能位，而又无条件手术治疗者，可在麻醉下由非功能位通过手法活动将其放置在功能位，并用石膏托制动3周。对脱位已久者，在施行手法扳动前，应将尺神经前移，否则极易发生尺神经麻痹。

（4）关节切除或成形术：脱位时间长，关节僵直在非功能位并且有明显的症状，此时，可做关节切除或成形术。取肘后方切口，将肱骨远端由内外上髁水平切除，或保留两上髁而将其间的滑车和外髁的内侧部切除，故而呈鱼尾状，适当修整尺骨鹰嘴并切除桡骨头。在切除的骨端之间再衬以阔筋膜则为关节成形术。

（5）人工关节置换术：中年以上患者，在肘屈伸肌良好的情况下可行人工关节置换术，它能恢复良好的关节活动并有适度的稳定性。

（6）关节固定术：体力劳动患者，为工作方便起见，可考虑行关节固定术。为保证其有牢固的骨性融合，在切除关节软骨后，尺肱骨之间可用螺丝钉等予以固定。周围再植以松质骨，术后制动时间要在8周以上。

由于医疗技术水平的提高，陈旧性肘关节脱位已越来越少了。宣武医院既往的经验表明：切开复位及关节切除术是最常用的方法，术后功能的改善是满意的。

3.中药治疗

各种类型的脱位，复位后，应按损伤分期和病症虚实辨证内外用药治疗，以利肿痛的消减、功能的早日恢复，减少并发症的发生。初期宜活血化瘀、消肿止痛，可内服舒筋活血汤、续断紫金丹，外敷消炎散、双柏散或消肿止痛膏。中期宜和营生新、舒筋活络，可内服壮筋养血汤、跌打养营汤，外敷舒筋活络药膏，或接骨续筋膏。后期宜补养气血、强筋健骨，可服壮筋丸、健步虎潜丸等，外用海桐皮汤、上肢损伤洗方煎汤熏洗，或外擦跌打万花油或贴膏药，直至功能恢复。

二、桡骨头脱位

单纯外伤性桡骨头脱位少见，主要见于青壮年人。但脱位合并骨折的并不少见,尤以 Molteggia 骨折脱位中的桡骨头脱位最为常见。

(一)病因、病理

单纯桡骨头脱位是前臂强力旋转暴力作用于桡骨近端,引起环状韧带撕裂的结果。单纯桡骨头脱位可因桡骨头较短小,在环状韧带松弛、狭窄的局部解剖因素的前提下,前臂处于极度旋转位,特别是在前臂旋前位肘过伸位时,外力致前臂做强力肘内翻活动,迫使桡骨头弹离环状韧带而脱出。环状韧带可因此被撕裂,被嵌挤于肱桡关节或上尺桡关节之间。因受肱二头肌牵拉的影响,脱位的方向大多在前外侧,少数向外侧脱出。

(二)临床表现与诊断

患者有外伤史,肘部疼痛,肘外侧肿胀,压痛明显。前臂旋转功能受限,肘微屈,前臂处于旋前位,少数处于旋后位,肘前外侧有骨突隆起,为脱位的桡骨头。肘部 X 线片有助于确诊桡骨头脱位及明确其脱位方向,并可了解有无并发骨折。临床检查时,应注意患肢主动伸腕、伸拇活动是否存在,以便了解有无并发桡神经深支和骨间背侧支损伤。

(三)治疗

1.手法复位

手法复位是治疗本病的主要方法,对大多数新鲜桡骨头脱位有效。复位应在臂丛麻醉下进行,患者仰卧位,一助手握持上臂,另一助手握持腕部对抗牵引至前臂旋后位。术者一手由内向外推肘关节,以扩大肘关节外侧间隙,另一手拇指由前外侧按压桡骨头,并令前臂作轻度的旋前运动,迫使桡骨头回归原位。复位成功后,屈曲肘关节前臂中立位,前臂 4 块夹板桡骨头加垫固定,三角巾悬吊胸前 3 周,解除固定后,主动进行肘关节屈伸和前臂旋转功能锻炼。

2.手术治疗

陈旧性桡骨头脱位,或伴有环状韧带严重撕裂,桡骨头复位后难以固定者,可考虑手术治疗。手术宜行切开复位,环状韧带重建术;若为成年人,可行桡骨头切除术。

第十四节　腕、指骨脱位

一、下尺桡关节脱位

下尺桡关节脱位又称尺骨头脱位。下尺桡关节是由桡骨下端尺侧和尺骨小头,在桡尺背侧韧带、掌侧韧带和三角纤维软骨连接和维持下组成。下尺桡关节是前臂的旋转枢纽,也是腕关节尺侧负荷的传导枢纽。由于下尺桡关节主要靠关节盘和桡尺掌、背侧韧带维持稳定,没有像桡尺近侧关节一样有环状韧带环抱桡骨颈,因此在解剖结构上较不稳定。下尺桡关节与腕关节隔开而不相通。下尺桡关节与上尺桡关节联动,是车轴关节,在正常活动时,尺骨不动,仅是桡骨的尺骨切迹围绕尺骨小头并以其为轴心,作150°左右弧形旋转,其主要功能是使前臂作旋前和旋后运动。

下尺桡关节脱位临床比较多见,患者多为青壮年。

(一)病因、病理与分类

下尺桡关节脱位可由直接或间接暴力引起,多为间接暴力所致。腕背部尺侧直接遭受暴力时,可造成尺骨头掌侧脱位,如转动螺丝刀、扣排球及旋转机器摇把等动作时,患肢前臂遭到过度旋转的直接暴力;或跌倒时腕部在背伸位,遭到间接暴力,即旋转剪切力,或分离外力作用,均可导致三角纤维软骨撕裂,或与桡尺掌、背侧韧带同时破裂,发生尺骨小头脱位。按脱位方向分类,有尺骨远端向背侧向尺侧移位、尺骨头向掌侧脱位、尺骨头向背侧脱位、下尺桡关节分离等4种类型,一般为3个方向的移位同时存在。孤立性下尺桡关节半脱位或脱位在临床上比较少见。最常见的脱位为桡骨远端骨折或者桡骨短缩的长轴脱位以及在此基础上并发的尺骨远端的背侧脱位。此外,强制桡骨内旋、外旋或长期劳损,可发生尺桡关节分离或脱位。

(二)临床表现与诊断

腕部有外伤史,常有下尺桡关节处疼痛、轻度肿胀,通常无明显畸形。旋前或旋后时腕部疼痛加剧,握力下降,腕关节运动时会产生弹响。患手不能端提重物,自觉无力,握力亦减弱,伸腕、尺偏旋后活动受限。尺骨头向背侧脱位时,尺骨头较正常时更为隆起,向掌侧按压时,弹性感较健侧明显;尺骨头向掌侧脱位时,尺骨头在背侧的隆起消失,甚至有凹窝出现。下尺桡关节分离时,两侧对比,患侧较健侧增宽。摄腕关节正、侧位 X 线片,可明确有否下尺桡关节分离,X 线正位片可见下尺桡关间隙增大(>2.5 mm),侧位片可见桡、尺骨相对位置的变化,即尺骨头向掌侧或背侧突出,必要时应与健侧比较。也可做 CT、MRI 或腕关节造影及关节镜检查,以进一步明确诊断。若疑诊为三角纤维软骨破裂者,可做腕关节碘剂造影,若 X 线片显示碘剂流入下尺桡关节间隙者,为三角纤维软骨破裂。

(三)治疗

下尺桡关节脱位临床并不少见,常因认识不足发生诊疗失误,导致腕功能的障碍和疼痛。其治疗主要以恢复腕关节功能为主。单纯脱位一般考虑保守治疗,如合并桡骨远端骨折或尺骨茎突骨折则不可强求手法复位。

1.手法复位夹板外固定

(1)中立位手法复位夹板外固定:以背侧脱位为例。患者坐于凳上或床边,平伸前臂,掌心向下,助手二人,一人双手握其上臂,一人握其腕,行相对拔伸牵引。术者用力将尺骨向桡骨和掌侧推挤按压,并让远端助手屈曲肘关节,手搭其肩,使其复位。复位后持宽3 cm、厚 1~1.5 cm、长可环绕腕部多半圈的纸压垫或硬纸板,用水蘸湿(不能浸透),置放在腕背侧尺侧下尺桡关节处,再用桡骨下端骨折夹板固定,前臂中立位绷带或三角巾悬挂胸前,手心紧握柱状托板圆柱,不得内倾外翻,减少腕关节旋转,固定 3~4 周。亦可用石膏外固定于旋前位 4~6 周。

(2)前臂完全旋后位夹板固定治疗下尺桡关节背侧脱位:将患

者前臂极度旋后,同时向掌侧按压尺骨小头即可复位。维持复位位置,放置合骨垫,前臂 4 块夹板超腕关节旋后位固定,屈肘 90°悬吊前臂。夹板的远端均要有向外的弧度,其大小必须适合正常的腕关节解剖,一般为桡侧板 35°,尺侧板 15°,掌侧板 15°,背侧板 30°。角度过小会压伤皮肤且达不到治疗效果。在固定期间可做屈伸运动,严禁前臂旋前。

旋后位固定的优点和原理:前臂旋后位,三角软骨盘掌侧和桡尺掌侧韧带紧张,向掌侧拉紧尺骨小头,同时旋前方肌浅头对尺骨小头有压迫,起到支撑和维持作用。上述综合因素不仅阻止尺骨小头向背侧移位,同时有利于桡尺背侧韧带和三角软骨盘背侧缘修复,也减少了下尺桡关节潜在的不稳定因素的存在。

2.钳夹固定治疗急性下尺桡关节脱位

此法认为以往的夹板、石膏多不能有持续加压作用,保持复位后的位置困难。采用 X 线下整复固定,行常规消毒后,术者维持对位的下尺桡关节,一助手直视下用预先准备好的消毒钳夹从桡骨茎突上 1.0 cm 处与桡骨冠状面平行经内外侧穿入夹住尺、桡骨。钳尖直接穿过皮肤达骨质,用力加压,同时徐徐上下摇晃,使钳夹进入骨皮质,将钳柄锁死,以防滑脱。对于儿童患者,可在桡骨茎突上 2.0 cm处进钳,避开骨骺板,以免损伤。术后掌背侧用夹板固定,前臂悬吊在胸前。定期复查,调整钳夹。固定后可活动手指,2 周后可适当活动腕关节,4~6 周去除固定。

此法的实质是使下尺桡关节对合紧密,利用钳夹将尺桡骨下端内外侧牢固固定,使韧带、关节囊和骨间膜充分修复,恢复下尺桡关节的生理功能。

3.经皮穿刺钢针内固定治疗下尺桡关节脱位

手术方法:臂丛麻醉下手法复位。背侧脱位置于旋后位牵引下向掌侧推压脱位之尺骨头,成功后固定于旋后位。掌侧脱位于旋前位牵引下向背侧推压脱位尺骨头,成功后固定于旋前位。取克氏针,以桡骨茎突处为进针点,垂直进针,通过下尺桡关节平面及下尺桡骨远端骨骺中心,以免损伤血管、神经和肌腱,针尖以刚透过尺骨尺侧骨皮质为度。将针尾剪短折弯埋于皮下。术后硬纸板外固定，4～5周后去除克氏针行腕关节功能锻炼。

此法疗效可靠，术中注意维持原位，选好进针点及掌握好进针方向，以减少损伤，注意进针深度以针尖刚透过尺骨尺侧骨皮质为度。术后不可早去针。去针后应积极锻炼，以利功能恢复，减少脱位复发率。

4.手术治疗

对于复位失败、下尺桡关节陈旧性损伤造成习惯性脱位及晚期下尺桡关节脱位者，均需手术治疗。

(1)旋前方肌紧缩术治疗下尺桡关节背侧脱位：自尺骨茎突向近端做一长约6 cm的纵形切口，切开显露深筋膜，把尺侧腕屈肌腱，指浅、深屈肌腱牵向桡侧，即可显露旋前方肌。沿旋前方肌尺骨附着处的边缘，切开骨膜，行骨膜下剥离，把旋前方肌骨膜瓣轻轻掀起，注意保护血管神经分支。前臂旋前位，按压尺骨小头，使下尺桡关节复位，此时将前臂固定在中立位，直视下经尺桡骨远端固定一克氏针，一端针尾留在皮外，便于拔除。把旋前方肌骨膜瓣从尺骨前缘移到背侧，与尺骨背侧骨膜缝合，后依次关闭切口。前臂中立位石膏固定4周。

此法要领是依靠旋前方肌的动力修复，来维持下尺桡关节的稳定。用新的受力方式，使腕部恢复了新的力量平衡。旋前方肌有血管神经支配，复位后不会引起肌缺血挛缩或失常神经而降低疗效。

(2)用掌长肌腱修补下尺桡关节脱位：从腕背侧入路，避开浅静脉主干，逐层分离，显露尺桡骨远端2～3.5 cm手持式电钻在距尺骨远端1 cm处钻孔，方向尽可能前后垂直，出孔稍偏桡侧。试行复位后，在同一平面的桡骨中线处钻孔，前后垂直，出口稍偏尺侧，冲洗伤口，取同侧掌长肌腱，串通尺桡两孔，在桡侧交叉，充分复位后拉紧肌腱，7号线缝合，两头拉直缝合在附近韧带上，关闭切口。前臂充分旋后位石膏固定。术后3天开始手指锻炼，3周后拆除石膏开始屈腕锻炼，随后行旋转功能锻炼。

传统切除尺骨小头的方法，基本可恢复前臂旋转及腕部功能，但外观畸形,患肢承重、稳定性明显偏差,而随着尺骨头的消失,前臂部分单支架旋转,腕关节结构破坏,会产生"内空"感。掌长肌腱修复下尺桡关节脱位,不但保存完整的解剖结构,且肌腱力量大,穿入骨内而相连,对腕部稳定性和手部承重有着重要的作用。术中应注意保护表浅静脉,注意无菌技术、止血、术后抗感染等环节,以利尽早恢复局部血运,保证掌长肌腱存活。

5.单边外固定架治疗合并下尺桡关节脱位的桡骨远端粉碎性骨折

(1)手术方法:采用 Bastiani 单平面半针固定架(小号)。臂丛麻醉下,患肢外展置于边台,消毒铺巾。远端两针固定于第 3 掌骨背侧,近端固定于桡骨中下段背侧距桡腕关节 10 cm 处。锐性小口切开皮肤后,钝性分离至骨面,钻头钻孔后,拧入支架钉过对侧皮质。注意支架钉应避开中指伸肌腱,且穿过掌侧皮质 1 个螺纹即可。上外固定架后,于牵引下 X 线透视,下尺桡关节解剖结构基本恢复,拧紧加压杆螺母。或用加压杆在 X 线动态观察下反向撑开,恢复下尺桡关节解剖结构,使桡骨和尺骨关节面水平。调节万向节,固定腕关节于背伸 20°、尺偏 10°的功能位,手法复位桡骨远端,固定 6 周后拆除外固定架。

(2)本疗法优势:应用外固定架撑开关节间隙,解除对桡骨茎突的压迫;牵拉骨块恢复正常解剖关系,并可直接固定于功能位,便于护理;术后可随时调整;由于固定范围小,患者握拳充分,消肿快,局部血液循环恢复快,有利于骨折愈合,且不影响一般日常生活和工作。

6.中药治疗

中药在下尺桡关节脱位治疗中,对于消肿止痛、活血化瘀和通利关节有重要的作用。可按不同病程中所出现的病症进行辨证用药。

二、月骨掌侧脱位

月骨脱位是指其他腕骨与桡骨远端关节面的关系不变,而月骨向桡骨掌侧脱位。月骨,古名"高骨",上接桡骨下端,下邻头状骨,左右分居舟骨、三角骨。其位于腕关节中心,侧面呈圆形,冠状面上呈四方形,矢状面上呈楔形。月骨掌侧角宽大,背侧角窄小,所以它总是处于一种背伸的趋势,是腕关节中最不稳定的腕骨。其掌、背侧面均有血管进入,外伤可造成血管损伤,引起月骨坏死。此外,还有人认为月骨在纵向和横向应力的作用下,易出现微小骨折,引起月骨内血管网的破坏,导致月骨坏死。

(一)病因、病理

多为传达暴力所致。患者跌倒,手背伸、尺偏、旋前位着地,月骨被桡骨远端和头状骨挤压,使其脱离背侧桡腕韧带的束缚,发生月骨掌侧脱位。

(二)临床表现与诊断

腕关节有明确的外伤史,腕部疼痛、肿胀、活动受限、握力下降,腕掌侧可触到有物体隆起,屈伸手指时疼痛明显,部分患者可出现正中神经受压症状。X线正位片可见月骨轮廓由梯形变为三角形,且与周围腕骨的关节间隙不等;侧位片可见月骨相对桡骨向掌侧脱位,月骨窝空虚。

(三)治疗

月骨脱位治疗的目的是恢复骨与关节的正常解剖位置及腕关节的功能。对于受伤1～2周内确诊的患者应首选闭合复位,一般都可成功。对于病程较长或闭合复位未能达到解剖复位者,应采用切开复位内固定术。

1.手法复位

在臂丛麻醉下,使前臂肌肉充分松弛,沿纵轴牵引腕关节,使桡腕关节间隙增大,并背伸腕关节,从月骨掌侧向背侧推挤,同时在腕背侧向掌侧推压其他腕骨,逐渐屈曲腕关节,即可复位。屈腕45°位石膏固定1周,然后腕关节中立位固定2周,即可进行功能锻炼。

另有一改进复位手法,即术者一手拇指按压月骨的凹面,并使指端逐渐向月骨的远端倾斜用力,以使其倾倒,待助手将腕屈曲至约30°时,另一手拇指自腕横纹以上向指端方向用力推顶月骨的掌侧端,并继续屈腕,月骨即可复位。月骨掌侧脱位闭合复位后,仍有发生月骨坏死的可能性,因此,应定期复查 X 线片,一旦发现月骨坏死,即需重建月骨的血运或行近排腕骨切除术。

2.过伸屈腕握顶法治疗陈旧性月骨前脱位

臂丛麻醉后,腕部皮肤消毒。用 16 号针头从腕背侧向月骨白窝穿刺,到达白窝后更换另一枚已磨平针尖的 16 号针头,在月骨白窝内进行钝性分离,使陈旧性积血和增生物破碎。用 50 mL 注射器抽吸,反复用过氧化氢溶液和生理盐水冲洗,直至大部分积血和增生物吸出为止。拇指按住脱出的月骨,采用分筋手法,细心剥离月骨与周围组织的粘连。术者一手握住腕部,手掌大鱼际顶住脱出的月骨,另一手握住四手指,在持续牵引同时伸屈腕数次,最后使腕过度背屈,即可复位。复位后用石膏托固定腕关节于掌屈 45°位,2 周后改为中立位再制动 2 周。固定期间手指可做功能练习。此法用于月骨移位不明显、X 线检查无骨质疏松、年龄不超过 50 岁、估计月骨尚有前韧带血管供血的情况,否则行月骨摘除术。

3.针拨整复法

麻醉后,在 X 线透视下,用 20 号注射针头或细钢针,自掌侧把针刺入月骨凹面的远端,在对抗牵引下将腕关节高度背伸,然后由掌侧向背侧顶拨,并逐渐将腕关节掌屈,即可复位。拍摄 X 线片,若月骨凹面与头状骨已构成关节,说明已复位。

4.手术治疗

采用腕掌侧"S"形切口,先游离保护好正中神经,再显露腕关节掌侧,对月骨周围软组织尽量不剥离,仅清除桡骨与头状骨间瘢痕及软组织,然后仔细将月骨复位。可用细克氏针内固定。术后固定腕关节微掌屈位,2 周后改为功能位继续固定 2 周。

5.中药治疗

早期应给予行气活血、消肿止痛的中药内服,中后期以补益肝肾为主,拆除外固定后需用疏通筋络的中药外洗。

三、拇指腕掌关节脱位

拇指腕掌关节由第一掌骨底与大多角骨构成。第一掌骨基底的关节面为鞍状,前后为凹面,在桡尺方向是个凸面。与其相对应的大多角骨关节面为前后凸的关节面,而桡尺方向为凹面,构成鞍状关节。第1腕掌关节囊肥厚,较松弛,但关节周围有多条韧带附着。脱位后如治疗不当易造成复发性脱位。

单纯脱位少见。多合并第1掌骨基底掌尺侧撕脱骨折,即Bennet骨折-脱位。

(一)病因、病理与分类

拇指在强力作用下外展,使掌骨间韧带、前斜韧带和背桡韧带均断裂,导致第1腕掌关节脱位。如果外力继续作用,则第1腕掌关节的其他韧带也将发生断裂。由于前斜韧带在第1腕掌关节过度外展和背伸时紧张,在功能上可防止关节背侧脱位,故其断裂是第1腕掌关节脱位的重要因素。拇指腕掌关节脱位分为单纯性拇指腕掌关节脱位和Bennet骨折-脱位。

(二)临床表现与诊断

拇指有外伤史,主要表现为局部隆起畸形,第1腕掌关节活动受限,肿胀、压痛不明显。如合并第1掌骨骨折,可见第1掌骨基底部向桡侧突出,局部肿胀、疼痛明显,畸形不一定明显。查体可见拇指活动受限。X线检查可明确诊断。

(三)治疗

拇指腕掌关节脱位治疗方法多样,目前尚不统一。其治疗关键为保持复位位置,维持拇指功能。保守治疗功能恢复好,但不易外固定;手术治疗则存在术后功能恢复的问题。脱位类型不同,具体治疗方法也不一样。

1.单纯拇指腕掌关节脱位治疗方法

(1)手法复位夹板外固定:以右侧为例。复位前术者左手握患者右手拇指,术者右手拇指抵于脱位的掌骨基底背侧,其余四指触及掌骨掌侧大鱼际处。复位时,术者左手牵引,右手拇指挤压脱位掌骨基底使其还纳,局部高凸复平,即示复位成功。将"L"形夹板与掌骨头处及前臂桡侧粘固,并以绷带缠绕固定。固定6周后拆除夹板。

（2）手法复位经皮钢针内固定：单纯新鲜关节脱位,复位很容易,但维持位置很难。即便用不锈钢针做内固定,6周后去除钢针时,有时仍复发脱位。手法复位后应将关节置于充分旋前位,同时用钢针经皮做内固定,外用石膏管型制动6周。

（3）桡侧腕长伸肌腱部分移位修复第1腕掌关节脱位:采用桡侧腕长伸肌腱部分移位修复断裂的桡尺远侧关节韧带,以坚固关节,防止再脱位。术式是将桡侧腕长伸肌腱做外侧半纵切,远端保留,行腕掌关节远端固定。手术方法:以第1腕掌关节为中心,于腕背桡侧做"S"形切口,约长10 cm,依次切开皮肤、皮下组织和深筋膜,向两侧牵开拇长、短伸肌腱(注意保护切口外侧的桡神经浅支及桡动脉背侧支),显露出第1腕掌关节背侧及内外侧,纵向切开关节囊,探查第1腕掌关节。继续显露桡侧腕长伸肌腱,并纵形劈开肌腱,在距止点6.5～8 cm处切断肌腱桡侧半,向远端翻转备用。在第1腕掌关节止点附近,于第1掌骨基底横行钻一骨性隧道,将肌腱条自外向内穿过隧道。将第1腕掌关节复位,调整腱条的松紧度,用可吸收2-0无创伤缝线,重叠紧缩缝合桡背侧关节囊和腱条重叠交叉处,腱条的游离端穿过拇长展肌腱深面,缝合固定于大多角骨结节附近的关节囊上。并用1根细克氏针将第1腕掌关节固定于拇指外展对掌位,针尾留在皮外。术后石膏托固定4～6周。在去除外固定的同时拔除克氏针,进行功能锻炼。

本法具有以下优点:桡侧伸腕长肌腱位置表浅,解剖容易,取材、转位方便,操作简单,创口小,切取的部分肌腱有足够的长度和强度,可重建、加强背侧和桡侧韧带,坚固稳定脱位的关节。

（4）部分桡侧腕屈肌腱瓣修复陈旧性第1腕掌关节脱位:于前臂腕掌桡侧做"S"形切口,自腕掌横纹向近端延伸,长约10 cm,切开皮肤、皮下及前臂深筋膜,找出桡侧腕屈肌腱,将肌腱一半在腱腹交界处,纵形劈开直至第2掌骨基底近端止点处。距止点8 cm处切断肌腱尺侧半,向远端翻转形成腱瓣备用。于第1掌骨基底横行钻一骨性隧道,将腱瓣由外向内穿进此隧道,将第1腕掌关节复位,拉紧腱瓣,重叠缝合,其游离端缝于大多角骨附近关节囊上,拇指垂直外展位用石膏固定,6周后拆除行功能锻炼。

本法以桡侧腕屈肌腱的腱性部分内侧半转位,重建第1腕掌关节,方法简便可靠。其主要优点:有血供的腱瓣日后可形成韧带样组织,修复效果可靠;切取的腱瓣有足够的长度和强度,且不影响腕部力量。

(5)掌长肌腱移位重建韧带治疗拇腕掌关节脱位:以拇腕掌关节背侧为中心做"S"形切口,从背侧第2掌骨基底向桡侧绕过拇腕掌关节桡背侧直达腕掌横纹。充分显露拇腕掌关节合桡侧腕长伸肌腱远端附着点,于前臂掌侧中下1/3段做横切口,显露掌长肌腱腹交界处并切断之。向远端游离掌长肌腱,通过皮下隧道将其从拇腕掌关节桡背侧切口引出。从第1掌骨基底相当于桡侧韧带止点远端0.5 cm处向掌骨"鼻状突"尺侧,沿着关节面平行线钻孔作骨隧道,将断裂的桡侧韧带和背侧韧带游离,切除瘢痕组织,将拇腕掌关节复位后,修复关节囊。将掌长肌腱从第1掌骨桡侧向尺侧穿过骨隧道,将其向尺侧牵引调整张力后从桡侧腕伸肌腱深面通过,后绕过桡侧腕伸肌腱浅面返折向桡侧达第1掌骨背侧与背侧韧带止点缝合,最后将掌长肌腱断端缝合到背侧韧带在大多角骨的起点处。缝合肌腱后试行拇内收、屈曲及对掌运动,并沿第1掌骨加压,证明韧带重建后牢固,关节无脱位,活动功能无障碍。依次缝合切口,石膏托固定腕关节于功能位4周后进行康复治疗。

2.第1腕掌关节骨折与脱位(Bennet骨折-脱位)的治疗

(1)非手术治疗:对于新鲜的、闭合性的Bennet骨折,在早期可采用手法复位。即向远端纵向牵拉拇指,同时从掌骨基底部的侧方压迫,通常能较容易复位,复位后用前臂拇"人"字形石膏固定6～8周。或用直径1.5 mm的铁丝弯成鸭形铁丝夹板固定,"鸭嘴"钩住第1掌骨基底背侧,维持复位状态优于拇"人"字形石膏,简易方便,效果良好。待骨折愈合后可去除固定,开始功能练习。

另可用石膏加拇指皮肤牵引治疗Bennet骨折。先手法复位,后用长25 cm、宽2 cm的胶布条,将中间制成蝶形,两端沿正中剪开,分别贴于拇指及第1掌骨侧缘,于第1掌骨基底部桡背侧及第1掌骨头掌侧各置一棉花垫,以胶布固定。将长 40 cm、直径 2 mm 的铁丝制成牵引弓形,末端弯成钩状。维持复位后的位置,将 10 层石膏绷带分成两片,远端至指间关节,近端至前臂中下段,在温水中浸泡后固定于前臂下端及腕掌的桡侧,铁丝弓置于两片中间,其末端的钩自外层中穿出,以防滑脱,维持第 1 掌骨于 30°外展背伸位塑形,待石膏硬固后以 3～4 根橡皮筋连于皮牵引胶布蝶形部与铁丝弓之间,行牵引固定。

(2)手术治疗:对于手法复位失败、关节内有骨折片、关节囊嵌入、开放性或陈旧性第 1 腕掌关节骨折,可在臂丛麻醉下,采取切开复位内固定术。

Wagner 法:在第 1 掌骨桡侧沿手掌与手背皮肤交界处做一"L"形切口,近端弯至腕横纹,暴露第 1 腕掌关节及第 1 掌骨骨折处,然后在直视下对好关节面,用克氏针固定。将第 1 掌骨基底部骨片与内侧小骨片固定在一起,如 1 枚克氏针固定不牢固,可加用第 2 枚克氏针固定第 1 掌骨与大多角骨,石膏固定拇指外展位。术后 4 周拔除克氏针,石膏再固定 2 周。

Moberg-Gedda 法:在鱼际跟部弧形切开,将鱼际部诸肌的附着点向远侧剥离,暴露第 1 腕掌关节及第 1 掌骨骨折处,接着将 1 枚克氏针经手掌部皮肤刺入内侧骨折片,克氏针的尖端露出骨折部,并挂上不锈钢丝后,克氏针继续前行至外侧骨折断端,用克氏针和不锈钢丝进行撬拨操作,直至两骨折端复位。然后继续穿入克氏针至第 1 掌骨的背侧,将骨折处进行正确的固定,并把克氏针从手背侧引出。如果固定不牢固,再用第 2 枚克氏针经第 1 掌骨的桡背侧穿入骨折断端。上述各项完成后,从一端抽出钢丝。在手背侧切断克氏针,包埋于皮下。术后前臂石膏固定,4 周后拔除克氏针,6 周拆除石膏。

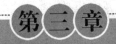

第三章
下肢骨折与脱位

第一节 骨盆骨折

　　骨盆骨折是现代创伤骨科中较为严重,同时也是较为重要的骨折,随着社会的发展,现代的高能量损伤越来越多,骨盆骨折的发生概率也逐年提高,其中交通伤、重物的砸伤和高处的坠落伤是主要的原因。往往骨盆骨折合并较为严重的内脏并发症和出血,危及患者的生命。

　　骨盆由髋骨、骶骨和尾骨组成。其中髋骨有髂骨、坐骨和耻骨组成。在出生时这3块骨之间为软骨性的连接,到16岁左右形成骨性的连接,而骨盆的髂嵴、髂前上棘、坐骨棘和坐骨结节等都有二次骨化中心,在15～30岁与骨盆相结合呈一个整体。髋骨的后面有一个耳状面与骶骨的耳状面相关节,两侧耻骨的上下支相互结合组成耻骨联合。所以可以说骨盆是左右髋骨和骶尾骨借骶髂关节面、耻骨联合和骶尾联合以及骶棘韧带、骶结节韧带连接的盆状的骨性结构。骨盆借界限可分为大骨盆和小骨盆,而这个界限是骶骨岬两侧的髂骨弓状线、耻骨梳和耻骨结节组成。骨盆的连接和稳定主要靠骶髂关节和耻骨联合,其中骶髂关节面凹凸不平,但是嵌合紧密,周围有骶前后韧带和骨间韧带加强,这些韧带构成类似吊桥的钢缆,将骶骨固定悬吊于两髂骨之间。骶骨上宽下窄呈倒三角嵌合于两髂骨之间,犹如拱形的石桥,在负重时更加牢固。在骨盆的前方两侧的耻骨借纤维状的耻骨联合软骨盘相连接,有耻骨上、耻骨前后韧带和耻骨弓状韧带加强。骶髂关节和耻骨联合将骨盆连接成环状,站立时躯体的重力经过骶骨和骶髂关节和髋臼的后部形成骶股弓,坐立时重力经过骶骨和骶髂关节至髂骨的后部坐骨的上支和坐骨结节,形成骶坐弓。两侧的耻骨和耻骨联合构成了约束弓,将骨盆的承重弓连接起来,形成一个闭合的三角系统,有利于应力的传导。盆腔内有膀胱、直肠、输尿管、前列腺,在女性有阴道和子宫。髂内动脉是盆腔和盆壁的主要的供应动脉,盆腔的血管丰富,动脉和静脉都有很丰富的交通支。骨盆的内部间隙宽大疏松,并与腹膜后间隙相通。盆腔主要的神经是骶神经丛和盆部的自主神经,其副交感神经支配膀胱、尿道、直肠的平滑肌和阴茎的勃起。骨盆骨折合并自主神经的损伤可引起尿潴留和勃起功能障碍。

一、病因、病理与分类

我国早在古代就有许多的关于骨盆骨折的记载。在发生事故后由于强大的暴力,造成软组织损伤而致骨断筋伤,血脉断裂,血溢脉外,恶血阻滞气机,经脉运行受阻,不通则痛。如果太多的血溢脉外,由于气随血脱而致心阳暴脱,最终导致亡阴亡阳,阴阳离绝而死亡。根据暴力作用的方向和部位不同,造成的骨盆骨折也各有特点,临床上根据损伤的机制分为 4 种类型。

(一)侧方压缩型

外力从侧方挤压骨盆,使骨盆向内侧旋转,首先造成同侧或双侧的耻骨支骨折,或耻骨联合的重叠绞锁。半骨盆继续内旋使骶骨的前面压缩骨折,骶髂后韧带断裂,骶髂关节后部张开,骶髂关节内旋并半脱位,而骶髂前韧带完整,故骨盆有内旋位的不稳定,而无垂直方向的不稳定。因为骶髂后韧带非常坚强,往往在其附着的骶骨后部发生骨折,称为半月形骨折。由于骨盆的内旋,骨盆内的神经和血管没有受到大的牵拉,故出血较少。

(二)前后压缩型

骨盆受前后方向暴力的压缩,首先造成耻骨联合的分离,暴力继续作用使髂骨以骶髂关节为轴向外旋转分离,似翻书本样,故又称"开书样骨折"。一般耻骨联合分离<2.5 cm,骶髂韧带完整,若>2.5 cm,骶髂前韧带和骶棘韧带断裂而骶髂后韧带正常,故骶髂关节的前部向外旋转分离而无垂直纵向的移位。当骨盆强力的外旋使骶髂后韧带也发生断裂时,导致完全的半骨盆分离,此时骨盆极不稳定,可以在外力和肌肉收缩力的作用下发生垂直纵向移位。在骨盆外旋的同时盆内血管和神经受到牵拉而出血,同时腰骶的神经丛也可能发生损伤。

(三)垂直剪切型

往往由高处坠落或交通事故产生的剪切暴力所产生。特点是前方是耻骨的上下支骨折或是耻骨联合的分离,而后方是骶骨、骶髂关节和髂骨后部的纵向骨折或是脱位,往往有后上方的短缩移位,软组织的损伤严重,往往有骶棘韧带和骶结节韧带的损伤,常常合并盆腔脏器损伤和骨盆内的大出血。

(四)混合型

至少有两个方向的暴力起作用。如侧方挤压合并前后挤压伤或伴有纵向的剪切暴力,造成骨盆的多发性损伤及多方向移位。

早在 20 世纪 40 年代,Waterson-Jones 将骨盆环的损伤分为撕脱骨折、骨折脱位和骶骨骨折 3 个类型。此后出现了许多根据解剖分类的方法,但是目前最为大家接受的是 Tile 的分类方法,其主要着眼于骨盆环的稳定,更利于骨盆骨折机制的分析,有利于理清思路。Tile 的改良分类将骨盆骨折分为 3 类。

1.A 型

为稳定型,移位较轻,一般不波及骨盆环,又分为 3 个亚型。A1 型是指骨盆骨折不波及骨盆环,其包括髂前上棘、髂前下棘和坐骨结节的撕脱骨折。A2 型是指骨盆发生骨折而未波及骨盆环,或是骨盆环发生骨折但是无移位。耻、坐骨支可以为单侧或者是双侧的骨折(骑跨骨折),骨盆环是稳定的。A3 型是指骶尾骨的横断骨折,不波及骨盆环。可以为通过骶骨的横断的无移位的骨折,也可以为横断的有移位的骨折,或尾骨骨折。

2.B 型

B 型是旋转不稳而垂直方向稳定的骨折。这种类型骨折的基本特点是骨盆后方的主要稳定张力带保存完整。B1 型为开书型损伤，由外旋暴力所致造成耻骨联合的损伤，使骨盆向翻书一样张开，半侧的骨盆在外旋位不稳。当髂后上棘抵住骶骨的时候才停止外旋，后方的韧带保存完整，损伤可在两侧或单侧，如果耻骨联合分开的距离＜2.5 cm，说明骶棘韧带和骶髂前韧带完整，仅仅是耻骨联合周围的韧带发生断裂。如果＞2.5 cm，说明这两条韧带断裂。B2 型是指侧方挤压的内旋损伤。B2-1 型暴力作用于半侧的骨盆，主要通过大粗隆传导，压碎骶髂复合体，并且引起同侧前方结构的损伤。前方的耻骨上下支骨折，发生重叠，后方可以发生骶骨前方的压缩骨折，此种类型在垂直方向上是稳定的。B2-2 型是侧方挤压骨折，对侧型（桶柄样）。暴力造成骶髂复合体损伤和对侧骨盆的移位，前方的损伤可以是对侧的一个耻骨支断裂，或者是双侧的 4 个支断裂，或对侧的 2 个支断裂，也可以是耻骨联合的分离。B3 型是指双侧的 B1 或 B2 型。

3.C 型

C 型是旋转和垂直不稳定，此种损伤可以再分为单侧的损伤（C1）和双侧的损伤（C2，C3）。半侧骨盆的向后移位＞1 cm 或者是骶棘韧带从它的止点撕脱造成 L_5 横突骨折是垂直方向不稳的依据。在单侧的损伤时，后方的损伤可以是髂骨纵向骨折、骶髂关节脱位、累及骶后孔的骶骨纵向骨折。

二、临床表现与诊断

（一）全身表现

由于致伤暴力强大，骨折疼痛剧烈出血较多，故患者表现为面色苍白，头晕恶心，心悸心慌，血压下降，表情冷漠等休克表现，如果合并颅脑和腹腔脏器损伤往往有昏迷，呼吸困难，发绀，腹部膨胀，腹膜刺激征等临床表现。

（二）局部表现

骨盆部位的软组织挫伤、裂伤或是开放性损伤，下腹部腹股沟区、大腿近端、会阴和阴囊部位肿胀和皮下血肿,均提示有骨盆骨折的可能。触压髂嵴、耻骨联合、耻骨支和骶髂关节部位有压痛或骨擦音。下肢因为疼痛而活动受限,被动活动下肢的时候疼痛加剧。无下肢损伤的出现下肢不等长或者是下肢旋转畸形时则高度提示有骨盆的损伤。

(三)特殊的检查

1.骨盆分离和挤压试验

两手分别置于髂前上棘处,向后外推压髂骨翼,或是向前内挤压髂骨翼,出现疼痛则为阳性,说明骨盆骨折,骨盆环被破坏。

2."4"字形试验

一侧的下肢屈髋屈膝外展外旋,将踝关节的外侧置于对侧大腿的下端前面,呈现"4"字状,向下按压屈曲的膝关节,疼痛加重说明骶髂关节损伤。

3.脐棘距

脐棘距是指肚脐和两侧髂前上棘之间的距离,如果一侧的脐棘距缩短说明该侧骶髂关节错位上移。

4.直肠指诊

该检查应当作为骨盆骨折的常规检查,如果出现指套的血迹、直肠前面饱满、可以触及骨擦音或突出的骨折断,说明骨盆骨折损伤到了直肠。

5.导尿试验

对于有耻骨支和耻骨联合部位损伤的患者,应该常规做导尿检查。如果导尿管无法插入而肛门指诊发现前列腺移位则为尿道的完全断裂。

6.阴道检查

可以发现阴道撕裂的部位和程度,对于有泌尿生殖道和下消化道损伤的骨盆骨折,应视为开放性的骨盆骨折,而不能混同于一般的闭合性骨盆骨折。

(四)影像学检查

X线检查是诊断骨盆骨折的主要方法。对于高能量损伤、多发性损伤的患者,应常规投照骨盆正侧位片,90%的骨盆骨折可以从前后位片子上就可以发现。对于怀疑的隐匿性骨折可以加拍其他位置上的片子,以便于明确诊断。在阅片时要注意髂骨有无旋转,双侧骶髂关节的间隙是否对称,观察骶孔的变化,闭孔的形状是否是双侧对称,耻骨联合处的分离等。侧方挤压性骨折骨盆压缩变形,骨盆向健侧旋转,骨折端重叠,伤侧的髂骨内旋,髂骨翼的影像变窄,闭孔变大,耻骨联合或耻骨支骨折重叠移位。前后压缩型则表现为骨盆张开,伤侧的髋骨外展外旋,髂骨翼影变宽,闭孔变小,耻骨联合或耻骨支断裂分离,髂骨和骶骨的影像重合,坐骨结节异常隆起,股骨外旋小粗隆影像变大,严重者半侧的骨盆向上移位。垂直剪切型,伤侧的骨盆向上移位,耻骨联合和骶髂关节纵向分离,或髂骨骶骨的纵形骨折,无髂骨翼的扭转变形。CT扫描对于判断骶髂关节脱位的类型和程度、骶骨骨折和骨盆的旋转移位有独到的优势,应用螺旋CT的三维重建技术可以直接观察到骨折部位和其周围组织的联系,还可以模拟复位和内固定安放的位置和方向,有极高的应用价值。数字减影技术对于骨盆骨折并发大的血管损伤特别适用,可以发现并且同时栓塞出血点,既可以发现出血的部位,又可以栓塞止血。

三、治疗

中医治疗骨盆骨折有其独特的优势,当出现休克时可内服独参汤加附子炮姜,同时冲服三七粉或云南白药。局部肿胀疼痛严重,应活血化瘀消肿止痛,或用复元活血汤;如伤后气滞腹胀,大便不通,应活血化瘀、理气止痛,可以用顺气活血汤。

(一)早期救治

及时合理的救治是减轻患者痛苦,控制出血,预防继发的血管神经损伤和休克的首要环节,应尽量一次性完成对患者的处理,避免过多的搬运和检查,防止对骨折、血管和神经的干扰损伤,禁止在患者有血流动力学不稳定的时候,为了影像学检查而搬动患者,以免诱发或加重休克。

1.紧急复位骨盆外固定

由于骨折处和骨盆内的静脉损伤是出血的主要部位,在急诊时紧急复位并固定不稳定的骨盆,可以减少骨折端的错动,明显减轻疼痛,减少骨盆的容积有助于压迫止血,是控制出血最有效的也是最迅速的方法。应根据骨折的不同类型而采取不同的复位方法。开书型损伤应将髂骨翼由外向内侧挤压,侧方挤压型则应将髂骨翼由内向外推挤,垂直剪力伤可以通过下肢的牵引向远端推挤髂骨而得到部分的纠正。复位后通过打入髂骨翼钉利用外固定架加以固定,这种外固定架既可以向内挤压又可以向外撑开,控制旋转移位,虽然不能固定骨盆的后环,但可以维持复苏时的稳定,开书型的损伤也可用骨盆兜固定。另外,在复苏时应用抗休克裤,其包括 3 个可以充气的气囊,分别盘绕腹部骨盆和两个下肢,按照先下肢后腹部的充气顺序将气体充至 5.3 kPa(40 mmHg)时,气囊可以对相应的部位施加压力,这样既可以减少骨盆出血抗休克,又可增加心脑等重要脏器的血供。

2.手法复位和固定

根据不同类型骨折采取不同的复位手法。由于患者疼痛较重不容易翻身,故应该在仰卧位时进行复位,对于不影响骨盆环稳定的耻骨支、坐骨支和髂骨翼的骨折,一般不需要整复,仅仅需要卧床 2～3 周就可以下地活动了。骶尾部的骨折可以不用固定,仰卧位用气垫保护 4～5 周即可。

(1)前后压缩型损伤:由于该类损伤没有垂直方向的不稳,故不需要牵引,自外上向内下推挤髂骨翼,使外旋的骨盆内聚复位。复位后用骨盆兜悬吊固定。骨盆兜用帆布制成,长度以能盘绕骨盆和臀部,宽度上到髂骨翼下到股骨大粗隆。悬吊的重量以臀部离开床面 2～3 cm 为宜,由于骨盆兜利用身体重量产生持续的内聚力量,故维持复位的效果较好。也可以采用多头带将骨盆由后向前由外向内兜起,两端的布条在骨盆的前面打结。固定的松紧以骨折端相互接触,骶髂关节前面的间隙消失为好,过松则复位不良,过紧则会导致骨盆的狭窄,悬吊固定的时间为 4～5 周。

（2）侧方压缩型损伤：复位的手法与前后压缩型的相反，术者双手由内向外按压髂骨翼，以纠正骨盆的内翻移位，同时使用外固定器将骨盆向外撑开，维持复位，固定的时间为 4～5 周。该类损伤禁用骨盆兜或悬吊牵引，其内聚力量可使骨盆骨折重新移位。

（3）垂直剪力损伤：单纯的垂直剪力损伤可以采用股骨髁上或胫骨结节骨牵引，同时用手由背侧向前下推髂后上棘以纠正骶髂关节向上的脱位。如果合并骶髂关节的内旋或是外旋移位，可以同时向外或向内推挤髂骨翼加以复位，并应用外固定架以获得较为可靠的持续固定。虽然外固定架对于骨盆后环的骨折固定不太理想，不能完全控制垂直不稳，但稳定骨盆前环，与下肢骨牵引结合应用可以获得有效固定，是治疗复合型骨盆损伤的有效方法。在应用骨牵引时应该注意以下几点：牵引的重量应为体重的 1/7～1/5 并且 6 周内不能减轻重量；牵引的时间应该较长，8～12 周，减重过早或是牵引的重量不够是引起复位不良的主要原因；可以抬高床尾 15～20 cm，利用身体重量进行反牵引，以防身体随牵引重量下移后脚抵床帮使牵引失效；在牵引的第 1～3 天应拍 X 线片观察复位情况，并以此为依据调整牵引重量和方向。

（二）手术治疗

手术切开复位内固定可以迅速稳定骨盆，主要适用于骶髂关节分离超过 1 cm 和耻骨联合分离超过 2.5 cm 的垂直不稳性的骨折。主要根据骶髂关节脱位和其周围骨折情况选择手术入路和固定方法。前侧的髂腹股沟入路可在腹膜外顺利显露髂骨和骶髂关节，需用 2 块重建钢板呈一定角度进行固定，而不能使这 2 块钢板平行排列。前路手术的优点是显露清晰、创伤小，而增加了对盆腔的干扰，使已凝固阻塞的血管再次出血，就是其主要缺点，因此前路手术应在伤后一周左右出血凝固后进行为宜。后路用拉力螺钉或骶骨棒固定骨盆后环，固定直接而可靠，但有造成骶后区皮肤坏死风险，使其应用受到限制。耻骨联合分离采用下腹部耻骨联合上弧形切口，加压钢板或重建钢板固定。

(三)外固定器固定

外固定器有针、针夹和连接杆构成。在髂前上棘后方的 3～5 cm 和 6～10 cm 处的髂嵴局麻后,经皮在髂骨内外板之间用 4～5 mm 的螺纹钉钻入 4～5 cm,用针夹把持住针尾,再用连接杆将两端的针夹连成一体。在牵引和手法复位后,拧紧外固定器的固定旋钮,保持固定作用。外固定器的固定简单,对于旋转的移位有可靠的纠正能力,最适合于急诊应用,能稳定骨折,减少骨盆的容量和控制出血,是急诊处理骨盆骨折最可靠的方法之一。由于缺乏纠正垂直移位的能力,对于垂直剪切的损伤,需要配合牵引治疗。应用时应当注意几点:①进针的部位要准确,进针的角度要根据髂骨内外板的方向,保持钢针与身体的矢状面成 15°～20°,向内向下指向髋臼,深度要合适,以防针尖穿出或固定不牢,在 X 线下的定位或 C 形臂监视下较为安全,在透视下或是 X 线片证实位置好后才可以拧紧连杆;②在固定期间要定期拍片,以防螺杆松动,并且要及时用酒精消毒皮肤,防止针道的感染。

第二节　股骨干骨折

股骨干是指股骨小转子下 2～5 cm 到股骨髁上 2～4 cm 的部分。股骨干骨折约占全身骨折的 6%。男多于女,约 2.8∶1,患者以 10 岁以下儿童最多,约占股骨干骨折的 50%。随着近年来交通事故的增多,股骨干骨折的发病比例呈上升趋势,男多于女。骨折往往复杂,且合并伤较多,给治疗增加了很大的难度。

一、病因、病理与分类

股骨干骨折多见于儿童和青壮年。以股骨干中部骨折较多发。直接暴力和间接暴力均可造成骨折。碰撞、挤压、打击等直接暴力所致者,多为横形、粉碎性骨折。而扭转、摔倒、杠杆作用等间接暴力所致者,多为斜形、螺旋形骨折。除青枝骨折外,股骨干骨折均为不稳定性骨折。

(一)骨折的典型移位

骨折发生后受暴力作用,肌肉收缩和下肢重力作用,不同部位可发生不同方向的移位趋势。

1.上 1/3 骨折

近端受髂腰肌和臀中、小肌及外旋肌的牵拉而产生屈曲、外展及外旋倾向,远端则因内收肌群的作用而产生向后、上、内移位。

2.中 1/3 骨折

除重叠外,移位规律不典型,多数骨折近折端呈外展、屈曲倾向,远折端因内收肌的作用,下方向内上方移位,使两骨折端向前外成角。

3.下 1/3 骨折

由于膝后方关节囊及腓肠肌的牵拉,将远端拉向后方,其锐利的骨折端可刺伤腘动、静脉,而骨折近端内收向前移位。

(二)根据骨折线的形状

1.横形骨折

骨折线为横行,大多由直接暴力造成。

2.斜形骨折

骨折线为斜行,大多由间接暴力造成。

3.螺旋形骨折

骨折线为螺旋形,多由强大的旋转暴力造成。

4.粉碎性骨折

骨折片在 3 块以上,多由直接暴力造成。

5.青枝骨折

因骨膜厚,骨质韧性较大,断端一侧皮质未完全断裂。多见于小儿。

造成股骨干骨折常需较强大的暴力,骨折后断端移位明显,软组织损伤严重。临床上应注意,成人股骨干骨折内出血 500～1 000 mL,出血较多,加上创伤后剧烈疼痛刺激,特别是多发性骨折、多段骨折,更易早期出现休克;有挤压伤者,应注意是否有挤压综合征的发生。下 1/3 骨折时,注意检查是否有腘动、静脉损伤,应密切观察病情,以免贻误治疗。

二、临床表现与诊断

股骨干骨折多有明确的外伤史,如车祸、高处坠落、重物直接打击等。伤后局部疼痛、肿胀明显,可出现短缩、成角畸形,患肢功能活动完全丧失,可触及骨擦感和异常活动,但儿童青枝骨折除外。下 1/3 骨折时,应注意足背动脉及胫后动脉搏动情况,如出现动脉搏动减弱或消失,末梢循环障碍,后方血肿形成,应疑为腘动、静脉损伤,应急诊手术探查。严重挤压伤、粉碎性骨折或多发性骨折患者,应注意挤压综合征和脂肪栓塞的发生。轻微外力造成的骨折,应考虑到病理性骨折。

X 线检查可以明确骨折部位及移位情况。上 1/3 骨折时,X 线检查应包括髋关节;下 1/3 骨折时,X 线检查应包括膝关节;怀疑髋关节脱位患者,应加拍髋关节正位及侧位 X 线片,以明确诊断。

三、治疗

(一)急救处理

股骨干骨折的治疗,应开始于急救处理阶段。一般患者完全丧失站立或行走能力,由于下肢长而重,杠杆作用大,不适当的搬运可引起更多的软组织损伤。因此,合理地就地固定患肢,是非常重要的。患者如无休克、颅脑损伤或胸、腹部损伤时,应先给予止痛剂,禁止在现场做不必要的检查。最简单的方法是将患肢与健肢用布条或绷带绑在一起,如有合适的木板,可在患肢的内外侧各放一块,内抵会阴部,外超骨盆平面,布条或绷带绑住固定,固定时下肢应略加牵引,这样可以部分复位并减轻疼痛。

(二)非手术治疗

1.新鲜儿童股骨干骨折的治疗

儿童股骨干骨折由于愈合快,自行塑形能力强,有些移位、成角均可自行矫正。采用牵引和外固定治疗,不易引起关节僵硬,故多采用保守治疗。儿童股骨干骨折的另一重要特点是,常因骨折的刺激引起肢体过度生长,其可能的原因是由于在骨折后临近骨骺的侧支血液供给增多之故。至伤后 2 年,骨折线愈合,骨痂重新吸收,血管刺激停止,生长即恢复正常。

根据以上儿童股骨干骨折的特点,骨折在维持对线的情况下,短缩不超过 2 cm,无旋转畸形,均被认为达到功能复位要求。尽量不采用手术治疗。

(1)青枝骨折和无移位的稳定性骨折,无须整复,以小夹板固定即可。对移位较多或轻度成角畸形者,可采用手法复位,矫正畸形,并行小夹板固定。对无移位或移位较少的新生儿产伤骨折,将患肢用小夹板或圆形纸板固定 2~3 周。

(2)3 岁以下儿童可采用布赖恩特牵引,亦称过头牵引,这是一种传统的治疗方法,利用皮肤牵引达到治疗效果。选用合适长度的胶布粘贴,自骨折水平面或以上 1 cm 处开始,下到足底 1 cm 左右的扩张板上,用绳索连接后,再通过两滑轮,加上牵引所需重量。下肢突起部位如腓骨头、内外踝部应加垫,以避免局部压迫,引起溃破、疼痛和神经麻痹,最后用绷带松紧适度的缠绕下肢,以防胶布滑脱。牵引重量为双下肢同时牵引时,患儿臀部悬空,距离床面 1~2 cm 为度。患儿大腿可行夹板固定。为防止骨折向外成角,可使患儿面向健侧躺卧。牵引期间应定期拍 X 线片,观察骨折对位情况,密切观察患肢血运及活动。牵引 3~4 周后,根据 X 线片显示骨愈合情况,去掉牵引。儿童股骨横断骨折,常不能完全牵开而呈重叠愈合。开始虽然患肢短缩,但因骨折愈合期,血运活跃患骨生长加快,约 1 年余双下肢可等长。

(3)3~14 岁儿童移位骨折,可在水平牵引下施以手法复位、小夹板固定;骨牵引可行胫骨结节或股骨髁上牵引;皮牵引用胶布贴于患肢内、外两侧,再用螺旋绷带包住,患肢放于垫枕上,牵引重量为 2~3 kg,如骨折断端重叠未能牵开,可行 2 层螺旋绷带中间夹 1 层胶布的缠包方法,再加大牵引重量。在皮肤或骨牵引完成后,患儿仰卧,一助手固定骨盆,另一助手使伤侧髋半屈曲位拔伸牵引,术者双手用端、挤、提、按手法进行整复,然后行小夹板固定。注意调整牵引针方向、重量及肢体位置以防成角畸形;小夹板固定也应注意松紧适度,并应随时进行调整。4～6周行 X 线片复查,观察骨折愈合情况。如愈合良好,可去牵引,行功能锻炼。

2.成人股骨干骨折的治疗

无移位的稳定骨折,无须整复,只要固定即可。有移位的骨折,可根据受伤部位不同而行股骨髁上或胫骨结节骨牵引,并手法复位夹板固定。对股骨上及中 1/3 骨折,可选用胫骨结节牵引;下 1/3 骨折,可选用胫骨结节或股骨髁上牵引。股骨中段骨折时,患肢伸直位牵引;股骨下段骨折时,患膝屈曲 90°牵引。牵引过程中,应注意膝关节活动及控制远端旋转;经常测量下肢长度及骨折的轴线;复位中,要求无重叠,无成角,侧方移位不大于 1/2 直径,无旋转错位。手法复位前先行穿针,后整复骨折。股骨上段骨折,需一助手固定骨盆,另一助手一手握踝,一肘挎腘窝,膝关节屈曲 90°,髋关节半屈曲位向上提拉,并使股骨远端外旋;术者根据不同部位骨折的移位情况,采用推、按、扳、提手法,纠正骨折的旋转、成角及侧方移位,然后固定。

治疗期间,第 2 天即开始练习股四头肌收缩及踝关节活动,第 2 周开始练习抬臀,第 3 周两手提吊环,健足踩在床上,收腹,抬臀,使身体、大、小腿成一直线,加大髋膝活动范围。从第 4 周开始可扶床架练站立。X 线检查示骨折临床愈合后,可去牵引后逐渐扶拐行走,直至 X 线检查骨折愈合为止。

(三)切开复位内固定

成人股骨干骨折后,由于肌肉的牵拉,往往移位严重,保守治疗难以达到满意的效果,因此须采用手术切开复位内固定,以恢复正常的解剖关系。切开复位内固定的适应证为:用手法或牵引不能达到整复要求的骨折;严重开放性骨折,受伤时间短,尚未出现感染迹象者;合并神经血管损伤的骨折;多发性骨折。常用的内固定有钢板螺丝钉内固定和髓内针固定。自 20 世纪 60 年代以来,瑞士 AO 学组的外科医师对所有的股骨干骨折采用髓内固定或钢板螺丝钉内固定。AO加压钢板内固定的基本原则是：①无创技术，保存骨折端血运，内固定放于骨膜外，慎重保留软组织；②解剖复位；③张力侧钢板固定。AO学者利用特制的内固定器材，使骨折断端间产生加压作用，使骨折获得一期愈合，早期功能活动，恢复肢体正常功能。但加压钢板内固定易发生一定的并发症，常见的有钢板疲劳断裂、钢板下骨质萎缩、感染。髓内针内固定早在20世纪40年代就由Küntscher介绍闭合髓内钉技术。第二次世界大战以后，由于开放式髓内钉固定的出现和广泛应用，对于无并发症的青年髓腔最狭窄非粉碎骨折，髓内钉成为股骨干骨折的最终治疗。随着手术技术的完善，特别是影像器的应用，髓内钉固定技术得到更好的临床应用。

1.切开复位加压钢板螺丝钉内固定

AO方法自20世纪60年代起逐渐普及，可分为加压器钢板和自身加压钢板两种。主要适应于股骨干上、中、下1/3横形骨折、短斜形骨折。手术在侧位进行，大腿后外侧切口，在外侧肌间隔前显露股骨干外侧面，推开骨膜后，钢板上在股骨干外侧。

股骨干骨折内固定选择后外侧切口的优点是，由前肌群与后肌群之间隙进入，不损伤肌肉，内固定物置于股骨外侧，可避免膝上方前面股四头肌与股骨之间的滑动机构发生粘连。术后患者卧位2～3周，逐渐扶拐下地，练习下肢关节活动，待骨折愈合后，方能完全离拐行走。

2.切开复位梅花形髓内针内固定

主要适应证：①股骨干上、中1/3横形及短斜形，蝶形骨折或陈旧粉碎骨折；②股骨多段骨折；③股骨中上、上1/3陈旧骨折、延迟愈合或不愈合；④股骨上中1/3骨折，并发大腿神经、血管损伤，需修复者；⑤多发骨折（包括股骨骨折）或多发伤，如胸或腹部广泛烧伤需经常变换体位，不能应用牵引者。长斜形及螺旋形骨折应视为相对禁忌证。

髓内针的选择：测量健肢股骨大转子尖至髌骨上缘，为其长度。在标准X线片中，测髓腔最狭窄部位的横径，减去10%，即为所用髓针的粗细（直径）或在术前把选好的髓内针用胶布贴在大腿外侧，进行 X 线摄片(股骨全长)。髓针的长度粗细与髓腔进行对照,髓内针的长度应自股骨髁间窝上 1 cm,至股骨大转子上 2 cm,其粗细能通过髓腔最狭窄部位为准。手术方法可采用逆行髓内穿针法和顺行髓内穿针法。如为陈旧骨折,把植骨材料如碎骨条放在骨折端的周围。近年来梅花形髓内针由于在固定中的强度欠佳,抗旋转力较差,临床上已较少使用。

3.闭合髓内针内固定

适应证:①股骨上及中 1/3 的横形、短斜形骨折,有蝶形骨片或轻度粉碎性骨折;②多发骨折。

术前先行骨牵引,重量为体重的 1/6,以维持股骨的力线及长度,根据患者全身情况,约在伤后 3~10 天内手术。髓内针长度及粗细的选择同逆行髓内针者。患者体位分为侧卧位及平卧位两种。侧卧位:患者健侧卧于骨折牵引台上,健肢伸直位,固定在足架上,患肢髋屈曲 80°~90°,内收 20°~30°中立位。对双下肢进行牵引,直到骨折端分离,在 X 线电视引导下,施手法进行复位。平卧位:患者平卧于骨折手术台上,两腿分开,插入会阴棒,阻挡会阴。躯干略向健侧倾斜,患肢内收 20°~30°中立位,固定于足架上。这样可使大转子充分暴露,尽量向患侧突出。健肢外展、下垂或屈曲位,以不影响使用 C 形臂 X 线机透视患肢侧位为准。对患肢施以牵引,直到骨折断端分离,在透视下使骨折复位或至少在同一平面上得到复位。

术后一般不需外固定,48~72 小时除去引流。术后 7~10 天,可逐步扶拐下地活动。

此法创伤较小、膝关节功能恢复较快、不必输血,是值得选用的。但是,需要 C 形臂 X 线电视设备。骨折 2 周以上影响复位者,不宜选用此法。

4.带锁髓内针内固定

适用于股骨干上、中、下段横形、斜形或粉碎性骨折。现临床应用较多。其优点在于通过远近端栓钉有效控制旋转,克服了髓内针旋转控制不好的情况,扩大了应用范围。全程应在C形臂 X 线透视下进行。闭合带锁髓内针手术操作时应利用骨折复位床,将骨复位;开放带锁髓内针在髓内针内固定的基础上,进行近端和远端栓钉固定。术中应扩大髓腔,根据骨折情况,可行动力固定或静力固定。

(四)药物治疗

股骨干骨折多见于儿童和青壮年,骨折早期,创伤严重,失血较多,应把保全生命放在第一位。同时要细心观察局部和全身情况,运用中药治疗,按骨折三期用药原则处理,辨证用药,正确处理扶正与祛邪的关系,以维持机体的动态平衡。下面介绍股骨干骨折临床上常见的几种证型的辨证用药。

1.气血虚弱证

股骨干骨折早期,创伤严重,失血较多,气随血耗,气虚则血无所统。患者面色苍白,四肢发凉,心烦口渴,冷汗自出,神疲眩晕,脉细数无力,为失血后气血虚衰,亡阴亡阳之危症。治宜补气摄血,使"散者收之","损者益之",方用独参汤,有益气统血固脱作用。危症急救时,应结合输血、补液疗法。

2.瘀阻经脉证

骨折早期,患肢局部肿胀、疼痛、压痛明显,骨折断端易再移位,筋脉反复受损,瘀血滞留于经脉,使经脉受阻。治宜活血祛瘀,行气消肿止痛,方用桃红四物汤加云苓、泽泻、枳实、厚朴、大黄、丹参、乳香、没药、枳壳、牛膝等,使留滞之瘀血和气血结滞疏通。中成药可选用复方丹参片、三七片、三七胶囊等。

3.脾胃虚弱证

脾主四肢肌肉,脾胃为后天之本,气血生化之源。骨折后,患者卧床时间长,纳食差,脾胃虚弱,气血亏损。治宜健脾益胃,方用健脾养胃汤,以促进脾胃消化功能,有利于气血生成。

4.肝肾不足证

适用于肝肾亏损,筋骨萎弱者,或骨折后期,筋骨虽续,但肝肾已虚,或骨折愈合迟缓,骨质疏松,筋骨萎软,肢体功能未恢复者。治宜补益肝肾法,常用方剂有壮筋养血汤、生血补髓汤、六味地黄丸、金匮肾气丸、健步虎潜丸等。

第三节　股骨颈骨折

股骨颈骨折是指股骨头下至股骨颈基底部的骨折。《医宗金鉴·正骨心法要旨》说:"环跳者,髋骨外向之凹,其形似臼,以纳髀骨之上端为杵者也。"这里说的"髀骨之上端为杵者",包括股骨头、股骨颈和大小转子。

股骨颈、股骨头和髋臼构成髋关节。股骨头呈球形,朝向上、内、前方。关节囊起自髋臼边缘,前面止于转子间线,后面止于股骨颈中下 1/3 交界处。因此,股骨颈前面全部在关节囊内,后面仅有 2/3 在关节囊内。股骨颈和股骨干之间形成一个内倾角,或称颈干角,正常值在 110°～140°。颈干角随年龄的增加而减小,儿童平均为 151°,而成人男性为 132°,女性为 127°。颈干角大于正常值为髋外翻,小于正常值为髋内翻(图 3-1)。股骨颈的中轴线与股骨两髁中点间的连线形成一个角度,称前倾角或扭转角,初生儿为 20°～40°,随年龄增长逐渐减少,成年人为 12°～15°(图 3-2)。治疗股骨颈及转子间骨折时,必须注意保持这两个角度(尤其是颈干角),否则会遗留髋关节畸形,影响髋关节的功能。

股骨头、颈部的血运主要来自 3 个途径(图 3-3):①关节囊的小动脉来源于旋股内动脉、旋股外动脉,臀下动脉和闭孔动脉的吻合部到关节囊附着部,分为骺外动脉、上干骺端动脉和下干骺端动脉进入股骨颈,供应股骨颈和大部股骨头的血运。②股骨干滋养动脉仅达股骨颈基底部,小部分与关节囊的小动脉有吻合支。③圆韧带的小动脉较细,仅能供应股骨头内下部分的血运,与关节囊小动脉之间有吻合支。本病多见于老年人,女略多于男。

一、病因、病机

股骨颈部细小,处于疏松骨质和致密骨质交界处,负重量大,老年人因肝肾不足,筋骨衰弱,骨质疏松,有时仅受较轻微的旋转外力便可引起骨折。典型的受伤姿势是平地滑倒、髋关节旋转内收,臀部先着地。青壮年、儿童多由车祸、高处坠下等强大暴力而导致。

股骨颈骨折按其部位的不同,可分为头下部、中央部和基底部骨折(图3-4)。前两者骨折线在关节囊内,故又叫囊内骨折,后者因骨折线的后部在关节囊外,故又叫囊外骨折。而股骨头的血液供应主要依靠关节囊和圆韧带的血管,如损伤其一,可通过另一血管的吻合支代偿,维持股骨头的血运,如股骨颈的骨折线越高,越易破坏颈部的血液供应。因而骨折不愈合、股骨头缺血性坏死和创伤性关节炎的发生率就越高。

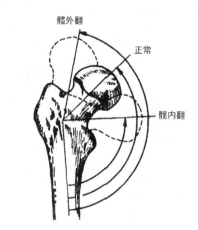

图3-1 股骨颈内倾角

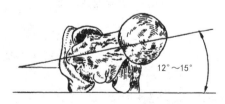

图3-2 股骨颈前倾角

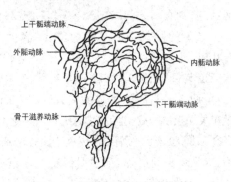

图 3-3　股骨头、颈的血液供应

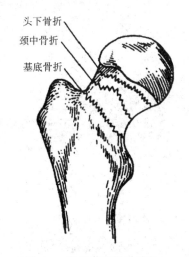

图 3-4　股骨颈骨折的部位

按 X 线表现可分为外展型骨折和内收型骨折(图 3-5)。外展型骨折多在头下部,移位少,或呈嵌插骨折,骨折线与股骨干纵轴的垂直线所成的倾斜角往往<30°,骨折局部剪力小,较稳定,血运破坏较少,故愈合率较高。内收型骨折的颈干角小于正常值,骨折线与股骨干纵轴的垂直线所成的倾斜角往往>50°。此类骨折很少嵌插,移位较多,骨折远端多内收上移,血运破坏较大,骨折愈合率低,股骨头缺血性坏死率较高(图 3-6)。

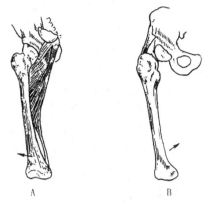

图 3-5　股骨颈骨折的类型

A.外展型；B.内收型

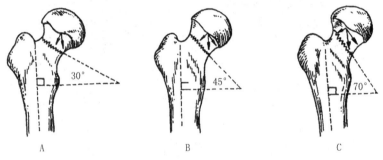

图 3-6　骨折线的倾斜角与剪式伤力的关系

股骨颈骨折在 X 线片上虽有"外展"和"内收"之分,但骨折线形态均呈螺旋形,只是承受暴力的程度不同,骨折移位过程中不同阶段的表现,而在 X 线投影上出现不同的角度。在刚承受暴力(或较轻力量)而骨折时,断端会表现为嵌插型,骨折线接近水平位;当暴力持续下去,嵌插就变成分离,骨折线也变成接近垂直位。因此,外展嵌插型骨折若不给予有效的制动或固定,亦可转变为严重移位的内收型骨折。

二、辨证诊断

伤后有髋部疼痛,髋关节任何方向的被动或主动活动都能引起局部剧烈疼痛,有时疼痛沿大腿内侧向膝部放射。腹股沟中点附近有压痛和纵轴叩击痛。囊内骨折有关节囊包裹,局部血液供应差,其外为厚层肌肉,故肿胀瘀斑不明显。囊外骨折则肿胀较明显,或伴有瘀斑。伤后即不能站立行走,髋关节功能丧失。但部分嵌插骨折仍可能站立或跛行,检查时应加以注意。有移位骨折,患肢呈外旋、缩短畸形,髋、膝关节轻度屈曲。囊内骨折受关节囊的束缚,外旋角度较小,范围在 $45°\sim60°$,囊外骨折则外旋角度较大,常达 $90°$,并可扪及股骨大转子上移。大转子上移的表现为大转子在髂坐骨结节连线之上,大转子与髂前上棘水平线间距离较健肢缩短(图 3-7)。临床上要注意与髋关节脱位相鉴别。

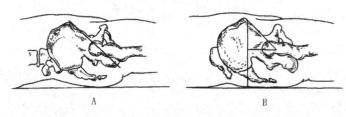

图 3-7　测量股骨大转子上移的方法
A.髂坐骨结节连线;B.大转子与髂前上棘水平线的距离

老年人伤后气血更加虚弱,常出现神色憔悴、面色苍白、倦怠懒言、胃纳呆滞、舌质淡白、脉细弱等。津液亏损,中气不足,舟无水不行,可出现大便秘结。长期卧床还可出现压疮、泌尿系统感染、结石、坠积性肺炎等并发症。老年患者感染发热,有时体温不一定很高,而仅出现低热,临床应加以注意。

行髋关节正侧位 X 线检查可明确骨折部位、类型和移位情况,对决定治疗及估计预后均有帮助。若受伤后,临床症状可疑,初次 X 线检查虽未发现明显骨折线,仍应行健侧 X 线检查对比,或两周后再行 X 线检查。

根据受伤史、临床表现和 X 线检查可做出诊断。

三、治疗方法

应按骨折的时间、类型、患者的全身情况等决定治疗方案。新鲜无移位或嵌插骨折不需复位,但患肢应制动;移位骨折应尽早给予复位和固定;陈旧骨折可采用三翼钉内固定或改变负重力线的截骨术及股骨头置换术,以促进骨折愈合或改善功能;儿童股骨颈骨折复位后采用钢针或螺纹钉内固定。

(一)整复方法

1.骨牵引逐步复位法

患者入院后,在外展中立位行骨牵引,重量 4~8 kg,牵引 2~3 天后,将患肢由中立位改为轻度内旋位,以便纠正骨折的向前成角,使复位的骨折端紧紧扣住,并在床边拍摄髋关节正侧位 X 线片,如尚未复位,则调整内收或外展角度,或适当调整牵引重量。此时移位应大有改善,若仍有残余移位,则采用手法整复纠正。一般情况下,复位在 1 周内完成。此法的优点是不会加重原有损伤,且无须麻醉,故近来被广泛应用。

2.屈髋屈膝法

患者仰卧,助手固定骨盆,术者握其腘窝,并使膝、髋关节均屈曲 90°向上牵引,纠正缩短畸形,然后伸髋内旋外展以纠正成角畸形,并使骨折面紧密接触。复位后可做手掌试验,如患肢外旋畸形消失,表示已复位(图 3-8)。

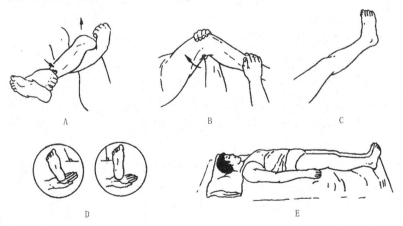

图 3-8 股骨颈骨折复位法和手掌试验
A.牵引;B.外展内旋;C.伸直下肢;D.手掌试验;E.仰卧位

(二)固定方法

无移位或嵌插骨折可用丁字鞋(图 3-9)或轻重量皮肤牵引制动
6～8 周。移位骨折则可选用持续牵引维持固定或三翼钉内固定
(图 3-10),并保持患肢于外展中立或稍内旋位。

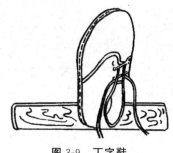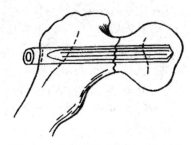

图 3-9　丁字鞋　　　　　图 3-10　股骨颈骨折三翼钉内固定

(三)练功活动

卧床期间应加强全身锻炼,鼓励患者每天做气功或深呼吸,主
动按胸咳嗽排痰,给臀部垫气圈或泡沫海绵垫,预防发生长期卧床
并发症;同时应积极进行患肢股四头肌舒缩活动、踝关节和足趾屈
伸功能锻炼,以防止肌肉萎缩、关节僵直的发生。无移位骨折 3 个
月后可扶拐步行锻炼,一般不宜负重太早,应根据 X 线检查显示的
骨折愈合情况,考虑患肢逐步负重锻炼。

(四)药物治疗

早期瘀肿、疼痛较剧,应活血祛瘀、消肿止痛,用桃红四物汤加
三七等;若有大便秘结,腹胀满等症,可酌加枳实、大黄等通腑泄热。
中期痛减肿消,宜养气血、舒筋络,用舒筋活血汤。后期宜补肝肾、
壮筋骨,用壮筋养血汤。

早期可敷双柏散消肿止痛;中期可用接骨续筋药膏,以接骨续
筋;后期可用海桐皮汤煎水外洗以利关节。

对老年患者的治疗,应时刻把保存生命放在第一位,要细心观
察,防治并发症,切忌麻痹大意。对无移位骨折或嵌插骨折,早期瘀
肿不甚,可提早应用补肝肾、壮筋骨药物。对出现便秘、腹胀等症,

亦不可攻下太过,酌服麻子仁丸即可。

对于出现股骨颈骨折不愈合或发生股骨头缺血性坏死者,应根据不同情况,选用转子下外展截骨术、转子间移位截骨术、股骨头切除及转子下外展截骨术或人工股骨头置换术。

施行人工股骨头置换术,应严格掌握其适应证:①股骨颈骨折头下型粉碎者;②60 岁以上的老年人股骨颈骨折头下型者;③股骨颈骨折复位失败者;④陈旧性股骨颈骨折,颈已吸收者;⑤患者不能很好配合治疗者,如对侧肢体偏瘫、帕金森病或精神病患者;⑥各种原因所致股骨头缺血性坏死、变形、髋臼损坏较轻者;⑦股骨颈良性肿瘤,不宜行刮除植骨术者;⑧严重的骨关节炎;⑨恶性肿瘤转移引起股骨颈病理性骨折,为减轻患者局部痛苦者。

第四节　股骨髁骨折

股骨髁骨折又称股骨髁间骨折,为关节内骨折,多见于青年男性。股骨髁部是股骨下端膨大处,分为内髁及外髁,其间为髁间窝。与胫骨平台形成关节,其前方与髌骨形成髌股关节。后方为腘窝,有腘动脉、腘静脉、胫神经、腓总神经等重要组织。周围有前后交叉韧带、内外侧副韧带及大腿和小腿重要肌肉的附着点。其解剖结构复杂,并发症多,复位要求高,其治疗效果常常不理想。

一、病因、病理与分类

股骨髁骨折可由直接或间接暴力引起。由于股骨髁解剖上的薄弱点在髁间窝,直接暴力可经髌骨将应力转变为造成单髁和双髁骨折的楔形力。间接暴力在伸膝位可造成单髁和双髁劈裂骨折,屈膝位易造成单一的后髁骨折。

按骨折的髁及骨折线的走行方向,可分为两大类:①股骨单髁骨折,又可分为 3 型:矢状位骨折、冠状位骨折和混合性骨折;②股骨髁间骨折,又可分为 4 型:轻度移位、股骨髁向内移位、股骨髁向外移位及合并股骨髁上和股骨干骨折移位。

二、临床表现与诊断

伤后膝关节畸形、肿胀明显,功能活动受限,有骨擦音、异常活动。注意检查肢体远端的血运、运动及感觉情况,以除外合并神经血管损伤。摄膝关节 X 线片,以明确骨折类型及移位情况。

三、治疗

治疗的目的是恢复股骨髁部的解剖对位、关节面的平整和下肢正常的力线。尽快清除膝关节内血肿,防止关节粘连,尽早进行膝关节功能锻炼,使关节面在愈合过程中磨合,防止出现创伤性关节炎。

(一)非手术治疗

1.超膝关节夹板固定

股骨髁骨折移位不明显、关节面基本平整者,可用超膝关节夹板固定。对膝部血肿应尽早处理,可用注射器抽出并加压包扎。

2.超膝关节夹板固定加胫骨结节牵引

对骨折块完整有移位者,用手法整复后可达到解剖复位,关节面基本平整,亦可用超膝关节夹板固定加胫骨结节牵引。在牵引下,术者以双手掌挤压股骨内外髁,使分离的内外髁骨折块复位。以超膝关节夹板固定,小腿置于牵引架上,膝关节屈曲 45°位,使腓肠肌松弛。行股四头肌功能锻炼,6 周后解除牵引,继续超膝关节夹板固定。

3.药物治疗

早期宜活血祛瘀、消肿止痛,可用桃红四物汤加泽泻、车前子、延胡索、萆薢、牛膝;中期肿胀已消,瘀血未尽,宜调和营血、祛瘀生新,用和营止痛汤;后期宜补肾壮筋,用补肾壮筋汤治疗。解除超膝关节夹板固定后,可用下肢洗药熏洗。

4.功能锻炼

早期行股四头肌舒缩锻炼和足踝的活动,解除超膝关节夹板固定后,可逐步练习膝关节屈曲活动。练习扶拐不负重行走。骨折愈合坚固后,再练习弃拐行走。

（二）手术治疗

对骨折移位明显手法复位不理想者、合并神经及血管损伤、韧带损伤、开放骨折的年轻患者可行切开复位内固定术。

切开复位内固定术：复位后，股骨单髁骨折可用松质骨钉，骨质疏松者可用"T"形钢板。股骨髁间骨折可用动力髁钢板或"T"形支持钢板固定。必要时应植骨。由于髓内钉在理论上比钢板更接近生物学固定，目前顺行或逆行交锁髓内钉固定，尤其是关节镜监视下逆行交锁髓内钉固定更具有一定优势。

第五节 髌骨骨折

髌骨为人体中最大的籽骨，呈三角形，底边在上而尖端在下，后面是软骨关节面。股四头肌腱连接髌骨上部，并跨过其前面，移行为髌下韧带止于胫骨结节。髌骨有保护膝关节，增强股四头肌肌力的作用。髌骨骨折多见于成年人和老年人，儿童极为少见。

一、病因、病机

髌骨骨折可由直接暴力或间接暴力所造成，以后者多见。直接暴力所致者，是由于髌骨直接撞击地面而引起，多呈粉碎骨折，髌骨两侧的股四头肌筋膜以及关节囊一般尚完整，对伸膝功能影响较少。间接暴力所致者，大多是在膝关节半屈曲位跌倒时，为了避免倒地，股四头肌强力收缩，髌骨与股骨滑车顶点密切接触成为支点，髌骨受到强力牵拉而骨折，多呈横断骨折，髌骨两旁的股四头肌筋膜和关节囊的破裂，使两骨块分离移位，伸膝装置受到破坏（图 3-11），如不正确治疗，可影响伸膝功能。

二、辨证诊断

伤后局部肿胀、疼痛、膝关节不能自主伸直，常有皮下瘀斑及膝部皮肤擦伤，骨折有分离移位时，可以摸到凹陷呈沟状的骨折断端，可有骨擦音或异常活动。膝关节侧位、轴位 X 线检查可以明确骨折的类型和移位情况。根据受伤史、临床表现和 X 线检查可做出诊断。

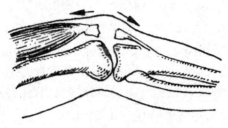

图 3-11　髌骨骨折分离移位情况

三、治疗方法

治疗髌骨骨折时，要求恢复伸膝装置的功能，并保持关节面的完整光滑，防止创伤性关节炎的发生。

（一）无移位的髌骨骨折

其关节面仍保持光滑完整，筋膜扩张部及关节囊亦无损伤者，在患肢后侧（由臀横纹至足跟部）用单夹板固定膝关节于伸直位；有轻度分离移位的骨折，可在局麻下，先将膝关节内的积血抽吸干净，患肢置于伸直位，术者用两手拇、示、中指捏住两端做对向推挤，使之相互接近，然后用一手的拇、示指按住上下两断端，以另一手触摸髌骨，以确定是否完整，如完整者可用抱膝环固定（图 3-12）或采用弹性抱膝兜固定（图 3-13），后侧用长夹板将膝关节固定在伸直位 4 周，外敷活血祛瘀、消肿止痛药物。

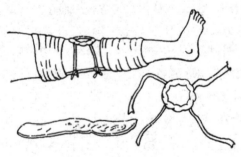

图 3-12　抱膝环固定法

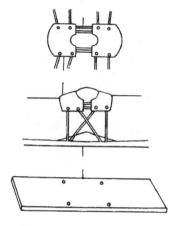

图 3-13　弹性抱膝兜固定法

(二)两折端分离 2 cm 以上的骨折

可分别在两骨折片水平方向钻入细骨圆针,针的两端均露在皮肤外,手法复位后,把两支细骨圆针相互靠紧,捆扎橡皮筋给予固定,至临床愈合后拔针。亦可采用抓髌器治疗(图 3-14),其方法是患者仰卧,行局麻或股神经阻滞麻醉,无菌下操作,先将膝关节内积血抽吸干净,继用拇指、示指挤按髌骨上下极向中心靠拢,将抓髌器钩尖刺入皮肤,分别抓在上下极的前侧缘上,术者双手稳住抓髌器钩,确定已抓牢髌骨缘后,令助手拧紧上面螺旋,使骨折块靠拢复位,至紧密嵌插。若系移位较大的粉碎骨折,还可用手挤压髌骨前侧及内侧缘,同时轻轻屈伸患膝,使关节面互相摩擦,以便更好复位。术后不需另加固定,当日练习股四头肌收缩活动,次日下地活动,患膝自然伸直行走。在无痛范围内进行轻度伸屈活动,可有利关节面摩擦及防止肌肉萎缩,每隔数天,可适当调紧加压螺旋,以持续加压。每 1~2 周行 X 线检查,从第 3 周开始积极练习屈膝活动,至 5~6 周患膝如有 80°~90° 活动范围,步态自如,X 线检查见骨折愈合,即可去除抓髌器。也可切开复位,用粗线或钢丝内固定。

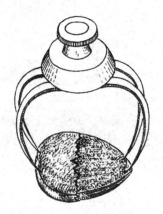

图 3-14 抓髌器固定

(三)粉碎性骨折

难以整复及内固定的上下极粉碎骨折,可做髌骨部分切除术(部分骨块无法保留者可做髌骨全切除术),术后固定膝关节于伸直位 4～5 周。

髌骨骨折早期,瘀肿明显,应重用活血化瘀消肿的药物;中期采用接骨续筋、通利关节的药物;后期(尤其是年老肾气虚弱者)应重用补肝肾、壮筋骨的药物。固定期间应逐步加强股四头肌舒缩活动,每天每小时活动 4～5 分钟。解除固定后,进行膝关节屈伸锻炼,并配合中药熏洗。

第六节　胫腓骨干骨折

胫骨干中上段横截面呈三角形,由前、内、外三嵴将胫骨干分成内、外、后三面,胫骨嵴前突并向外弯曲,形成胫骨的生理弧度,其上端为胫骨结节。胫骨干下 1/3 处,横截面变成四方形。该中下 1/3 交界处比较细弱,为骨折的好发部位。

胫腓骨干骨折很常见,各种年龄均可发病,尤以 10 岁以下儿童或青壮年为多,儿童为青枝骨折或无移位骨折。儿童的骨折以胫骨干骨折最多,胫腓骨干骨折次之,腓骨干骨折少见。成人的骨折以胫腓骨干骨折为多见。

一、病因、病机

直接暴力或间接暴力均可造成胫腓骨干骨折(图 3-15)。从高处坠下,足部先着地,小腿旋转,或受重物直接打击、挤压引起。

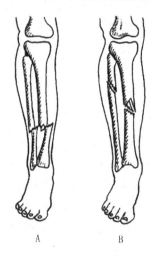

图 3-15 不同暴力所致的胫腓骨干骨折

A.直接暴力;B.间接暴力

(一)直接暴力

暴力多由外侧或前外侧而来,而骨折多是横断、短斜面,也可造成粉碎骨折。胫腓骨两骨折线都在同一水平,软组织损伤较严重。

(二)间接暴力

骨折由传达暴力或扭转暴力所致,骨折线多为斜形或螺旋骨折,双骨折时,腓骨的折线较胫骨折线为高,软组织损伤较轻。

影响骨折移位的因素主要是暴力的方向、肌肉的收缩、小腿和足部的重力,骨折端可以出现重叠、成角或旋转畸形。股四头肌和腘绳肌分别附着在胫骨上端的前侧和内侧,此两肌能使骨折近端向前、向内移位。小腿的肌肉主要在胫骨的后面和外面,由于肢体内动力的不平衡,故肿胀消退后,易引起断端移位。正常人的踝关节与膝关节是在两个相互平行的轴上运动,若发生成角和旋转移位,必然破坏二轴间的平行关系,既影响步行和负重功能,又可导致创伤性关节炎的发生。胫骨的前缘与前内侧面表浅,仅有皮肤遮盖,骨折时容易刺破皮肤形成开放性骨折。腘动脉在进入比目鱼肌的腱弓后,分为胫前、后动脉,此二动脉都贴近胫骨下行,胫骨上端骨折时,有可能损伤血管。此外,胫骨骨折可造成小腿筋膜间隔区内肿胀,压迫血管,可引起缺血性挛缩。胫骨的营养血管由胫骨干上1/3后方进入,在致密骨内下行一定距离,而后进入于髓腔,胫骨下1/3又缺乏肌肉附着,故胫骨干中、下段发生骨折后,往往因局部血液供应不良,而发生迟缓愈合或不愈合。

二、辨证诊断

伤后患肢肿胀、疼痛和功能丧失,可有骨擦音和异常活动。有移位骨折者,可有肢体缩短、成角及足外旋畸形。损伤严重者,在小腿前、外、后侧间隔区单独或同时出现极度肿胀,扪之硬实,肌肉紧张无力,有压痛和被动牵拉痛,胫后神经或腓总神经分布区域的皮肤感觉丧失,即属筋膜间隔区综合征的表现。严重挤压伤、开放性骨折应注意早期创伤性休克的可能。胫骨上1/3骨折者,检查时应注意腘动脉的损伤。腓骨上端骨折时应注意腓总神经的损伤。小儿青枝骨折或裂纹骨折,临床症状可能很轻,但患儿拒绝站立或行走,局部有轻微肿胀及压痛。小腿正侧位X线检查可以明确骨折类型、部位及移位方向。因胫骨和腓骨骨折处可以不在同一平面(尤其是间接暴力引起的骨折),故X线检查应包括胫腓骨全长。

根据受伤史、临床表现和X线检查可做出诊断。

三、治疗方法

胫腓骨骨折的治疗原则主要是恢复小腿的长度和负重功能。因此,应重点处理胫骨骨折。对骨折端的成角和旋转移位,应予纠正。无移位骨折只需用夹板固定,直到骨折愈合;有移位的稳定性骨折(如横断骨折),可用手法整复、夹板固定;不稳定性骨折(如粉碎骨折、斜形骨折),可用手法整复、夹板固定,同时配合跟骨牵引,或选用固定器固定。

开放性骨折应彻底清创,尽快闭合伤口,将开放性骨折变为闭合性骨折。合并筋膜间隔区综合征者应切开深筋膜,彻底减压。陈旧性骨折畸形愈合者,可用手法折骨、夹板固定或配合牵引;对畸形愈合牢固或骨折不愈合者,应切开复位加植骨术。

(一)整复方法

患者平卧,膝关节屈曲 20°～30°,一助手用肘关节套住患肢腘窝部,另一助手握住足部,沿胫骨长轴做拔伸牵引 3～5 分钟,矫正重叠及成角畸形。若近端向前内移位,则术者两手环抱小腿远端并向前提,一助手将近端向后按压,使之对位。如仍有左右侧移位,术者两手做对向推挤,使近端向外、远端向内,一般即可复位。螺旋、斜形骨折时,远端易向外侧移位,术者可用拇指置于胫腓骨间隙,将远端向内侧推挤;其余 4 指置于近段的内侧,向外用力提拉,并嘱助手将远端稍稍内旋,可使完全对位(图 3-16)。然后在维持牵引下,术者两手握住骨折处,嘱助手徐徐摇摆骨折远段,使骨折端紧密相插,最后以拇指和示指沿胫骨前嵴及内侧面来回触摸骨折处,检查对线对位情况。

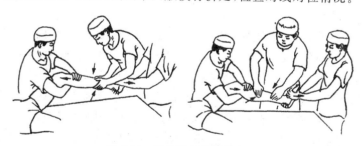

图 3-16　胫腓骨干骨折整复法

(二)固定方法

1.夹板固定

根据骨折断端复位前移位的方向及其倾向性而放置适当的压力垫(图 3-17)。

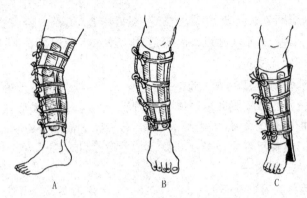

图 3-17 胫腓骨干骨折夹板固定
A.上 1/3 部骨折；B.中 1/3 部骨折；C.下 1/3 部骨折

(1)上 1/3 部骨折时，膝关节置于屈曲 40°～80°，夹板下达内、外踝上 4 cm，内、外侧夹板上端超过膝关节 10 cm，胫骨前嵴两侧放置两块前侧板，外前侧板正压在分骨垫上。两块前侧板上端平胫骨内、外髁，后侧板的上端超过腘窝部，在股骨下端做超膝关节固定。

(2)中 1/3 部骨折时，外侧板下平外踝，上达胫骨外髁上缘；内侧板下平内踝，上达胫骨内髁上缘；后侧板下抵跟骨结节上缘，上平腘窝下 2 cm，以不妨碍膝关节屈曲 90°为宜；两前侧板下达踝上，上平胫骨结节。

(3)下 1/3 部骨折时，内、外侧板上达胫骨内、外髁平面，下平齐足底；后侧板上达腘窝下 2 cm，下抵跟骨结节上缘；两前侧板与中 1/3 骨折固定方法相同。将夹板按部位放好后，横扎 3～4 道布带。

下 1/3 骨折的内外侧板在足跟下方做超踝关节捆扎固定；上 1/3 骨折内、外侧板在股骨下端做超膝关节捆扎固定，腓骨小头处应给予棉垫保护，避免夹板压迫腓总神经而引起损伤。

需要配合跟骨牵引者，穿钢针时，跟骨外侧要比内侧高 1 cm(相当于 15°斜角)，牵引时足跟便轻度内翻，恢复了小腿生理弧度，骨折对位更稳定。牵引重量一般为 3～5 kg，牵引后在 48 小时内行 X 线检查观察骨折对位情况，如果患肢严重肿胀或大量水泡，则不宜采用夹板固定，以免造成压疮、感染，暂时单用跟骨牵引，待消肿后再用夹板固定。运用夹板固定时,要注意松紧度适当,既要防止消肿后外固定松动而致骨折重新移位,也要防止夹板固定过紧而妨碍患肢血运或造成压疮,并注意抬高患肢,下肢在中立位置,膝关节屈曲20°～30°,每天注意调整布带的松紧度,检查夹板、压力垫有无移位,加垫处或骨突部位有无受压而产生持续性疼痛。若骨折对位良好,则4～6周后行X线检查,如有骨痂生长,则可解除牵引。

2.固定器固定

近年来临床上常采用小腿钳夹固定器(图3-18)治疗小腿斜形、螺旋形等不稳定型骨折。其方法是首先进行X线透视,以确定钳夹位置。钳夹力的方向应尽量做到与骨折线垂直。然后消毒铺巾,局麻达骨膜,继而将钳环尖直接刺入皮肤,直达骨质做加压固定,务使两尖端稍进入骨皮质内,以防滑脱(图3-19)。再经X线检查,若骨折对位良好,则用无菌敷料包扎两个钳夹入口,再以小腿夹板做辅助固定患肢。6～8周后拆除钳夹,小夹板可继续固定1～2周。

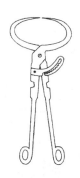

图3-18　小腿钳夹固定器

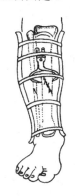

图3-19　钳夹固定法

（三）练功活动

整复固定后,即可做踝足部关节屈伸活动及股四头肌舒缩活动。采用跟骨牵引者,可用健腿和两手支持体重抬起臀部。稳定性骨折从第二周开始进行抬腿及膝关节活动,从第四周开始扶双拐做不负重步行锻炼。不稳定骨折则解除牵引后仍需在床上锻炼5～

7天后,才可扶双拐做不负重步行锻炼。此时患肢虽不负重,但足底要放平,不要用足尖着地,避免远折段受力引起骨折端旋转或成角移位,锻炼后骨折部若无疼痛,自觉有力,即可改用单拐逐渐负重锻炼,在3～5周内为了维持小腿的生理弧度和避免骨折段向前成角,在床上休息时,可用两枕法。若解除跟骨牵引后,胫骨有轻度向内成角者,可让患者屈膝90°,髋关节屈曲外旋,将患肢的足部放于健肢的小腿上,呈盘腿姿势,利用肢体本身的重力来恢复胫骨的生理弧度(图3-20)。8～10周根据X线检查及临床检查,达到临床愈合标准,即可去除外固定。

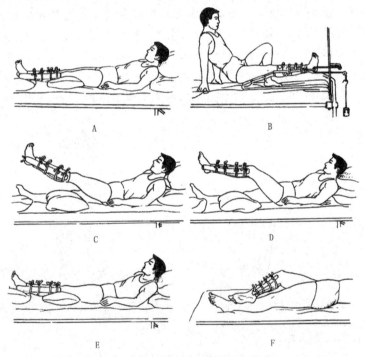

图 3-20　胫腓骨干骨折的功能锻炼

A.踝关节背伸和股四头肌操练;B.两手支撑身体臀部离床,做踝关节背伸和股四头肌操作;C.抬腿;D.屈膝;E.两枕法矫正向前成角;F.盘腿法矫正向内成角

(四)药物治疗

按骨折三期辨证施治,开放性骨折的早期在活血祛瘀方药中加入凉血清热、祛风解毒之品,如金银花、连翘、蒲公英、地丁、防风。早期局部肿胀严重,宜酌加利水消肿之药,如木通、薏苡仁等。胫骨中下 1/3 骨折局部血供较差,容易发生骨折迟缓愈合或不愈合,故后期内治法应着重补气血、养肝肾、壮筋骨。陈旧性骨折施行手法折骨或切开复位、植骨术后,也应及早使用补法。

第七节　踝关节骨折

踝部骨折是最常见的关节内骨折。踝关节是屈戌关节,站立时,全身重量都落在踝关节的上面,负重最大,在日常生活中走路、跳跃等活动,主要是依靠踝关节的背伸、跖屈活动。因此,处理踝部损伤时,无论骨折、脱位或韧带损伤,都必须考虑到踝关节的这两种功能,既要稳固的负重,又要灵便的活动。偏废一方,都会影响关节的功能恢复。

一、病因、病理与分类

踝部骨折可因外力作用的方向、大小和肢体受伤时所处位置的不同,造成各种不同类型的骨折,各种不同程度的韧带损伤和不同方向的关节脱位。尤以从高处坠下,下楼梯,下斜坡及走崎岖不平的道路,更易引起踝关节损伤。直接暴力如挤压等亦可引起踝部骨折、脱位。踝部损伤原因复杂,类型很多。韧带损伤、骨折、脱位可单独或同时发生。根据受伤姿势可有内翻、外翻、外旋、纵向挤压、侧方挤压、跖屈和背伸等多种暴力。其中,内翻、外翻、外旋又按其损伤程度分为 3 度。以内翻损伤多见,外翻损伤次之,外旋又次之。

(一)内翻骨折

发生在足强力内翻时,如由高处落下,足外缘首先着地;或小腿内下方受暴力直接打击;或步行在不平的路面上,足底内侧踩在凸处使足突然内翻。骨折可分为3度。

1.一度骨折

外侧韧带部分断裂是最常见的踝部内翻扭伤。典型的一度内翻骨折是距骨与足强力向内侧撞击,使内踝骨折,骨折自胫骨下端关节面与内踝根部接壤处折裂,骨折线向上、向外,几呈垂直,为较常见的内翻单踝骨折。或者表现为外踝尖端小块骨质单独被撕脱。直至整个外踝的关节面被横拉断,但比较少见。

2.二度骨折

如暴力较大,内踝部受挤压、外踝部受牵拉而同时发生骨折,此为双踝骨折。有时合并距骨向内脱位,或合并腓侧副韧带及下胫腓韧带撕裂。

3.三度骨折

暴力继续加大,则偶尔可见胫骨后缘(后踝)骨折,距骨向内、后脱位。此为三踝骨折。

(二)外翻骨折

由足强力外翻所致,如由高处落下时,足外翻位着地,或小腿外侧下方受暴力直接打击。

1.一度骨折

暴力无作用于内侧韧带。因为此韧带比较坚强不易被撕断,遂将内踝撕脱,同时,亦可将三角韧带撕裂。骨折线往往为横断,与胫骨下关节面相平,骨折移位不多。此为单踝骨折。

2.二度骨折

若暴力继续作用,发生内踝撕脱的同时,距骨体挤迫外踝,迫使外踝发生斜行骨折,折线多呈矢状,为双踝骨折。双踝连同距骨都有不同程度的向外侧移位。如下胫腓韧带断裂或韧带附在胫骨处发生撕脱,则下胫腓联合分离。骨折可发生在下胫腓联合以上或以下。

3.三度骨折

偶尔可因伴有距骨撞击胫骨下关节面后缘,造成三踝骨折。距骨向外、后脱位。

(三)外旋骨折

外旋骨折发生在小腿不动,足强力外旋;或足着地不动,小腿强力内旋。此种情况,可以是从高处跳下或平地急速转动躯干时肢体运动不协调,一般下胫腓联合韧带强度超过外踝骨质,故当距骨体的前外侧挤压外踝时,迫使外踝外旋、后移,造成一系列变化。

1.一度骨折

腓骨下方斜行或螺旋骨折。骨折线由下胫腓关节下面前侧开始,向上、后斜行延伸,骨折面为冠状。骨折移位不多或无移位时X线片见骨折端前后重叠,仅在侧位片上可观察到由前下至后上的斜行骨折线。有移位时,外踝骨折块向外、向后并向外旋转。若当外踝被距骨挤压时,下胫腓联合韧带先断裂。则外踝骨折发生在下胫腓联合以上,腓骨最脆弱处。此为单踝骨折。

2.二度骨折

如暴力继续作用,则将内踝从中部撕脱。若内踝未骨折,则内踝韧带断裂。此为双踝骨折,距骨向外侧微脱位。

3.三度骨折

暴力继续再作用,因内侧韧带的牵制作用消失,距骨向外侧及外旋移位。可将胫骨后缘撞击骨折,造成三踝骨折。此时,距骨向外,后方移位、脱出。

(四)纵向挤压骨折

由高处坠地足底落地或踝关节急骤过度背伸或跖屈所致。骨折可呈撕脱、粉碎的"T"形或"Y"形骨折。

(五)侧向挤压骨折

内、外踝被夹于两重物之间。多造成双踝粉碎骨折,伴有不同程度的皮肤挫伤,骨折多无移位。在上述暴力作用时,若踝关节处于跖屈位,则距骨向后撞击胫骨后踝,引起三踝骨折并向后脱位;若此时踝关节处于背伸位,可引起胫骨前唇骨折。

二、临床表现与诊断

伤后局部疼痛、瘀肿、压痛和翻转畸形,功能障碍,可扪及骨擦音。外翻骨折时,足外翻畸形。内翻骨折时,足内翻畸形,距骨脱位时,随不同脱位方向而可扪及脱出的距骨,则畸形更加明显。并有踝关节横径增大,踝关节正侧位 X 线片可显示骨折脱位程度和损伤类型,可从病史、受伤外力、X 线片骨折线的走向。分析骨折脱位发生的机制,结合局部体征及临床检查情况考虑,将有助于正确的复位和固定。根据受伤史、临床表现和 X 线检查,可作出诊断。

三、治疗

踝关节面比髋、膝关节面小,但其负重要求却比较高。无移位骨折仅将踝关节固定在背伸 90°中立位 3～4 周。大多数骨折通过手法复位加夹板固定治疗而获得满意效果。内外踝骨折,闭合复位不满意时,可在内踝处做切开复位内固定,然后用手法整复外踝骨折,此时,内踝因已做内固定而较稳定,外踝较易整复成功。当踝部骨折是由距骨移位所致者,远端骨折块多与距骨保持联系,随距骨的脱位而移位。整复时只要距骨脱位得以整复,胫距关节面恢复正常,则骨折亦随之复位。三踝骨折时,应先整复内、外踝,再整复后踝。如有重叠、旋转、侧方移位及成角,先整复矫正重叠、旋转和侧移位,再矫正成角。踝部骨折处有软组织嵌入或合并胫腓联合韧带分离,或后踝骨折超过 1/3 关节面而闭合复位未满意者,需切开复位内固定。伤后 1～2 个月的陈旧性踝部骨折,尚可切开复位内固定;若时间太长,骨折又畸形愈合,切开亦不易获得满意复位,此时可采用中药熏洗,加强功能锻炼,促进功能恢复;若日后伤者无明显痛苦与不便,则可任其自然,不必强求复位;若创伤性关节炎已形成,应考虑做踝关节融合术。

(一)非手术治疗

1.复位手法

施行复位手法时,应遵循这样一个原则:按暴力作用相反的方向进行复位和固定。元代危亦林已提出牵引反向复位法。他在《世医得效方·正骨兼金镞科》中介绍:"或骨突出在内,用手正从骨头拽归外;或骨突向外,须用力拽归内"。根据历代医家经验,复位具体手法如下：采用硬膜外或坐骨神经阻滞麻醉。患者平卧，屈膝90°，一助手站于患肢外侧，用肘部套住患肢腘窝，另手抱于膝部向上牵拉。另一助手站于患肢远端，一手握前足，一手托足跟。行纵向牵引，并使足略跖屈，循原来骨折移位方向徐徐牵引。牵引不可用力过猛，以防加重韧带损伤。内翻骨折使踝部内翻，外翻骨折使踝部外翻，无内、外翻畸形时，即两踝各向内、外侧方移位者，则垂直牵引。如有下胫腓关节分离者，可在内、外踝部加以对向合挤。待重叠及向上移位的骨折远端牵下后，术者用拇指由骨折线分别向上、下轻轻推挤内、外两踝，以解脱嵌入骨折裂隙内的韧带或骨膜。尤其是内踝中部骨折，多有内侧韧带嵌入，阻碍复位，影响骨折愈合。

（1）纠正旋转和内外翻：在矫正内外翻畸形前，先矫正旋转畸形，一般内外翻均合并内外旋。牵引足部的助手将足内旋或外旋并同时改变牵引方向。外翻骨折者由外翻牵引逐渐改为内翻；内翻骨折者牵引方向由内翻逐渐改为外翻。同时术者两手在踝关节上下方对向挤压，促使骨折复位。

（2）纠正前后移位：有后踝骨折合并距骨后脱位，可用一手握胫骨下段向后推，另一手提前足向前拉。并徐徐将踝关节背伸。利用紧张的关节囊将后踝拉下。使向后脱位的距骨回到正常位置。当踝关节背伸到90°时，向前张口的内踝也大多数随之复位。如仍有裂口，可用拇指由内踝的后下方向前上推挤，使骨折满意对位。

（3）三踝骨折：三踝骨折，如后踝不超过关节面1/3者，可用手法复位。在先复好内外踝的基础上，捆好两侧夹板。整复时，一助手用力夹挤已捆好的两侧夹板，术者一手握胫骨下端向后推，一手握足向前拉，并徐徐背伸，使向后脱位的距骨回到正常位置。透视检查满意后，捆上踝关节背伸活动夹板。若后踝骨折超过胫骨下关节面1/3以上时，因距骨失去支点，踝关节不能背伸，越背伸距骨越向后移位，后踝骨折块随脱位的距骨越向上移位。可采用长裤套悬吊牵引，裤套上达大腿根部，下端超出脚尖的20 cm，用绳扎紧下端，上端则用胶布粘好。固定做悬吊滑动牵引。有内外踝骨折时，先整复好内外踝骨折并做两侧夹板固定。将膝关节置于屈曲位。用牵引布兜于腘部做悬吊牵引,利用肢体重量,可使后踝逐渐复位。

2.固定方法

先在内外两踝的上方放一塔形垫,下方各放一梯形垫,或放置一空心垫,防止夹板直接压在两踝骨突处。用5块夹板进行固定,其中内、外、后夹板上自小腿上1/3.下平足跟,前内侧及前外侧夹板较窄,其长度上起胫骨结节,下至踝关节上方。夹板必须塑形,使内翻骨折固定在外翻位,外翻骨折固定在内翻位。固定位置适可而止,注意勿矫枉过正。放好夹板后,先捆扎小腿3道绑带,然后捆远端足底的一道。最后,可加用踝关节活动夹板(铝制或木制),将踝关节固定于90°位置4～6周。兼有胫骨前后骨折者,还应固定在跖屈位,有后唇骨折者,则固定在稍背伸位。有前唇骨折者,则固定在稍跖屈位。固定后抬高小腿,屈膝30°～40°。第1～2周透视或拍片1～2次,经两次检查无再移位,则一般不再移位。如果有移位者,应及时纠正移位。

3.练功活动

整复固定后,应鼓励患者积极主动做背伸踝部和足趾。双踝骨折,在保持有效夹板固定的情况下,加大踝关节的主动活动范围,并辅以被动活动。被动活动时,术者一手握紧内、外侧夹板,另一手推前足,只做背伸和跖屈,不做旋转或翻转活动,3周后将外固定打开,对踝关节周围的软组织,尤其是跟腱经过处进行按摩,理顺筋络,可点按商丘、解溪、丘墟、昆仑、太溪等穴。如采用袜套悬吊牵引法,亦应多做踝关节的主动伸屈活动。

4.药物治疗

除按骨折三期辨证用药外,中期以后,应注意舒筋活络,通利关节;后期若局部肿胀难消者,宜行气活血,健脾利湿;做关节融合术者,术后则须补肾壮骨。第3周后,用中药温经通络,消肿止痛之品进行熏洗。

(二)手术疗法

严重开放骨折在扩创时,可顺带将骨折整复内固定。内翻骨折,内踝骨折块大,波及胫骨下关节面1/2以上;外旋骨折,内踝中部撕脱,骨折整复不良,有骨膜或韧带嵌顿,易引起骨纤维愈合或不愈合;或足强度背伸造成胫骨下关节面前缘大块骨折者,均应考虑做切开复位内固定,术后石膏托固定。术后及内固定器材视具体情况而定。陈旧骨折超过 2 个月,复位效果不佳而有严重创伤性关节炎者,可做关节融合术,术后短腿石膏管固定 3 个月。

第八节 跟 骨 骨 折

跟骨是最大的跗骨,呈不规则长方形,前部窄小,后部宽大。跟骨上面有 3 个关节面,后关节面最大,中关节面位于载距突上,有时与前关节面相连。这些关节面分别与距骨底面的关节面形成关节。跟骨前端有一关节面,与骰骨形成关节,成为足纵弓之外侧部分。跟骨内侧有一隆起,名载距突,支持距骨颈,也是跟舟韧带的附着处。跟舟韧带很坚强,支持距骨头,并承担体重。正常足底负重是在跟骨、第 1 跖骨头和第 5 跖骨头 3 点组成之负重面上。跟骨和距骨组成足内外侧纵弓的共同后臂,负担 60% 的重量。跟骨的形态和位置对足弓的形成和负重有极大的影响。通过跟距关节还可使足内收、内翻或外展、外翻,以适应在凹凸不平的道路上行走。跟骨结节为跟腱附着处,腓肠肌、比目鱼肌收缩,可做强有力的跖屈动作。若跟骨结节上移可造成腓肠肌的松弛,使踝关节有过度的被动背伸动作,从而妨碍足跟与足趾的正常功能。跟骨结节上缘与跟距关节面成 $30°\sim45°$ 的结节关节角。为跟距关节的一个重要标志。跟距关节遭受破坏者,后果较严重,因此必须早期适当处理,尽量避免创伤性关节炎的形成。

一、病因病理与分类

跟骨骨折多由传达暴力所致。从高处坠下或跳下时,足跟先着地,身体重力从距骨下传至跟骨,跟骨被压缩或劈开;亦有少数因跟腱牵拉而致撕脱骨折,即跟骨结节横形骨折(又名"鸟嘴"型骨折)。跟骨骨折后常有足纵弓塌陷,结节关节角减小,甚至变负角,从而减弱了跖屈的力量和足纵弓的弹簧作用。

根据骨折线在侧、轴位 X 线片上的表现,可分为不波及跟距关节面和波及跟距关节面骨折两类。前者预后较好,后者预后较差。

(一)不波及跟距关节面的骨折

1.跟骨结节纵形骨折

从高处坠下,跟骨在足外翻位时,结节底部触地引起。骨骺未闭合前,结节部触地,则成跟骨结节骨骺分离。

2.跟骨结节横形骨折

又名"鸟嘴"型骨折,是跟骨撕脱骨折的一种。撕脱骨块小,可不影响或较少影响跟腱功能;骨折块较大且向上倾斜移位时,则严重影响跟腱功能。

3.载距突骨折

由于足处于内翻位,载距突受距骨内侧下方的冲击而致,较少见。

4.跟骨前端骨折

由前足强力扭转所致,极少见。

5.接近跟距关节的骨折

又名跟骨体骨折,骨折线斜行,从正面观骨折线由内后斜向外前,但不通过跟距外侧的关节面。可有跟骨体增宽及跟骨结节角减少。

(二)波及跟距关节面之骨折

1.跟骨外侧跟距关节面塌陷

与接近跟骨关节的骨折相似,只是骨折线通过跟距关节外侧。亦因重力使跟骨外侧跟距关节面塌陷。因关节面塌陷严重而关节面粉碎,跟骨结节上移和跟骨体增宽。

2.跟骨全部跟距关节面塌陷骨折

此型最常见,跟骨体部因受挤压完全粉碎下陷,跟骨体增宽,跟距关节面中心塌陷,跟骨结节上移,体部外翻,跟骨前端亦可能骨折,骨折线波及跟骰关节。

二、临床表现与诊断

伤后跟部疼痛、肿胀、瘀斑及压痛明显,患跟不敢触地,足跟部横径增宽,严重者足弓变平,跟骨侧、轴位 X 线片可明确骨折类型、程度和移位方向。轴位 X 线片还可显示距下关节和载距突的情况。患者从高处坠下,如足跟部先着地,或继而臀部着地,脊柱前屈,暴力沿脊柱传递,还可引起脊椎压缩性骨折、颅底骨折及颅脑损伤。所以诊断跟骨骨折时,应常规询问和检查脊柱和颅脑的情况,以防漏诊和误诊。根据受伤史、临床症状和 X 线检查,可作出诊断。

三、治疗

跟骨骨折种类不一,手法各异,但总的原则是:恢复跟骨结节角,尽量恢复跟距关节面平整,矫正跟骨体增宽。无移位骨折或移位不多又未影响跟骨结节角、未波及跟距关节面的及跟骨体增宽不明显者,早期采用活血祛痛,凉血活血的中药外敷,局部制动,扶拐不负重行走 3～4 周即可。有移位骨折需考虑整复或手术治疗,达到解剖复位。牢固的内外固定,结合早期的功能锻炼能最大限度地恢复跟骨功能。

(一)复位手法

整复最好在伤后 24～48 小时内在腰麻下进行,且越早越好,否则可能因局部肿胀严重或张力性水疱而使手法复位难以进行。

1.不波及跟距关节面骨折

跟骨结节纵形骨折,若移位不大,可不整复。跟骨结节骨骺分离,骨折片明显上移,若不整复,则日后跟骨底不平,影响行走和站立。整复时,仰卧位,屈膝 90°,两助手分别握住小腿及前足,并使足呈跖屈位。常规无菌操作下,用细钢针穿过结节中部,上好牵引弓后,术者手拉牵引弓向后牵引,先松解骨折面的交锁。然后向下牵拉直至骨折片复位为止。术后屈膝约 30°,跖屈位长腿石膏管固定4 周,可将细钢针包在石膏管内。4 周后拔出钢针,更换短腿石膏靴,再固定 4 周。跟骨结节横形骨折,骨折块小或骨折块大而无移位者,不需整复,仅用短腿石膏托固定足于跖屈位4周;如骨折块较大,且向上倾斜移位时,则要复位。

(1)一法:患者仰卧,微屈膝,术者一手握足使成跖屈,另一手抱于跟后,拇及示指置于结节之上而掌根部托于跟后,同时用力相向挤压而复位。

(2)二法:或助手使足跖屈,术者以两拇指在跟腱两侧用力向下推挤跟骨结节之骨折块而复位。载距突骨折有移位时,仅用拇指将其推归原位即可。

接近跟距关节面的骨折跟骨结节上移且结节关节角变小、跟骨体增宽,都必须整复。整复时,平卧、屈膝90°,一助手握住小腿,另一助手握前足,呈极度跖屈,术者两手交叉于足跟底部,用两手之鱼际叩挤跟骨内外两侧,纠正跟骨体增宽,同时尽量向下牵拉以恢复正常之结节关节角,在叩挤跟骨体同时,可夹住跟骨体左右摇摆,以松解交锁,直至骨擦音逐渐消失。若手法不满意,可用跟骨夹(贝累尔夹)来纠正跟骨体增宽。在使用跟骨夹时,跟骨两旁必须用软棉垫或海绵保护皮肤。并注意不可过于旋紧,以防跟骨被挤碎。若结节关节角难以纠正,可参照跟骨结节分离的方法进行处理,用细钢针牵引复位,但细钢针应穿在结节的后上方。

2.波及跟距关节的骨折

波及跟距关节面的骨折,处理一般与接近跟距关节面的骨折相同。关节面塌陷、粉碎者,如为老人,或移位不多,可不做复位,仅抬高患肢1～2周,用中药外敷,5～6周后逐渐负重。对于关节面塌陷,粉碎而移位较多者,可用手掌叩挤足跟,尽量纠正跟骨体增宽,并尽可能纠正结节关节角。手法宜稳、细,在尽量摇晃足跟的同时,顺势用力向下,先纠正结节关节角,或先纠正跟骨体增宽,再纠正结节关节角。

对于关节面塌陷严重而关节面不粉碎者,最好采用手术治疗。

(二)固定方法

无移位骨折一般不做固定,载距突骨折、跟骨前端骨折,仅用石膏托固定患足于中立位4～6周。对于跟骨结节关节角有影响的骨折,可用夹板固定;跟骨两侧各置一棒形纸垫,用小腿两侧弧形夹板做患踝关节固定,前面用一弓形夹板维持患足于跖屈位,小腿后侧弓形板下端抵于跟骨结节之上缘,足底放一平足垫。一般固定6～8周,此种固定适用于跟骨结节横形骨折、接近跟距关节骨折及波及跟距关节而未用钢针固定者。如用钢针固定,可采用长腿石膏靴屈膝、足跖屈4周后,去钢针,改用短腿石膏靴再固定4周。

跟骨鞋固定适用于跟骨体增宽及结节关节角改变的有移位的跟骨骨折。它由鞋垫、跟骨固定鞋及弹簧踏板组成。复位后X线检查复位效果,满意后穿上跟骨固定鞋。通过压垫前后移动,将压垫调节到足跟侧面,压垫中心落在内外踝后缘向下的延长线上,拧紧螺丝,抬高患足,24小时后开始在踏轮上练习活动。一般6周后扶拐下地,不负重活动,且鞋内要加垫平足鞋垫,并把螺旋拧紧一点,加大跟骨两侧压力,10周后拆除外固定,足弓垫保护下负重。

(三)功能锻炼

复位后即做膝及足趾屈伸活动。一般骨折,固定6～8周,可扶双拐不负重行走,锻炼足部活动。波及关节面骨折而关节面塌陷粉碎移位明显的,必须在复位固定2周后才能开始做不负重下地活动,夹板固定期间用钢针和石膏固定者,其功能锻炼也可按上述方法循序渐进。解除固定后用下肢熏洗药物熏洗。做足部活动,通过关节的自行模造作用而恢复部分关节功能。

(四)药物治疗

按骨折三期用药,早期加用利水祛风药如车前子、泽泻、薏苡仁、防风,后期加强熏洗。

(五)其他疗法

(1)波及跟距关节面,关节面塌陷而关节面不粉碎者,可用髂骨取骨植骨术填充塌陷部。

(2)跟骨结节横形骨折,骨折块大且翻转者,应早期做切开复位螺丝钉或"U"形钉内固定。

(3)陈旧性骨折或经复位不满意者,如后遗严重跟痛症,步行困难,可做跟距关节或三关节融合术。

第九节　距骨骨折

距骨是足弓的顶,上与胫骨下端相连接,下连跟骨与舟状骨。距骨分体、颈、头三部,其体前宽后窄。距骨无肌肉附着,全部骨质几乎为软骨关节面所包围,血液供应主要来自距骨颈前外侧进入的足背动脉关节支。距骨骨折有移位或距骨脱位后,容易发生缺血性坏死。距骨骨折属关节内骨折,多发生于青壮年。

一、病因、病机

多因踝背伸外翻暴力所致,如机动车驾驶员足踩刹车时撞车,足踝强烈背伸,胫骨下端的前缘像凿子一样插入距骨颈体之间,将距骨劈成前后两段。如暴力继续作用,则合并距跟关节脱位,跟骨、距骨头连同足向前上方移位。待暴力消失时,因跟腱与周围肌腱的弹性,足向后回缩,跟骨的载距突常钩住距骨体下面之内侧结节,而使整个骨折的距骨体随之向后移位,脱位于胫腓踝穴之后方,距骨体向外旋转,骨折面朝向外上方,甚至还合并内踝骨折。踝跖屈内翻暴力可引起距骨前脱位,单纯跖屈暴力可因胫骨后踝与距骨体后唇猛烈顶压而引起距骨后唇骨折,临床较为少见。

距骨表面 3/5 为软骨面,故发生骨折时,骨折线多经过关节面,发生创伤性关节炎的机会较多。距骨的主要血液供应自距骨颈部进入,距骨颈骨折时,常损伤来自足背动脉的血液供应,所以距骨体很易发生缺血性坏死。

二、诊查要点

伤后局部疼痛、肿胀,不能站立行走。明显移位时则出现畸形。踝关节与跗骨正侧位 X 线片可以明确骨折的移位程度、类型,以及有无合并脱位。

三、治疗

(一)整复方法

单纯距骨颈骨折时,患肢膝关节屈曲至 90°,术者一手握住前足,轻度外翻后,向下、向后推压,另一手握住胫骨下端后侧向前端提,使距骨头与距骨体两骨折块对合;合并距骨体后脱位时,应先增加畸形,即将踝关节极度背伸,稍向外翻,以解除载距突与距骨体的交锁,并将距骨体向前上方推压,使其复入踝穴,然后用拇指向前顶住距骨体,踝关节稍跖屈,使两骨折块对合;距骨后唇骨折伴有距骨前脱位时,先将踝关节极度跖屈内翻,用拇指压住距骨体的外上方,用力向内后方将其推入踝穴。距骨脱位复位后,往往其后唇骨折片亦随之复位。新鲜骨折手法整复失败,可切开整复。

(二)固定方法

距骨颈骨折整复后,应将踝关节固定在跖屈稍外翻位 8 周;距骨后唇骨折伴有距骨前脱位者,应固定在功能位 4～6 周;切开整复内固定或关节融合术者,应用管形石膏固定踝关节在功能位 3 个月。

(三)练功活动

固定期间应做足趾、膝关节屈伸锻炼,解除固定前 3 周,应开始扶拐逐渐做负重步行锻炼;解除固定后应施行局部按摩,配合中药熏洗,并进行踝关节屈伸、内翻、外翻活动锻炼。施行关节融合术者,则扶拐锻炼时间要长些。

(四)药物治疗

按骨折三期辨证用药,距骨骨折容易引起骨的缺血性坏死,故中后期应重用补气血、益肝肾、壮筋骨的药物,以促进骨折愈合。

(五)手术治疗

距骨颈骨折手法复位不理想可手术切开复位,选用克氏针或加压螺钉固定;距骨体骨折有移位者常需切开复位,用螺丝钉做牢靠的内固定。距骨体缺血性坏死、距骨粉碎性骨折、距骨体陈旧性脱位或并发踝关节严重创伤性关节炎者,可行胫距、距跟关节融合术。

四、预防与调护

同踝部骨折,但骨折早期还需防止足下垂,同时每 2～4 天检查 1 次固定情况,密切注意有无骨折再移位,必要时进行 X 线检查,不可过早把足放在跖屈位。

第十节 趾 骨 骨 折

足趾具有增强足的附着力的功能,可防止人在行走中滑倒,并有辅助足的推进与弹跳作用。故对趾骨骨折的治疗,应要求维持跖趾关节活动的灵活性和足趾跖面没有骨折断端突起。趾骨骨折多见于成年人,其骨折发生率占足部骨折的第 2 位。

一、病因、病机

多因重物砸伤或踢碰硬物所致。前者多为粉碎或纵裂骨折,后者多为横断或斜形骨折,且常合并有皮肤或甲床的损伤。第 5 趾骨由于踢碰外伤的机会多,因此骨折较常见。第 2～4 趾骨骨折较少发生。第 1 趾骨较粗大,其功能也较重要,第 1 趾骨近端骨折亦较常见,远端多为粉碎性骨折。

二、诊查要点

伤趾疼痛、肿胀、有青紫瘀斑。有移位者外观可有畸形,合并皮肤和趾甲损伤,伤后亦容易引起感染。足趾正斜位 X 线片可明确骨折的部位和移位情况。

三、治疗

对无移位的趾骨骨折,可用消肿接骨中药外敷,3～4 周即可治愈,并鼓励患者早期进行功能锻炼。

有移位的骨折,应手法复位。患者正坐,术者用一手拇、示二指捏住患趾近段的内外侧,另一手拇、示二指捏住患趾远段上下侧,在

牵引下,将骨折远端向近端推挤捺正,用竹片小夹板或邻趾固定,
3～4周即可撤除固定。若复位不稳定,或伴有趾骨脱位,可行手术
切开复位,小钢针内固定治疗。钢针经髓腔进入近节趾骨,也可进
入跖骨,固定3～4周即可。有甲下血肿,可在趾甲上开小窗引出。
开放性骨折,清创时拔去趾甲,清除小碎骨,用跖侧皮瓣闭合创口,
视情况可同时用小钢针内固定。

四、预防与调护

固定期间,应抬高患足以促进趾端血液回流,早期进行足踝屈
伸活动,固定期间常规检查趾端末梢血运状态,不可包扎过紧。趾
骨骨折若有皮肤破损,伤后容易引起感染,应注意预防。清创需彻
底,术后注意消毒与保持创面清洁。

第十一节　跖骨骨折

跖骨骨折是足部最常见的骨折。第1与第5跖骨头构成内、外
侧纵弓前方的支重点,与后方足跟构成整个足部主要的3个负重
点。五块跖骨间又构成足的横弓。跖骨中以第1跖骨最粗、最短、
亦最坚强,负重亦最重要,较少骨折。由于其互相间的联系和接近,
除疲劳骨折和第5跖骨基底部骨折外,单独骨折的机会较少。跖骨
骨折后,必须恢复其横弓及纵弓的关系。

一、病因、病理与分类

跖骨骨折因直接暴力、间接暴力或长途行走引起的疲劳骨折。
骨折部位有基底部、体部和颈部。骨折线呈横断、斜行或粉碎。因
跖骨间互相支持,骨折移位多不明显,有时可有向跖侧成角或远、近
端重叠移位。按骨折的原因和解剖部位分为3类。

(一)直接暴力

重物砸伤、车轮碾压足背等引起,多为开放性、粉碎性,骨折多

发生在干部,很少单个跖骨发生,可合并其他足骨骨折。骨折多发生在第2～4跖骨,因局部皮肤血运差,易发生感染或坏死。

(二)间接暴力

以第五跖骨基底部骨折多见。因足内翻扭伤时,附着于其上的腓骨短肌或有时还有第3腓骨肌的猛烈收缩引起,一般骨折无移位或移位不多。

(三)累积应力

因长途行军或缺乏训练的人参加长跑所致,多发于长途行军的士兵。好发于第2、3跖骨颈部,其中尤以第2跖骨多见。主要是由于肌肉疲劳过度,足弓下陷,第2、3跖骨头负重增加,共振的累积超过骨皮质及骨小梁的负担能力,逐渐发生骨折。但骨折处多为不全骨折,同时骨膜产生新骨。此类骨折又叫疲劳骨折。

二、临床表现与诊断

有外伤史或长途步行史,伤后局部疼痛、肿胀、压痛、有纵轴叩击痛、功能活动障碍。疲劳骨折最初为前足痛,劳累后加剧,休息后稍减。2～3周后在局部可摸到有骨性隆凸,X线检查早期常阴性,2～3周后跖骨颈出现球形骨痂,骨折线不清晰。其他骨折,则在伤后常规做足部正斜位X线片。第5跖骨基底部撕脱性骨折应注意与跖骨基底部骨骺未闭合、腓骨长肌腱籽骨相鉴别,后两者肿胀、压痛不明显,骨片光滑、规则,且为双侧性。

三、治疗

无移位骨折、第5跖骨基底部骨折、疲劳骨折可外敷接骨膏,局部夹板固定或夹板制成鞋底型,垫于足底,或石膏托固定,固定时间4～6周,待症状消失后即可行走。第5跖骨基底部骨折X线示骨折线消失时间较长,不必待X线显示骨折线完全消失才行走。有移位骨折,行手法复位。开放骨折,在清创同时,行钢针内固定。

(一)复位手法

在适当麻醉下,先牵引骨折部对应足趾,以矫正成角畸形及重叠移位,同时用另一手的拇指从足底部推压远折端向背,使其复位,如仍残留有侧方移位,在保持牵引下从跖骨之间用拇、示两指,用夹挤分骨法迫使其复位。跖骨骨折上下重叠移位或向足底突起成角必须纠正,否则会妨碍将来足的行走功能,侧方移位时对行走功能影响较少。

(二)固定方法

整复骨干骨折后,可用硬纸板或夹板固定,一般成弧形,以适应足背及足底形状,在跖骨骨间放置分骨垫,上方再放置固定垫,然后取胶布筒,剪成足背样大小,上下各放置 1 个,加压包扎即可。或将托板放在足底,在放好分骨垫及压力垫后,加压包扎,一般固定 4～6 周。

木板鞋固定:适用于多发跖骨骨折,由木板鞋及附加平足垫组成。鞋底板长 28～30 cm,宽 8～9 cm。足跟高 2～3 cm。鞋底板当中靠内侧有一突起长 11 cm,内高 1.5～2 cm,与正常足纵弓相符,底板前部中央有一小突起,圆形,长 7 cm,宽 4 cm,与足横弓相符。两侧板长 24～26 cm,宽 3～3.5 cm,厚 0.3～0.4 cm,靠近足跟两侧绕成半弧形,包绕足跟。用长 6 cm,宽 1 cm 的小竹片穿成扇状竹帘,间距 1 cm,远侧宽 12～13 cm,近侧宽 6～7 cm,与足背部跖骨的排列相符。分骨垫长 3～4 cm。使用方法:在维持牵引下,包缠绷带4～5 层,顺跖骨间隙方向,放置分骨垫,再放置扇形小竹帘,此帘要顺跖骨纵轴方向,其压力才平均,缠绷带 3～4 层,然后穿上木板鞋,两侧木板再用布带结扎固定。

(三)药物治疗

按骨折三期辨证用药,疲劳骨折可加强补肝肾、壮筋骨药物应用。解除固定后,加用下肢洗药熏洗。

(四)功能锻炼

固定期间应做踝部屈伸活动,4 周后试行扶拐不负重行走锻炼。

(五)其他治疗

开放骨折可在清创时做开放复位,细钢针内固定。术后石膏托外固定 4～6 周。

第十二节 髋关节脱位

髋关节脱位占人体大关节脱位的第三位,多为强大暴力所致,故常见于活动能力强的男性青壮年。

一、病因、病机

髋关节脱位根据脱位后股骨头所处的位置,即髂坐线的前、后或线上,分为前脱位、后脱位和中心性脱位3种类型。

(一)髋关节后脱位

多因撞车、塌方等严重暴力而受伤。如发生撞车等车祸时,患者处于架腿而坐的姿势,此时膝前被前方的坐椅抵住;腰骶部被椅背挡住固定;或患者弯腰跪地工作时发生塌方等事故,下腰部或骨盆部被重物砸击。患者处于上述姿势时,髋关节为屈曲、内收、内旋位,此时股骨头部分已越出髋臼后缘,并绷紧关节囊的后壁,同时股骨颈的内缘与髋臼的前缘形成杠杆的支点。如此时膝前暴力沿股骨干纵轴上传冲击髋关节或下腰部遭受外力通过传导冲击髋关节。均会引起股骨头的杠杆支撬力冲破髋关节囊后壁的薄弱点(髂股韧带与坐股韧带之间的间隙,部分为闭孔外肌覆盖)而脱出。

髋关节后脱位的主要病理改变是:关节囊破裂,股骨头脱至关节外的髂翼后(髂骨型)或坐骨后(坐骨型)。由于外展肌、伸髋肌松弛,内收肌群收缩而致髋关节呈轻度屈曲、内收内旋畸形。部分病例伴有髋臼后缘骨折;少数患者由于股骨头脱出时挫压或牵拉而致坐骨神经损伤。

(二)髋关节前脱位

临床较少见,多为从高处坠落,中途大腿内侧被横杆阻挡,或骑马跌落等骑跨伤而致脱位。当髋关节急骤强力外展外旋时,大粗隆与髋臼上缘相撞形成支点,由于杠杆支撬力作用迫使股骨头向前下方薄弱处(髂股韧带与耻股韧带之间的间隙)冲破关节囊而脱出。

髋关节前脱位的主要病理改变是:关节囊前壁破裂,股骨头脱出至闭孔前方(闭孔型、低位型);或脱至耻骨上支水平(耻骨型、高位型)。偶可合并股动脉、股神经、闭孔神经挫伤或拉伤或髋臼前壁骨折。

(三)髋关节中心性脱位

多由传导暴力所致,如车撞、砸伤、侧方挤压暴力等。当暴力撞击大粗隆外侧或髋关节轻度外展外旋位,膝前方受暴力打击,暴力上传导致股骨头撞击髋臼底造成髋臼骨折,如暴力较大可致股骨头冲破髋臼底,连同骨折片部分或完全进入盆腔,形成髋关节中心性脱位。

髋关节中心性脱位的主要病理改变是:股骨头向中线移位,髋臼底粉碎性骨折;严重者股骨头和骨折片一起进入盆腔,或股骨头被骨折片嵌夹。因此准确地讲,髋关节中心性脱位并非单纯性脱位,而是髋臼骨折并髋关节脱位。此外,部分患者可并发骨盆其他部位骨折或股骨颈骨折或股骨干骨折。

二、临床表现

(一)症状

由于髋关节结构稳定,非强大暴力不导致脱位,故临床上患者外伤多较严重。伤后患髋疼痛严重,但须注意的是中心性脱位的疼痛可出现在患侧下腹部(髋臼骨折后形成的血肿刺激)。患肢髋关节功能丧失。

(二)体征

后脱位者患侧臀部膨隆肿胀,大粗隆上移,髋臼前方空虚,可在髂坐线后上方扪及股骨头。外观髋、膝关节轻度屈曲,呈内收内旋畸形,粘膝征阳性;前脱位时,可在髂坐线的前方,即闭孔或耻骨上支处扪及股骨头,患肢髋关节轻度屈曲,呈外展外旋畸形,粘膝征阴性;中心性脱位轻者畸形不明显,重者下肢短缩,且伴有大粗隆内移消失。做肛门指诊可扪及脱至盆腔内的股骨头。

(三)辅助检查

X线检查一般可拍摄髋关节正侧位片。后脱位型见股骨近端呈内收内旋位,位于髋臼的外上方,股骨颈内侧缘与闭孔上缘所连的弧线中断。对疑有髋臼骨折者,可加做 CT 扫描。前脱位型可见股骨头在闭孔内或耻骨上支附近,股骨近端呈极度外展、外旋位,小转子完全显露。中心性脱位则显示髋臼底骨折,股骨头随髋臼骨折片或盆腔骨折块突入盆腔内。中心性脱位应予以 CT 扫描,以了解髋关节损伤情况。骨盆的损伤常常合并骶髂关节的损伤。

三、诊断与鉴别诊断

患者均有明显的外伤史,伤后患侧髋部疼痛、畸形及弹性固定,患髋功能丧失。结合特有的体征及 X 线片即能明确诊断。

典型的髋关节脱位诊断并不困难,但合并股骨干骨折者,由于骨折的疼痛、肿胀及畸形超出和掩盖了髋关节脱位,临床易发生漏诊。此外,初学者可能将髋关节脱位与髋部骨折混淆,鉴别诊断可从致伤外力、年龄、畸形特点、X 线、CT 等方面进行,一般并无困难。

四、治疗

新鲜髋关节脱位,应立即施行手法复位,可配合麻醉。

(一)手法复位

应在充分麻醉、肌肉松弛的条件下进行。

1.髋关节后脱位

(1)屈髋拔伸法:此法简单、安全,常用。患者仰卧于地面木板上,然后用宽布带固定骨盆,并令助手按压两侧髂嵴部,使对抗牵引的力量确实有效;术者面对患者,骑跨于髋、膝关节各屈曲 90°的患肢小腿上(屈曲髋关节有松弛髂腰肌及髂股韧带的作用);然后术者用一手的肘窝套住患肢腘窝部,另一手托住肘后部,沿股骨干纵轴牵伸(使股骨头接近髋臼及关节囊的破裂口,术者可同时下坐,以增加牵引力);在维持牵引下,慢慢内外旋转患肢,以解脱关节囊对股骨头的嵌顿,促使股骨头撑开关节囊的破裂口(必要时可令助手向前、下、内方推挤大粗隆);即可将股骨头纳入髋臼内,此时可闻及弹响声;最后慢慢将患肢外展伸直。一般髋臼骨折片多可同时复位。

(2)回旋法(问号法):其基本动作是患侧膝部在对侧腹部划一

问号(或反问号)。患者体位同前;术者立于患者伤侧,用一肘窝提托患肢腘窝;另一手握患肢踝上部,使患肢屈髋屈膝各90°,然后沿股骨纵轴牵引并慢慢内收内旋髋关节;进一步使髋关节屈曲,使患肢膝部接近对侧髂前上棘和腹壁;在维持牵引下,使髋关节外展外旋;最后伸直下肢。

(3)拔伸足蹬法:患者体位同上,术者两手握患肢踝部,用一足外缘蹬于伤侧坐骨结节及腹股沟内侧,手拉足蹬,身体后仰协同用力,在牵引的同时可将伤肢来回内外旋转,闻及弹响声时提示已复位。

不可使用暴力,以免加重软组织损伤甚至导致股骨颈骨折。

2.髋关节前脱位

(1)屈髋拔伸法:使患者仰卧于地面木板上,然后用宽布带固定骨盆,并令近端助手按压两侧髂嵴部,使对抗牵引的力量确实有效;远端助手双手握患肢小腿上端,并使膝关节屈曲90°,于外展外旋位顺势牵引;在维持牵引力的同时,徐徐将髋关节屈至90°,然后术者双手环抱大腿根部向后外上方牵拉,同时令远端助手将患肢内收(或同时内旋);当闻及入臼声后,慢慢伸直大腿。

(2)回旋法:步骤与髋关节后脱位相反。即先将髋关节外展外旋,然后屈髋屈膝,再内收内旋,最后伸直髋、膝关节。

(3)侧牵复位法:患者体位同前;令助手用宽布带绕过大腿根部内侧,向外上方牵拉;术者两手分别扶持膝、踝部,连续伸屈患侧髋关节,髋关节出现松动感时,即可慢慢内收患肢,闻及弹响声时提示复位成功。

3.中心性脱位

(1)拔伸推拉法:患者仰卧,令近端助手把住腋窝部行反向牵引;远端助手握住患肢踝部,使足中立,髋关节外展30°,轻轻拔伸并旋转患肢。术者一手推顶髂骨;另一手抓住绕过患侧大腿根部的布带,向外牵拉股骨上端。最后比较双侧大粗隆,检查复位效果。轻症患者常可复位成功。

(2)牵引复位法:对采用拔伸推拉法未能复位,股骨头突入盆腔内较严重的患者,应用骨牵引使其逐步复位。首先在股骨髁上做骨牵引穿针,然后在股骨大转子部外侧交叉穿入 1～2 枚螺纹钢针,必须注意穿透内侧皮质,两者的牵引方向成 90°,使其成一合力牵引。两部位牵引重量均为 8～12 kg。牵引期间应定期行 X 线检查,及时调整牵引重量。一般应力争在 2～3 周内使股骨头复位。股骨大转子部穿针亦可用一枚粗钢针由前向后贯穿或钻入一带环螺丝钉,做侧方牵引之用。

复位后患髋畸形消失,被动活动正常,双下肢并齐后等长。X 线摄片显示关节已复位。测量内拉通线、Shoemaker 线正常。如手法复位失败,应仔细分析手法复位失败的原因。常见的原因主要有关节囊形成纽扣孔样交锁;断裂的关节盂唇等卷入关节内;在中心性脱位则可能是股骨颈被骨片嵌夹等。

(二)手术治疗

手法失败者,或合并髋臼骨折、骨折块较大复位不良者,可早期手术切开复位内固定。骨折块可用螺钉或钢板固定。

(三)固定

髋关节脱位复位后合并髋臼骨折者,行骨牵引维持其位置,重量可减为 4～6 kg,时间 8～10 周。中心性脱位复位后继续行骨牵引维持其位置,重量可减为 4～6 kg,时间 8～10 周,直至骨折愈合。

第十三节　膝关节脱位

膝关节由股骨下端、胫骨上端和髌骨组成,关节接触面积较大,关节周围和关节内有坚强的韧带和肌肉保护,故结构比较稳定,只有在受到强大外力时才会发生脱位。膝关节脱位临床上较少见,早期处理不当会造成截肢或终身残疾。

一、病因、病理与分类

膝关节脱位,多因强大暴力作用于股骨下端或胫骨上端所致。

由于作用力不同,胫骨上端向前、向后或向内外侧方脱位及旋转脱位,其中以向前及向内侧脱位者较多见。根据关节腔是否与外界相通,又可分为闭合性与开放性脱位。完全脱位时,不但关节囊、内外侧副韧带发生破裂,关节内交叉韧带、腘肌腱亦可发生撕裂,有的可合并胫骨结节撕脱性骨折、半月板破裂和关节软骨的损伤,腘窝部的神经、血管也可能受挤压或撕裂。

二、临床表现与诊断

伤后膝关节明显畸形,疼痛剧烈、肿胀、功能丧失。因胫骨平台与股骨髁之间不易发生交锁,有时脱位后常可自行复位而没有畸形。检查时皮下可触及胫骨,股骨髁后凸。由于关节囊撕裂,血液流入软组织中,膝部肿胀可不明显。所有患者都必须检查腘动脉和腓总神经损伤的情况。触摸胫后和足背动脉,检查足部皮肤感觉和运动情况,尤其是足背伸和趾背伸情况。X线检查有助于诊断脱位的类型。

三、治疗

(一)闭合复位

确诊后应立即行闭合复位,因伤后受牵拉的血管神经张力增高,膝关节不能置于过伸位,应制动于屈膝15°位。

1.手法复位

患者取仰卧位,第一助手用双手固定伤肢大腿下段,另一助手双手握伤肢踝部及小腿,保持膝关节半屈位做对抗纵向牵引。术者立于伤侧,用双手按脱位的相反方向提拉、按压股骨下端与胫骨上端,如有复位感,畸形消失,即表明已复位。内外侧方脱位牵引后可挤按复位。复位过程中,应注意保护腘窝部的神经、血管,严禁暴力牵拉。复位后持续观察血运情况,若不能触及动脉搏动,可行多普勒检查,必要时行动脉造影检查。

2.固定

无血运障碍者,可采用石膏托固定于屈膝15°位6～8周。有血运障碍征象者,应采用跟骨小重量牵引,暴露伤肢以便观察,直至血运稳定才可改用石膏托固定。伤后 6～8 小时血运情况仍无改善者,应及时进行血管探查,并进行相应的处理。

3.药物治疗

早期宜活血祛瘀,消肿止痛,可用桃红四物汤加泽泻、车前子、延胡索、萆薢、牛膝;中期肿胀已消,瘀血未尽,宜调和营血,祛瘀生新,用和营止痛汤;后期宜补肾壮筋,用补肾壮筋汤治疗。

4.功能锻炼

固定后开始进行股四头肌舒缩锻炼和踝关节、足趾的屈伸活动。解除固定后,练习膝关节的屈曲及伸直活动;待股四头肌肌力恢复,在膝关节屈伸活动较稳定的情况下,才能负重行走。

(二)切开复位

膝关节旋转脱位时,由于股骨内髁从内侧关节囊与股四头肌内侧头肌腹纽扣孔样裂口中穿出,扣孔紧紧套住髁间窝和内收肌结节间,越牵引扣孔越紧,复位往往失败,需行内侧入路,扩大扣孔而复位。

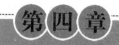

躯干骨折与脱位

第一节　肋　骨　骨　折

肋骨骨折是常见的骨折之一,约占全身骨折的 1.4%,居胸部损伤的首位(占 56%～96%)。本病好发于成年人,多见于 18～50 岁,儿童则极为罕见。肋骨骨折可发生于一根或数根,多发生于第 4～7 肋。第 1～3 肋有锁骨、肩胛骨及胸大、小肌保护,第 7 肋以下构成肋软骨弓,弹性较大;第 11～12 肋为浮肋,均不易骨折。肋骨骨折本身的治疗容易,威胁伤者生命的则是肋骨骨折并发内脏损伤及气胸、血胸和血气胸。

一、病因、病机

直接暴力和间接暴力均可造成肋骨骨折。

(一)直接暴力

直接暴力打击前胸或后胸,在暴力打击处肋骨被迫向胸廓内陷而发生骨折,呈横断或粉碎性,骨折端多向内移位(图 4-1),此类骨折易伤及胸膜和肺脏,造成气胸、血胸、肺挫伤等。第 1、2 肋骨骨折还可损伤臂丛神经、颈交感神经等;下位肋骨骨折易损伤肝、脾、肾脏等。

(二)间接暴力

当暴力作用于胸壁前部,或胸廓受到前后方对挤的暴力,使胸腔的前后径缩短,左右径增长,肋骨被迫向外弯曲凸出,在最突出处发生骨折,多发生在腋中线处(图 4-2)。亦有因暴力打击前胸而后肋骨骨折,或打击后胸而致前肋骨骨折。暴力打击肩前部,使肩部后伸的暴力可使肩胛骨外旋,薄而锐利的肩胛骨内侧缘抵住胸壁可将第 2~7 后肋骨切断,暴力继续作用还可造成锁骨、肩胛骨骨折。间接暴力造成的肋骨骨折多为斜形,骨折端向外突出,偶尔刺破皮肤可造成穿破性骨折,刺破胸膜的机会较少。但第 2~7 后肋骨骨折的骨折端往往向内移位,可刺破胸膜或肺脏而造成气胸、血胸和血气胸。

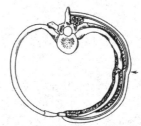

图 4-1　直接暴力引起的骨折端内陷

(三)混合暴力

强大的直接暴力使打击处发生骨折,而其余力未尽,残余力量即成为传达暴力,造成该肋骨的其他处骨折(一骨多段骨折)。这种混合暴力多较强大,甚至可造成多根双处骨折,致肋骨断端游离,使该处胸廓失去支持,形成浮动胸壁(图 4-3),此类骨折合并肺挫伤等内脏损伤的机会较多。

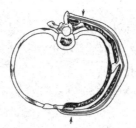

图 4-2　间接前后挤压暴力引起骨折端向外突出

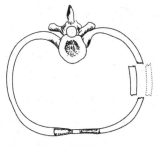

图 4-3　浮动胸壁

（四）肌内收缩

肌肉的急骤而强烈的收缩亦可造成肋骨骨折。老年人因严重咳嗽、喷嚏,肋间肌急骤收缩可致肋骨骨折;产妇过度用力,因肋间肌急剧强烈收缩可造成下部肋骨骨折。若为骨质疏松患者的第一肋骨,在受到不平衡的斜角肌收缩牵拉时发生骨折,故可视为病理性骨折。

二、分类

（一）骨折有无伤口

按骨折有无伤口分为闭合性肋骨骨折和开放性肋骨骨折。

（二）骨折有无移位

按骨折有无移位分为有移位肋骨骨折和无移位肋骨骨折。

（三）骨折的严重程度

按骨折的严重程度分为一处肋骨骨折、多段肋骨骨折。

（四）骨折的数目

按骨折的数目分为单一肋骨骨折、多发性肋骨骨折。

（五）有无并发症

按有无并发症分为单纯肋骨骨折,肋骨骨折合并气胸、血胸(或内脏损伤)。

（六）浮动胸壁(连枷胸)

多根肋骨多处骨折时,该处胸廓失去支持作用,可造成肋骨断段的游离,胸壁软化下陷,形成浮动胸壁,即连枷胸。浮动胸壁在呼吸运动时与正常胸廓步调不一致,出现反常呼吸运动(矛盾呼吸),即吸气时胸内负压增高,正常部分的肋骨上举胸廓扩大,但骨折部分的胸壁反而陷落;呼气时胸内负压减低,正常部分的肋骨下降胸廓缩小,而骨折部分的胸壁反而隆起,这样就减低了肺的呼吸功能。同时两侧胸腔内压力不一致,吸气时伤侧压力较高,呼气时伤侧压力较低,使纵隔在呼吸运动中来回扑动,阻碍静脉内血液回流,影响循环功能,产生呼吸困难、发绀、休克等严重症状。多根肋骨多处骨折时,往往伴有肺的挫伤,肺挫伤后,肺实质内出血、水肿,肺的顺应性大大降低,肺做功增加,影响气血交换。若骨折端损伤胸膜、肺脏,使空气进入胸膜腔,即为气胸;伤及血管时,使血液流入胸膜腔,即为血胸;血胸与气胸同时发生,称为血气胸。

浮动胸壁(连枷胸)分 3 类:①侧位型,特点是邻近数根肋骨骨折的部位在前侧、侧位和后侧位,不稳定的胸壁在侧位,是这 3 类中最常见者。②前位型,肋骨从胸骨两侧离断,或伴有胸骨骨折,使胸壁在呼吸时像摇摆的船一样,吸气时胸壁下陷,呼气时胸壁隆起。③后位型,后胸壁的两侧肋骨多发性骨折,不稳定部分在后位,反常运动因背部肌肉强有力和肩胛的支持,此型罕见,有引起严重机械性和生物化学性异常的后果。

三、临床表现

(一)单根肋骨骨折

病情较轻,患者多能行走,唯咳嗽、深吸气及扭转身躯时疼痛加重;局部微肿,痛点固定,无明显畸形。触诊有骨擦音,胸廓挤压试验阳性,多无全身症状。

(二)多发肋骨骨折

病情较重,可见大片肿胀或有畸形和皮下气肿。呼吸、咳嗽、挺胸会使疼痛加剧,患者多不敢大声说话,喜坐位,常用手保护骨折部位。

(三)多根肋骨两处骨折(连枷胸)

由于骨折两端失去支持,常见胸壁软化而失去正常形态,表现为吸气时骨块向内陷入,呼气时骨块向外膨出,即所谓的连枷胸。因胸腔内两侧压力不等引起纵隔摆动,阻碍静脉血回流,影响循环功能,患者常表现为气急、呼吸困难,甚至出现呼吸窘迫、口唇发绀等危及生命的紧急症状,若存在肺损伤,容易引起呼吸窘迫综合征。

四、诊断

(一)辅助检查

1.X 线检查

胸部 X 线检查非常重要,有助于骨折以及胸内并发症的诊断。凡是胸部外伤患者,疑有骨折,则必须拍摄胸部正、侧位 X 线片,若疑有肋骨腋段骨折应加拍斜位 X 线片,以明确骨折的部位、根数及移位情况。更重要的是检查有无气胸、血胸、肺挫伤、肺不张等并发症的发生及其程度如何。在 X 线片上,还必须仔细观察胸椎、胸骨、锁骨、肩胛骨有无骨折。

2.CT

CT 平扫可以更准确地了解骨折及其移位情况,还可用于对气胸、血胸、肺挫伤等胸部外伤的诊断。

(二)诊断要点

(1)有明显外伤史,局部性胸痛,深呼吸及咳嗽时加重。

(2)骨折处肿胀、有瘀斑,或有畸形,压痛明显,有时可扪及骨擦音。两手分别置于患者胸骨和胸椎,前后挤压胸廓,或左右挤压胸廓,均可引起骨折处疼痛加剧,称为胸廓挤压征阳性,是诊断的主要体征之一。

(3)如果骨折发生于肋骨与肋软骨交接处者,因软骨在 X 线下不显影,必须以查得骨擦音为诊断依据。

(4)严重的胸部挤压伤,气胸或血胸发展迅速,可有气急、呼吸困难、唇甲发绀、脉搏细数,甚至血压下降,休克者应立即抢救,待病情稳定后再做进一步的检查和终结诊断。

(5)多根双处骨折,有反常呼吸,呼吸困难,低氧血症[动脉血气分析氧分压(PaO_2)<8.0 kPa(60 mmHg)、二氧化碳分压(PCO_2)

＞6.7 kPa(50 mmHg)、肺分流≥25％]。

(6)并发气胸者,检查伤侧呼吸运动减弱,呼吸困难,伤侧叩诊呈鼓音,呼吸音及语颤减低或消失,皮下气肿,气管可偏向外侧。

(7)并发血胸者,检查时可见肋间饱满,患侧呼吸运动减弱,叩诊音呈浊音,呼吸音及语颤减弱。必要时可做胸腔穿刺,予以证明。

(8)X线及CT检查对于骨折、气胸、血胸及严重程度的诊断有重要的价值。

五、治疗

治疗的重点是制动、止痛,维持正常的呼吸功能和防治并发症。治疗肋骨骨折时,必须注意胸内重要脏器有无损伤,并及时给予治疗,否则会造成严重后果,甚至危及生命。

(一)单处肋骨骨折的治疗

单处肋骨骨折因有肋间肌固定,很少移位,一般不需整复也能自行愈合,即使对位不良畸形愈合后,亦不妨碍呼吸功能。但肋骨骨折往往累及其附近的骨膜、胸膜,特别易伤及肋间神经,疼痛较剧,特别是咳嗽、深呼吸及躯干部活动时,疼痛加剧,常可导致患者呼吸浅快,通气不足,影响咳嗽排痰,甚至支气管内分泌物潴留,造成肺不张或并发肺炎。因此,治疗应给予局部制动,预防肺部感染,合并有血胸、气胸者,应按血胸、气胸的治疗原则和方法进行处理。

1.复位

单纯肋骨骨折一般不需整复,有移位的骨折如无并发症,可试用下列方法复位。

(1)立位整复法:令患者靠墙站立,术者与患者相对,并用双足踏患者双足,双手通过患者腋下,交叉抱手背后,然后双手扣起肩部,使患者挺胸,骨折断端自然整复。

(2)坐位整复法:嘱患者正坐,挺胸叉腰,术者两手分别捏住骨折近、远端,用提按手法,"使陷者复起,突者复平",将骨折端复位。

(3)卧位整复法:嘱患者仰卧,助手双手平按患者上腹部,令患者用力吸气,至最大限度时再用力咳嗽,同时助手用力按压上腹部,术者以拇指向下按压突起的肋骨骨折端,即可复位。若为凹陷骨折,在咳嗽的同时,术者用双手对挤患部的两侧,使下陷者复起。

2.固定

(1)胶布固定法:患者正坐,在贴胶布的皮肤上涂复方安息香酸酊。患者两臂外展,呼气时使胸围缩至最小,然后屏气,用宽 7~10 cm 的氧化锌胶布,自健侧肩胛中线处开始粘贴,绕过骨折处紧贴至健侧锁骨中线为止,然后以叠瓦状(重叠 1 cm)向上向下各增加 2~3 条,以跨越骨折部上、下各 2 根肋骨为宜。固定后可减轻骨折端摩擦产生的疼痛,其缺点为妨碍呼吸,不利于咳嗽、排痰。多根双处肋骨骨折、老年、肥胖患者不宜采用,对胶布过敏者不宜采用。

(2)半侧弹力胸带固定法:半侧弹力胸带分固定部分、接合部分、三条弹力带和两条肩带。使用方法:将固定部分放置在伤侧,把三条弹力带平行拉紧绕过健侧返回,将末端的尼龙黏合带固定在接合部。两条肩带经过肩部,亦与接合部黏合。该法能够起到有效的固定,减轻疼痛,克服了胶布固定带来的弊端。由于弹力部分的舒缩,有利于呼吸、咳嗽和排痰,而且固定方便,可随时调整松紧。

(二)多根双处肋骨骨折(连枷胸)的治疗

相毗邻的 3 根以上肋骨双处骨折或多根肋骨骨折同时有肋软骨关节脱位,使受累的胸壁失去同胸廓的骨性连接时,就可产生连枷胸,此时胸壁不稳定,失去了支持部分,在吸气时凹向内,呼气时突向外,使伤员借以保持肺膨胀收缩功能的胸腔内负压消失,下气道分泌物集聚,迅速增加通气阻力,降低了肺的顺应性、肺内气体弥散不匀,这些异常变化导致了患者呼吸困难,如果不能及时纠正,则伤员发生进行性低氧血症、碳酸血症、呼吸短促,以至迅速死亡。

刚发生创伤后的连枷胸由于胸壁肌肉显著地痉挛,约 1/3 的伤员还没有反常呼吸运动,肺的顺应性基本正常,大气压和胸膜腔内压的差别还不大。很短时间内,随着机体代谢的需氧量增加,肌肉疲劳,下气道聚集的分泌物排不出,肺的顺应性降低,需要更多的呼吸功能才能使肺再膨胀,大气压和胸膜腔内压之间的差别超过附着在断骨上肌肉上的阻力,即出现胸壁的反常呼吸运动。几乎所有伤员在伤后6~12小时的反常呼吸运动最重。治疗必须立即进行,包括通畅呼吸道的建立和维护,恢复和维护胸壁的稳定性。

1.通畅呼吸道的建立和维护

对有呼吸功能障碍的连枷胸患者,应尽快做气管内插管或气管切开,进行机械通气。有气胸时须用闭式引流排出,否则撕裂的肺可因正压呼吸迅速转变为张力性气胸。对有严重呼吸功能障碍者实施气管内插管或气管切开,能有效改善通气,减轻气道阻力,维护呼吸道通畅,减少呼吸道无效腔,可消除胸壁浮动,纠正低氧血症。

2.恢复和维护胸壁的稳定性

稳定胸壁的方法包括外压固定法、骨牵引固定法和手术内固定法。

(1)外压固定法:最简单、最快的稳定胸壁的方法,是用手掌轻柔持续地压在浮动的胸壁上。如果有沙袋则可压在受累区。在缺乏医疗设备条件下,这种应急措施虽然会降低一些肺活量,但能增加有效的潮气量和通气功能。浮动胸壁范围小者,用半环式胶布固定可达到治疗目的,在胶布下放一块和受累区大小、形状一样的棉垫。也可用绷带或胸带包扎外压固定。外压固定法的不利点为通气功能减少和不能有效地咳嗽,易发生下气道分泌物阻塞、肺炎和肺不张,手压法和卧于患侧法仅为临时应急措施,半环式胶布棉垫固定仅适用于小范围的连枷胸,不适用于前位型或双侧多发肋骨骨折的连枷胸。

(2)骨牵引固定法:大量连枷胸必须实行紧急牵引固定法,用1~2把巾钳快速抓住连枷胸中央的1~2根肋骨,用巾钳提起直到搭起牵引架。如果不是非常紧急的情况,则皮肤须消好毒,手术部位实施局麻,再用巾钳或用粗些钢丝附在大弯针上绕过摆动胸壁的中央肋骨,以有效地提起凹陷的胸壁,前位型连枷胸则切开胸骨皮肤,用钢丝或克氏针经胸骨下面穿过并连到牵引架上,提起胸骨以固定前胸壁,牵引重量需0.5~1 kg,牵引时间一般为1~2周。此法很有效,较巾钳或钢丝的肋骨牵引法的困难和并发症少得多。

骨牵引有许多缺点,如不易选择合适的用作牵引的肋骨,前胸壁固定不能完全消除反常呼吸运动,骨和软组织坏死可引起感染,牵引时间过长可能引起医源性气胸和/或血胸,易造成继发性肋骨畸形愈合,以及牵引期间翻身护理不便等,故此法已不常用。目前只用于急症处理和没有条件施行手术内固定者。

(3)手术内固定法:开胸内固定是治疗连枷胸较理想的方法,适用于需开胸行胸内脏器伤处理的连枷胸伤员;辅助呼吸已2周以上,胸壁反常运动仍未减弱者;前位和侧位连枷胸,特别是肋骨骨折错位明显者。其优点为,严重胸痛很快缓解,仅有手术疼痛;手术能直接观察和治疗致命性胸内病变,迅速而牢固地恢复胸廓的解剖完整性,故伤员恢复较快。手术越早则效果越好,但应在进行气管插管或气管切开、闭式胸腔引流及其他必要的处理之后,再进行开放复位内固定术。

在开胸行胸内脏器伤处理的同时,可将骨折端复位,并用钢丝把两个断端固定在一起。横断骨折可采用穿钢丝固定法。斜形骨折则采用横行钢丝绑捆法,在绑扎处做一小骨槽,以利固定,防止滑脱。亦可采用四孔钢板螺丝钉内固定。术后胸廓塌陷畸形可矫正,反常呼吸消失,呼吸困难缓解。有肺挫伤者,仍应给予气管插管和机械通气,因为内固定术并不能减少气管插管和机械通气的使用时间。

国内外对连枷胸和反常呼吸的病理生理和治疗的研究很多。以往认为连枷胸的主要病理生理改变是反常呼吸运动造成"钟摆式呼吸",它是导致呼吸窘迫、机体缺氧的主要原因。通过动物实验及临床研究,否定了"摆动气"。不少学者强调肺挫伤是其主要的病理改变,认为连枷胸与肺挫伤互为影响,从而使伤势进一步加重,可导致创伤后呼吸功能不全或急性呼吸窘迫综合征。在治疗上按肺挫伤治疗原则处理将能得到更好的效果。

(三)中药治疗

1.内治法

胸廓为心肺之屏障,胸胁为肝经之道路,胸腔为肺之分野,清阳之所在。肋骨骨折必伤气血,轻则离经之血阻滞经络,瘀于胸壁则引起肿胀疼痛,重则淤积胸腔,侵占阳位,逼迫心肺,险象环生。临床根据气血瘀滞的部位和症状表现进行辨证立法,选方用药。

(1)气血瘀滞胸壁:常见于一般肋骨骨折,临床表现为局部症状明显,全身症状较轻,治疗以局部为主,兼顾全身。宜活血理气,通经止痛,方用复元通气散加红花10 g、赤芍12 g、当归12 g。若咳嗽吐痰,加川贝10 g、瓜蒌15 g;若痰液带血,加大小蓟各15 g、茅根30 g。

(2)气血瘀积胸腔:多为肋骨骨折并发气、血胸。临床表现不但局部症状明显,而且全身症状突出,治疗当以全身症状为主而兼顾局部。若气、血胸血量少者,治宜宣肺散瘀,顺气活血止痛,方用顺气活血汤加柴胡10 g、黄芩10 g、桔梗10 g,稳中有降;量多者,治宜活血祛瘀,宽胸理气,方用血府逐瘀汤;若瘀攻心肺,出现危症,应急服独参汤或逐瘀护心散。

(3)中后期病情稳定,胸胁隐隐作痛或陈伤者,治宜理气止痛,通经舒络,接骨续筋,可选用三棱和伤汤、黎峒丸。气血虚者用补中益气汤、十全大补汤。

2.外用药

早、中期外贴消肿止痛膏、接骨续筋膏,后期外贴狗皮膏、万灵膏。

(四)一般处理

1.体位和维持正常呼吸

整复固定后,病情轻者可下地自由活动。重症需卧床者,可取斜坡卧位(半坐卧位);肋骨牵引者取平卧位,并进行腹式呼吸运动锻炼。有痰者,应鼓励患者扶住伤处进行咳痰;若痰液浓稠难以咯出者,可用超声雾化吸入;气管切开者,应定时吸痰。呼吸困难者,应注意观察血氧饱和度、动脉血气分析结果,根据具体情况进行处理,并观察患者的呼吸情况和血压变化等。重症者给氧,一般用面罩或鼻导管给氧,氧浓度≤40%为宜,因长期高浓度吸氧可引起肺损害。若合并肺损伤,出现呼吸窘迫、低氧血症,可用同步呼吸机,施行加压通气,尽快改善通气功能,提高肺的顺应性,保持动脉血氧分压在 7.3 kPa(50 mmHg)以上。

2.封闭疗法

用 0.5％利多卡因 3～5 mL,注射到骨折端及肋间神经周围,止痛效果满意,有利于患者深吸气,咳嗽和排除呼吸道的分泌物,而且可以减少并发症。

3.抗生素的应用

常规使用抗生素,肌内注射或静脉滴入。若胸腔已有感染,可加大其用量。

4.激素的应用

连枷胸伤员多合并有肺损伤,应及时用糖皮质激素治疗,以大量短程为治疗原则。临床常用地塞米松 40～60 mg,1 次,静脉滴注;或泼尼松龙 80～120 mg,每天 1 次,静脉滴注,视病情可连用2～3 天。可减低肺血管阻力,保持血管内膜完整,减少肺组织水肿,减轻右心负担,促进动脉血氧分压回升。

5.支持疗法

合并大量血胸或进行性血胸,应及时输血纠正休克,输液量每天控制在 2 000 mL,同时配合利尿剂,以防发生肺水肿。液体输入应以胶体液为主,不宜单纯输入晶体液。有学者认为肺损伤对液体十分敏感,临床观察到连枷胸伤员在给予生理盐水后常发生呼吸窘迫综合征。因此,用晶体混合液比较合适,如 5％碳酸氢钠、低分子右旋糖酐、清蛋白或甘露醇和适量晶体液组成混合液应用,可以把渗入肺泡、肺间质的液体迅速吸收回血液,消除肺水肿,改善肺功能,防治呼吸窘迫综合征,且可迅速扩容,纠正休克,维护肾功能。

第二节　脊　柱　骨　折

脊柱是人体的支柱,由脊柱骨和椎间盘组成,前者占脊柱长度的 3/4,后者占 1/4,其周围有坚强的韧带相连及很多肌肉附着,具有负荷重力、缓冲震荡、支撑身体、保护脊髓及体腔脏器的功能。

一、病因、病机

(一)屈曲型损伤

从高处坠落时臀部触地躯干前屈,或头枕部触地颈椎前屈,使脊柱相应部位椎体前半部受到上下位椎体、椎间盘的挤压而发生压缩性骨折,其后部的棘上韧带、棘间韧带、关节突关节囊受到牵张应力而断裂,上位椎体向前下方移位,引起半脱位,甚至双侧关节突跳跃脱位,但椎体后侧皮质并未压缩断裂。活动范围较大的下颈椎和胸腰椎结合部(T11~L2)最为多见。平地滑跌臀部触地,躯干前屈暴力小,可发生单纯椎体压缩骨折,多见于中老年人。

(二)过伸型损伤

当患者从高处仰面摔下,背部或腰部撞击木架等物体,被冲击的部位形成杠杆支点,两端继续运动,使脊柱骤然过伸,造成前纵韧带断裂,椎体前下或前上缘撕脱骨折,上位椎体向后移位,棘突椎板相互挤压而断裂。另外,骑车摔倒头面部触地或急刹车乘客头面部撞击挡风玻璃或椅背,使颈椎过度伸展也可致前纵韧带断裂、上位椎体向后移位等类似损伤。

(三)垂直压缩型损伤

高处掉落的物体纵向打击头顶,或跳水时头顶垂直撞击地面,以及人从高处坠落时臀部触地,均可使椎体受到椎间盘挤压而发生粉碎性骨折,骨折块向四周“爆裂”移位,尤其是椎体后侧皮质断裂,骨折块突入椎管造成椎管变形、脊髓损伤。

(四)侧屈型损伤

高处坠落时一侧臀部触地,或因重物压砸使躯干向一侧弯曲,而发生椎体侧方楔形压缩骨折,其对侧受到牵张应力,引起神经根或马尾神经牵拉性损伤。

(五)屈曲旋转型损伤

脊柱受到屈曲和向一侧旋转的两种复合暴力作用,造成棘上、棘间韧带牵拉损伤,旋转轴对侧的小关节囊撕裂、关节突关节脱位,椎管变形,脊髓受压。

(六)水平剪力型损伤

水平剪力型损伤又称安全带型损伤,多属屈曲分离型剪力损伤。高速行驶的汽车在撞车瞬间患者下半身被安全带固定,躯干上部由于惯性而急剧前移,以前柱为枢纽,后、中柱受到牵张力而破裂张开,造成经棘上棘间韧带-后纵韧带-椎间盘水平断裂,或经棘突-椎板-椎体水平骨折,往往移位较大,脊髓损伤多见。

(七)撕脱型损伤

由于肌肉急骤而不协调收缩,造成棘突或横突撕脱性骨折,脊柱的稳定性不受破坏,骨折移位往往较小。

脊柱损伤根据损伤后脊柱的稳定程度分为稳定性损伤与不稳定性损伤。无论是搬运或脊柱活动,骨折无移位趋向者,称为稳定性损伤,如单纯椎体压缩性骨折不超过 1/3、单纯横突棘突骨折等。暴力作用强大,除椎体、附件骨折外,还常伴有韧带、椎间盘损伤,使脊柱的稳定因素大部分被破坏,而在搬运中易发生移位,损伤脊髓或马尾神经,称为不稳定性损伤,如骨折脱位、椎体爆裂性骨折、压缩性骨折超过 1/2 者。

Denis 于 1983 年提出脊柱"三柱"概念,即前纵韧带、椎体及椎间盘前 2/3 为前柱,后纵韧带、椎体及椎间盘后 1/3 为中柱,椎弓、关节突关节、棘突、椎板、黄韧带、棘间韧带、棘上韧带为后柱。脊柱的稳定性主要依赖于中柱的完整。凡损伤累及二柱以上结构均为不稳定性损伤。如爆裂骨折破坏前柱与中柱,屈曲型骨折脱位三柱结构尽遭破坏,均属不稳定性损伤。

脊柱骨折的不稳定可分为 3 度:Ⅰ度为机械性不稳定,如前柱与后柱受累或中柱与后柱受累,可逐渐发生后凸畸形;Ⅱ度为神经性不稳定,由于中柱受累,椎体进一步塌陷而椎管狭窄,使无神经症状者发生神经损害;Ⅲ度为兼有机械及神经不稳定,多为三柱损伤,如骨折脱位等。

二、诊查要点

任何高处坠下、重物落砸、车祸撞击、坍塌事故等均有发生脊柱损伤的可能,应详细了解暴力作用的过程和部位、受伤时的姿势及搬运情况。在颅脑外伤、醉酒意识不清时,应特别注意排除颈椎损伤。

伤后脊柱疼痛及活动障碍为主要症状。额面部皮肤擦伤或挫伤,提示颈椎过伸性损伤;沿脊柱中线自上而下逐个按压棘突,寻找压痛点,发现棘突后突,表明椎体压缩或骨折脱位;棘突周围软组织肿胀、皮下瘀血,说明韧带肌肉断裂;棘突间距增大,说明椎骨脱位或棘间韧带断裂;棘突排列不在一条直线上,表明脊柱有旋转或侧方移位。当椎体只有轻微压缩骨折时,疼痛及功能障碍多不明显,应注意不要漏诊。对任何脊柱损伤患者,均应进行详细的神经系统检查,以排除是否伴有脊髓损伤。

脊柱正侧(斜)位 X 线片可确定脊柱损伤的部位、类型和程度。X 线检查对指导治疗具有极为重要的价值,阅读 X 线片时应明确以下内容:骨折或脱位的部位和类型;椎体压缩、前后左右移位、成角和旋转畸形及其程度;椎管管径改变;棘突间距增大及椎板、关节突、横突、棘突骨折及其程度;判断陈旧性损伤有无不稳定,应拍摄损伤节段的前屈、后伸侧位片。CT 检查能提供椎体椎管矢状径的情况,脊髓受压程度和血肿大小。对于爆裂性骨折及其骨折片进入椎管的诊断很有意义,可为临床施行急诊手术提供依据。MRI 能较清楚地显示椎管内软组织的病理损害程度,在观察脊髓损伤的程度和范围较 CT 优越,对脊髓损伤是否有手术价值及预后可提供有力的依据。肌电图和诱发电位检查有助于评估患者晚期的神经功能。

根据受伤史、临床表现和 X 线检查等可作出诊断。

三、治疗

(一)急救处理

脊柱骨折和脱位的恰当急救处理,对患者的预后有重要意义。在受伤现场就地检查,主要明确两点:第一,脊柱损伤的部位。如患者清醒,可询问并触摸其脊柱疼痛部位。昏迷患者可触摸脊柱后突部位。第二,观察伤员是高位四肢瘫还是下肢瘫,从而确定系颈椎损伤还是胸腰椎损伤,作为搬运时的依据。搬运过程中,应使脊柱保持平直,避免屈曲和扭转。可采用两人或数人在患者一侧,动作一致地平托头、胸、腰、臀、腿的平卧式搬运,或同时扶住患者肩部、腰、髋部的滚动方式,将患者移至担架上。对颈椎损伤者,应由一人专门扶住头部或用沙袋挤住头部,以防颈椎转动。用帆布担架抬运屈曲型骨折者应采用俯卧位。搬运用的担架应为木板担架,切忌用被单提拉两端或一人抬肩、另一人抬腿的搬运法,因其不但会增加患者的痛苦,还可使脊椎移位加重,损伤脊髓。由于导致脊髓损伤的暴力往往巨大,在急救时应特别注意颅脑和重要脏器损伤、休克等的诊断并优先处理,维持呼吸道通畅及生命体征的稳定。

(二)整复方法

根据脊柱损伤的不同类型和程度,选择恰当的复位方法。总的原则是逆损伤机制并充分利用脊柱的稳定结构复位。屈曲型损伤应过伸位复位,过伸型损伤应屈曲位复位。在复位时应注意牵引力的作用方向和大小,防止骨折脱位加重或损伤脊髓。颈椎损伤伴关节交锁应首选颅骨牵引复位法,胸腰椎损伤则可选用下肢牵引复位法或垫枕加腰背肌锻炼复位法。

1.持续牵引复位法

轻度移位、压缩而无关节交锁的颈椎骨折,一般采用枕颌布托牵引。将枕颌布托套枕部与上颌部,通过滑车进行牵引,头颈略后伸,牵引重量为 2～3 kg,持续牵引 3～4 周后改用颈围保护 8～10 周。若颈椎骨折伴有关节交锁者,需用颅骨牵引。牵引方向先由屈曲位开始,当关节突脱位交锁纠正后再改为伸展位,忌一开始就采用伸展位,以免加重关节突相互嵌压交锁和脊髓损伤。增加牵引重量时,要注意观察脊髓损害是否加重及避免过度牵引。椎体间隙明显增宽为过度牵引的常见征象,此时应酌情减轻牵引重量。如重量超过 15 kg 仍未复位,多系关节突骨折嵌顿所致,需改为手术复位。

2.垫枕加腰背肌功能锻炼复位法

早期腰背肌肌肉锻炼可以促进血肿吸收,以骨折处为中心垫软枕高5~10 cm,致腰椎呈过伸位,使得由于椎体压缩而皱折的前纵韧带重新恢复原有张力,并牵拉椎体前缘张开,达到部分甚至全部复位,同时后侧关节突关节关系也得到恢复和改善。

由于腰背肌的不断锻炼,可防止肌肉萎缩,减轻骨质疏松和减少晚期脊柱关节僵硬挛缩的可能。操作时,让患者仰卧于硬板床上,骨折处垫一高5~10 cm 的软枕,待疼痛能够忍受时,尽快进行腰背肌肉锻炼。于仰卧位用头部、双肘及双足作为支撑点,使背、腰、臀部及下肢呈弓形撑起(5 点支撑法),一般在伤后1 周内要达到此种练功要求;逐步过渡到仅用头顶及双足支撑,全身呈弓形撑起(3 点支撑法),在伤后2~3 周内达到此种要求;以后逐步改用双手及双足支撑,全身后伸腾空如拱桥状(四点支撑法),此时练功难度较大,应注意练功安全,防止意外受伤。也可于俯卧位采用飞燕点水练功法锻炼。练功时应注意尽早进行,如伤后超过1 周,由于血肿机化,前纵韧带挛缩,复位效果不良。要鼓励患者主动练功,肌肉收缩持续时间逐渐延长。

3.牵引过伸按压法

患者俯卧硬板床上,两手抓住床头,助手立于患者头侧,两手反持其腋窝处,一助手立于足侧,双手握双踝,两助手同时用力,逐渐进行牵引。牵引3~5 分钟后,足侧助手逐渐将双下肢提起悬离床面,使脊柱得到充分牵引和后伸,当肌肉松弛、椎间隙及前纵韧带被拉开后,术者双手重叠置于骨折后突部位,适当用力下压,借助前纵韧带的伸张力,将压缩之椎体拉开,同时后突畸形得以复平。

4.二桌复位法

用高低不等的二桌,高低差为25~30 cm,平排在一起,将患者置于桌上,患者头部朝高桌,然后将高桌边逐渐移至上臂内侧与颏下处,将低桌渐移至大腿中段处,借助患者体重,使胸腰部悬空。此时术者可用手掌或另加一桌托住患者的腹部,慢慢下沉,以减轻疼痛,达到脊柱过伸的目的,2~5 分钟后,脊柱的胸腰部明显过伸,立即上一石膏背心或金属胸腰过伸支架固定。

5.两踝悬吊复位法

患者俯卧于复位床上,将两踝悬空吊起。如没有复位床,亦可在屋梁上装一滑轮,将双足向上吊起,徐徐悬空,使胸腰段脊柱过伸复位。复位后应注意使用过伸夹板维持复位效果,并注意坚持腰背肌锻炼。

(三)固定方法

牵引结合体位可起到良好的固定作用。如颈椎屈曲型损伤用颅骨牵引结合头颈过伸位固定,过伸型损伤则需保持颈椎屈曲20°～30°位;另外头-胸支架、头颈胸石膏、颈围领等均适用于颈椎损伤。腰椎屈曲压缩性骨折腰部垫枕,使腰椎过伸,结合过伸位夹板支具等,能发挥复位和固定的双重作用。

(四)练功活动

腰背部肌肉的主动收缩可促进骨折复位,防止肌肉僵硬萎缩及慢性腰背疼痛,有助于脊柱稳定。功能锻炼应遵循的原则包括:第一,早期开始。即在损伤复位固定完成后,开始肢体肌肉、关节的主动运动和/或被动运动。功能锻炼愈早开始,恢复愈早,愈晚进行则功能恢复所需的时间愈长,主动运动为主,被动活动为辅。第二,循序渐进,从易到难。第三,根据功能需要进行锻炼。不论对于神经系统,还是肌肉关节本身,只有进行该项功能所需的动作训练,才能达到康复的要求。这就要求制订恰当的功能康复的目标和计划,有针对性地进行康复训练。第四,力量和耐力训练并重。肌肉力量的增长,是通过锻炼逐步达到的,在具有一定肌肉力量的同时,还必须具备力量的持续性,即耐力,才能达到练功的目的。

(五)药物治疗

早期局部肿胀、剧烈疼痛、胃纳不佳、大便秘结、舌苔薄白、脉弦紧,证属气滞血瘀,治宜行气活血,消肿止痛。内服可选用复元活血汤、膈下逐瘀汤加减,外敷消瘀膏或消肿散。兼有少腹胀满、小便不利者,证属瘀血阻滞,膀胱气化失调,治宜活血祛瘀,行气利水,用膈下逐瘀汤合五苓散。若局部持续疼痛、腹满胀痛、大便秘结、苔黄厚腻、脉弦有力,证属血瘀气滞,腑气不通,治宜攻下逐瘀,方用桃核承气汤或大成汤加减。中期肿痛虽消而未尽,仍活动受限,舌暗红、苔薄白、脉弦缓,证属瘀血未尽,筋骨未复,治宜活血和营,接骨续筋,方用接骨紫金丹。后期腰酸腿软、四肢无力、活动后局部隐隐作痛、舌淡苔白、脉虚细,证属肝肾不足,气血两虚,治宜补益肝肾,调养气血,方用六味地黄汤、八珍汤或壮腰健肾汤加减,外贴万应宝珍膏或狗皮膏。

(六)手术治疗

骨折脱位移位明显,闭合复位失败,或骨折块突入椎管压迫脊髓者应选择手术切开复位,恢复椎管管径,解除脊髓压迫,重建脊柱稳定性,利于患者尽早康复训练,并且可减轻护理难度,预防并发症的发生。

四、预防与调护

骨折整复固定后,应鼓励患者早期进行四肢及腰背肌锻炼。行石膏及支架固定者,应早期进行背伸及伸髋活动。严重患者也不应绝对卧床,可于术后在支具保护下起坐。为防止压疮,应在 1～2 小时内帮助患者翻身 1 次,同时进行按摩。一旦病情稳定,患者有力,即可开始练功活动。轻者 8～12 周可下地活动,但应避免弯腰动作,12 周后即可进行脊柱的全面锻炼。

第三节　寰枢椎半脱位

一、概述

寰枢椎半脱位是由于寰椎向前或向后脱位,导致上段颈脊髓受压以致患者出现颈肩上肢疼痛,甚至四肢瘫痪,呼吸肌麻痹而死亡。本病在临床上是很多见的,应及时进行诊断处理。寰枢关节旋转性固定属中医"筋痹""颈小关节错缝"范畴。

寰、枢椎有其解剖和功能的特点。寰椎上方和颅骨底部的枕骨髁组成寰枕关节,担负颅骨,寰、枢椎之间有 4 个关节,中部及外侧各有 2 个关节。在中部,齿状突和寰椎前弓中部组成前关节,齿状突和横韧带组成后关节,称为齿状突关节,寰椎外侧由两侧侧块下关节面和枢椎上关节面组成关节突关节。该关节的关节囊大而松弛,关节面较平坦。活动范围较大,椎间无间盘组织,即局部的解剖结构不够坚固,受到外力容易发生寰枢椎半脱位。寰枕关节的活动范围很小,头部前屈、后伸的活动度各 10°左右,侧屈约 7.5°,头部在寰椎上方无单纯的旋转功能。寰枢关节的主要功能为旋转活动,颈椎的旋转功能由整个颈椎完成。在寰、枢椎中部和外侧关节的协同动作下,头部可向一侧旋转 30°左右,第 3~7 颈椎的旋转功能为 60°左右,整个头部通过颈椎的旋转动作可达 90°左右。

枢椎齿状突在寰椎前弓中部后方,齿状突后面的横韧带附着于寰椎两侧侧块。寰椎前弓、横韧带及两侧侧块在齿状突周围组成一骨纤维环,加上附于齿状突的翼状韧带及齿尖韧带,可防止齿状突向各方向移位,其中横韧带的结构尤为重要,防止头部前屈位时寰椎向前移位;齿状突上方两侧强韧的翼状韧带向外上方止于枕骨髁内侧面,限制头部过度的旋转和侧屈活动;齿状突尖端的细小韧带和枕骨大孔前缘相连,为脊索遗迹。

二、病因、病理

《杂病源流犀烛·筋骨皮肉毛发病源流》指出:“筋急之原。由血脉不荣于筋之故也。”说明营卫不和、气血不畅及经脉阻滞为筋挛的主因。《素问·上古天真论》说:“肝气衰,筋不能动”。说明肝血不足,筋脉失养,其功能就会出现异常,症见筋急强硬,牵张不利,甚则拘急短缩等。根据本病发病特点,其病因病机概述如下。

(一)风邪外感,颈筋失养

素体气虚或有颈部挫伤迁延不愈者,因风邪易感,导致营卫失调,气血不畅,不能濡养颈筋而发生筋挛、短缩。如果长期痉挛,局部气血更加瘀滞,筋脉更加失养,以致形成恶性循环,而发本病。

(二)肝血不足,筋失充养

中医学认为,"肝主筋,其华在爪""肝气衰,筋不能动"。说明肝藏血、主筋,肝血不足,筋脉失养,其功能就会出现异常,症见项强、筋拘挛短缩等。

三、临床表现

寰椎在枢椎上方,向前、旋转及侧方等半脱位病变,依脱位程度及不同病情可出现以下症状和体征。

(一)全身症状

因为多无外伤史,或只有轻微外伤史。但少数有炎症者可能发热 38～40 ℃,此时应密切注意,防止发生死亡。

(二)局部症状

头痛和出现颈项肌痉挛,颈项部疼痛,并可向肩、臂放射。头部以旋转受限为主要症状。寰椎前脱位时,前弓突向咽部,可表现声音细小和吞咽困难,而枢椎棘突则后突明显可有压痛,如为单侧脱位,头偏向脱位侧,下颌则转向对侧,患者多用手托持颌部。

(三)先天性自发性寰枢椎脱位

脊髓压迫症状轻微,或无症状,或开始是较轻的四肢一过性轻瘫,久之如处理不当也可逐渐加重。也与脱位的局部情况有关,如当游离的齿状突与寰椎一同前脱位或单侧旋转脱位时,脊髓受压较轻,当寰椎单独前脱时,脊髓受压较重。

(四)椎动脉受压

单独寰椎脱位一般无脑部症状,当寰椎脱位使椎动脉弯曲时,或发生部分或完全闭塞时,可出现椎-基动脉供血不全症状。如头痛,头晕,耳鸣,视力模糊等症状。寰椎向前半脱位,位于寰椎横突孔中的椎动脉受到牵扯而引起椎-基底动脉系供血不全,前庭神经核或迷路缺血可引起眩晕症状;大脑后动脉支配的枕叶部视中枢以及眼动脉系缺血,患者可发生视力障碍。

(五)颈髓或延髓损害所引起的症状

颈髓部压迫性病变可引起肢体麻木、力弱或颈肌萎缩等症状和体征;延髓部缺血性病变多累及延髓外侧及前内侧,临床上表现为四肢运动麻痹、构音障碍及吞咽困难等症状。

四、诊断要点

明确的外伤史可与其他原因所致半脱位相鉴别。并需借助X线摄片,排除上颈椎其他部位损伤。X线开口位片主要特征表现是枢椎齿状突与寰椎侧块间距不对称。侧位X线片能清楚显示齿状突和寰枢前弓之前距离变化,正常情况下在3 mm以内,必要时作CT扫描,可以与寰枢椎椎弓骨折及颈椎畸形鉴别。诊断此病的程度需X线平片与CT扫描相互配合并密切结合临床症状和体征做出正确的诊断。现就要点归纳如下。

(1)成年患者常有头颈部外伤史;儿童在发病前多有头颈部感染病史或外伤史;老年患者可能有病期较久的颈椎类风湿病史。

(2)患者多有颈部疼痛、活动受限等症状,年幼患儿或学龄儿童多呈现斜颈。重症患者可出现肢体麻木或运动麻痹症状。

(3)拇指触诊检查患者后颈部,可发现寰椎或枢椎有旋转移位,寰椎横突或枢椎棘突及患侧寰枢关节部肿胀、压痛。

(4)颈椎侧位片显示寰齿间距增大,寰椎椎管前后径减小;$C_{1\sim2}$开口位片显示齿状突和侧块的间距不等、寰枢关节间隙不平行或有侧方移位等。

由于颈部疾病而发斜颈者居多。本病之斜颈表现为健侧颈筋痉挛,而非患侧痉挛。同时斜颈不能复位。抓住这两点,本病不难诊断。

五、鉴别诊断

(一)落枕

本病与寰枢关节错缝容易混同,病因症状大致相似,但压痛点在肌肉,头旋转俯仰时虽有疼痛,但仍可自行活动。

(二)颈椎脱位与骨折

除颈椎运动障碍外,举头无力是其主症,故每做一动作时,患者必以两手保护其头或用两手捧头缓慢步行,X线拍片可以确诊。

(三)颈椎结核

无明显外伤史,发病缓慢,由轻到重,一般有结核病史和全身症状,如面色苍白,颧红,无力,盗汗,潮热等。好发于学龄儿童,X线拍片,早期不明显,晚期可见骨质破坏。

六、中医治疗

(一)中药内治法

本病中药内治法不能使斜颈恢复,但对缓解颈部疼痛、痉挛有所帮助,是配合非手术治疗的理想方法。

1.风邪外感,筋脉失养

颈筋失养急性发作期或初期,颈部偏斜,固定不动。同时有恶风或恶寒,发热,汗出,颈项拘挛,咽痛口渴,咳嗽等。舌淡红,苔薄白或薄黄,脉浮缓。

治则:解肌发表,调和营卫。

风热型和风寒型治法不同,具体如下。

风热型:银翘散加减:银花 15 g,连翘 12 g,薄荷 3 g,牛蒡子10 g,荆芥 10 g,桑叶 10 g,桔梗 10 g,芦根 30 g,板蓝根 10 g,黄芩10 g。

风寒型:桂枝汤加味:桂枝 10 g,甘草 10 g,白芍 10 g,黄芩10 g,生地 10 g,干姜 6 g。

2.湿热内阻,清阳不升

筋失充养,斜颈日久,难以复位。同时伴有颈筋挛缩强直,头屈伸不利,上肢麻木,五心烦热,口苦,舌红,苔黄稍腻,脉弦细数。

治则:清热燥湿,升阳祛水。

清燥汤加减:黄连 6 g,黄柏 10 g,当归 12 g,生地 12 g,猪苓10 g,泽泻 12 g,苍术 12 g,茯苓 15 g,生黄芪 30 g,党参 12 g,白术12 g,赤芍 12 g,麦冬 12 g,甘草 6 g。

(二)针灸

(1)大椎、曲池。

(2)风池、合谷、足三里。

（三）整复

在充分了解病情后，方可治疗。一般不用麻醉。

1.手法整复

患者仰卧位，头探出床头，助手两手扳住两肩固定身体，医师用一手托枕部（头后），一手托下颌，使头处于仰位，进行拔伸。不论哪种类型，首先都用此法，拔伸力要大些，在拔伸情况下缓慢地进行头的轻度前后（即俯仰）活动和试探进行旋转活动，活动范围不能太大，以达到骨折和脱位复位，和舒理筋络为目的。病情较轻的寰枢椎半脱位患者可行手法治疗。寰枢椎如有旋转移位，可行轻手法复位治疗。复位后在5～6周内患者需限制颈部活动，后颈、肩部温热敷，定期复查，直至患椎稳定、症状缓解为止。病期较久的病例多有颈肌痉挛，手法治疗较困难者，可做按摩或适当的颈部功能练习，以改善颈部活动范围，便于进一步手法治疗。症状较轻的患者可从事轻工作，预防头颈部外伤，需定期复查，采取适当的治疗措施。寰椎前脱位严重，有重度锥体束损害体征的患者，不宜行手法复位治疗。

2.牵引

《普济方》介绍颈椎骨折脱位用牵头推肩法治疗，让患者仰卧床上，医者坐于患者头前，用双手牵头，用双足踏在患者双肩上并用力向下推，形成相对牵引以复其位。复位后可采用枕颌带牵引，牵引重量2～3千克，牵引体位要使头过伸位，牵引时间3～4周，撤除牵引后，可用颈托固定，下床活动。

3.固定方法

病情较轻者，复位后不用牵引，可特制一高约12 cm，宽约8 cm，长约20 cm的枕头，放在患者颈后，使头呈过伸位仰卧休养即。2～3周可以离床，换颈托固定之。

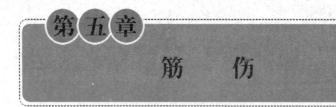

第五章

筋　伤

第一节　颈肌筋膜纤维织炎

落枕又称失枕,现代医学称为颈肌筋膜纤维织炎,是因睡眠姿势不良或风寒侵袭所致。临床上以急性颈部肌肉痉挛、强直、酸胀、疼痛,以致转动失灵为主要症状,轻者 4～5 天自愈,重者疼痛并可向头部及上肢放射,延至数周不愈。成人多见,好发于冬春季节。落枕为单纯的肌肉痉挛,成年人若经常发作,常为颈椎病的前驱症状。

一、病因、病理

体质虚弱,劳累过度,睡眠时枕头过高或过硬,或睡眠时姿势欠妥,头颈过度偏转,使颈项肌肉受到长时间牵拉,而处于过度伸展状态,发生静力性损伤,引起肌肉痉挛、疼痛。长期伏案工作,肌肉缺乏锻炼,或肩扛重物,使颈项部肌肉受损,肌力失衡,或突然变换体位,均可使颈部肌肉纤维撕裂、颈椎小关节紊乱而导致发病。

此外,严冬受寒、盛夏贪凉等所致的颈背部遭受风寒湿邪侵袭也是常见病因。由于风寒湿邪浸淫可致颈项部经络痹阻,气血循行障碍,筋肌失养而致筋硬、筋强,从而拘挛疼痛,引起功能障碍。

二、诊断要点

(一)症状

颈项部肌肉痉挛,功能障碍。多于晨起出现颈部疼痛,活动不利。疼痛可放射至肩部、上背部,头部常向患侧㖞斜,呈斜颈外观。

(二)体征

触之肌肉僵硬,可有条索感、块状感,压之疼痛,斜方肌及大小菱形肌部位亦常有压痛。常见的胸锁乳突肌压痛点在肌肉走行区;斜方肌颈部压痛在胸锁乳突肌起点深处及第一肋水平处最为明显,斜方肌疼痛可牵涉到枕骨和全部胸椎棘突;肩胛提肌的压痛点常在肩胛骨内上角处,并向枕部、颞部及上肢放散。颈椎后关节紊乱、错缝者,可触及棘突歪向患侧或另一侧饱满感,其项韧带钝厚,有明显压痛,并可向前、向下沿臂放射。

(三)辅助检查

X线摄片可见颈曲多有明显变直或反曲。

(四)鉴别

注意与颈椎病、先天性斜颈、颈椎间盘突出症等相鉴别。

三.针灸治疗法

(一)毫针法

1.取穴

主穴取风池、天柱、悬钟、后溪、落枕穴;配穴:肩中俞、大椎、人中、外关、$C_{2\sim7}$夹脊穴、阿是穴。

2.操作

每次选3～5穴。先刺阿是穴,不留针,继刺落枕穴或悬钟穴,捻针时嘱患者活动颈项,强痛多可缓解或消失,最后刺近部诸穴。均用泻法。悬钟穴直刺1～1.5寸,使局部及踝关节酸胀,若针感上传者疗效更佳。落枕穴针尖向腕后方深刺1～1.5寸,使酸、胀、重感向上臂放射。人中穴针尖向上斜刺3～5分,以眼泪流出为度。

(二)电针法

1.取穴

风池、肩井、悬钟。

2.操作

患者仰卧位,均刺患侧。风池穴深刺0.8～1.2寸(向鼻尖斜刺);肩井穴深刺 0.5 寸;悬钟穴深刺 1.5～2 寸(针刺时用补法)。针用泻法,进针后强刺激,使患者有麻胀感,将 G-6805 治疗仪线夹放置在肩井、悬钟穴,频率 50～80 次/分。将 TDP 照射在颈项部,留针 40 分钟。嘱患者轻轻摇动颈项,强痛可显著缓解。

(三)眼针法

1.取穴

主穴上焦;配穴根据肺、大小肠区穴赤络变化而定,如鲜红即取之。

2.操作

针具选用 0.5 寸 32 号不锈钢针,常规消毒后,用左手按住眼球,使眼眶皮肤绷紧,右手持针,轻轻刺入,直刺进针,深度为 2～3 分,也可在经区范围内沿皮横刺,不用手法,如进针后未得气,可将针稍提出一点,调整后重新刺入。留针 20 分钟,留针期间嘱患者做各方向的颈部活动,幅度由小到大。每天 1 次,连续 3 天。

(四)耳针法

1.取穴

取患侧耳郭神门、颈、枕穴。

2.操作

耳郭皮肤经严格常规消毒后,用 28 号 0.5 寸毫针,分别刺入上述 3 穴,采用捻转手法,使针刺局部产生胀、热、痛感为度。千万避免刺穿耳郭,以免感染。留针 30 分钟,间隔 10 分钟行针 1 次,使整个针刺过程均保持较强针感。出针时按压针孔,以防引起局部血肿。针刺同时,嘱患者做颈部前屈后仰、左右旋转活动。

(五)鼻针法

1.选点

鼻针的穴称为点,因为有一穴一点、二点、三点的。一般选颈点,该点在鼻骨上端两侧各一点,可用针柄末端在点附近平均用力,酸痛明显或出现小凹陷即是。

2.操作

取 0.5 寸 32 号针直刺,不可穿透鼻软骨,轻轻捻转,平补平泻,患者有酸麻痛感觉。每10分钟行针1次,共留针30分钟。

(六)刮痧法

1.定位

刮拭所循经脉以督脉、手足太阳经及足少阳经为主。

2.操作

患者取坐位,暴露选定的刮痧部位,用润滑剂均匀涂抹后用刮痧板依次刮拭。先自风府循督脉向下经大椎以补法刮拭至第3胸椎,再以平补平泻手法由内上向外下方刮拭肩中俞、肩外俞、秉风、天宗等穴。然后从风池向下经肩井刮向肩髃,经臂臑、曲池、外关至合谷,重点刮拭穴位所在处。最后点按刮拭后溪、落枕及悬钟穴。共刮5分钟左右,以使皮肤出痧点为好,或使患者感到疼痛缓解即可。刮痧后症状仍未完全消失者,可于1～3天内在痧退后再行刮拭。施术中注意勿使患者受凉,刮痧后暂勿洗冷水澡。嘱患者将枕头的高度调整适宜,勿长时间低头工作,常作颈项部活动等。

(七)走罐法

1.定位

辨别疼痛累及肌束,选定走罐部位,依据经络循行部位,确定走罐范围。①依据疼痛、压痛部位辨别所累及的肌束:胸锁乳突肌压痛点在肌束走行区;斜角肌压痛点在胸锁乳突肌起点深处及第一肋水平处;斜方肌疼痛可牵涉到枕骨和全部胸椎棘突;肩胛提肌压痛点在肩胛骨内上角处,疼痛并向枕部、肩臂部放射;若胸锁乳突肌、斜角肌受累则主要在颈侧部、颈后三角以及胸锁乳突肌走行区施术;斜方肌、肩胛提肌受累,则在颈后部及斜方肌走行区施术。②按经络循行部位确定走罐范围:天柱→肩髃,哑门→肩贞,哑门→至阳或命门,大杼→膈俞或肾俞,附分→膈俞或志室。

2.操作

采用大、中、小号玻璃火罐,先在选定的走罐部位的皮肤上涂抹润滑油,采用大小适当的火罐拔罐,循经往返运动,至皮肤潮红或红紫,并出现成片的痧疹为度。一般背部用中号或大号罐,颈部用中号或小号罐,骨缝及关节处多用小罐。隔1～2天治疗1次。

(八)艾灸法

1.取穴

阿是穴、天柱、肩中俞、悬钟。

2.操作

常用艾条灸、艾炷灸,每穴灸10～20分钟或5～7壮,每天2次。

3.禁忌

高血压患者不宜重灸。

(九)傍针刺法

1.取穴

阿是穴、中渚。

2.操作

患者取坐位,用30号1.5寸毫针在阿是穴处用傍针刺,再刺对侧中渚穴(即病位在左,刺右侧中渚穴;病位在右,刺左侧中渚穴),行强刺激手法,使患侧局部产生较强针感。留针30分钟,中间运针1～2次。如疼痛部位偏向后侧则改中渚穴为后溪穴即可。

(十)小针刀法

1.定位

患者低头,头偏健侧坐在凳子上,术者立于患侧,于胸锁乳突肌、斜方肌、肩胛提肌等部位寻找压痛点。

2.操作

在治疗点做好标记,戴无菌手套,皮肤常规消毒,使刀口线和肌纤维、血管、神经走向一致,垂直皮肤进针,达骨面,此时病患局部出现酸、沉、胀等感觉,甚至沿神经支配区域出现酸、沉、胀等感觉,行纵行剥离横向疏通等手法。手法完成即出刀,外敷创可贴,一般1次即愈。

(十一)腕踝针法

1.取穴

选上5区,伴斜方肌疼痛者加上6区。

2.操作

取30号2寸毫针,针尖向上,沿皮下浅表层刺入约1.5寸,针下有松软感,患者无酸胀等感觉,留针30分钟。留针过程中患者做颈部运动。每天1次,5天为1个疗程。

(十二)梅花针法

1.取穴

大椎、肩井、肩中俞、风池、颈夹脊穴、阿是穴。

2.操作

自上而下,自内而外,沿穴间连线叩刺。阿是穴重叩,使局部皮肤发红或微出血,叩后可拔火罐,每天1～2次。

(十三)毫针弹拨法

1.定位

进针点选择按照"其病在筋,能屈不能伸"的原理。首先根据患者颈部活动受限的方位,确定受损肌肉。然后顺着损伤的肌肉向起始端,少数病例向抵止端方向细心循摸,找出条索、块状、筋结等阳性反应物作为进针点。进针点大多数分布在$C_{2～4}$棘突两旁,以及乳突前下方、后下方。一般选取1～3个进针点。

2.操作

用75％乙醇常规消毒进针点周围皮肤。将0.5寸或1.5寸不锈钢毫针快速刺入进针点,直中反应物,患者感觉酸胀得气后,术者感觉针下沉紧时,沿肌肉纵轴方向将针柄快速上下摇动数次,然后沿肌肉横轴方向将针柄快速左右弹拨数次,如此反复数次,时间约1分钟即起针。每天针刺1次。

(十四)刺络拔罐法

1.取穴

肩井(患侧)、大椎穴及大椎穴旁开0.5～1.0寸(双侧)。

2.操作

嘱患者面向椅背坐下,双手盘放在椅背上,全身肌肉自然放松;按摩肩井穴(患侧)、大椎穴及大椎穴旁开0.5～1.0寸(双侧),以敏感点为佳(痛点或酸胀点)约1分钟,待有酸麻胀感后,将以上部位常规消毒,然后取消毒过的大三棱针,在此4个穴位点点刺放血,并立即以闪火在肩井及大椎穴上拔2个火罐。10分钟便可起罐,用乙醇棉球擦去穴位上所吸出的血,一般出血0.5～2 mL。这时活动颈部,顿感疼痛消失,活动自如。

(十五)穴位注射法

1.取穴

天柱、足三里。

2.操作

取当归注射液 2 mL,复方氨林巴比妥 2 mL,维生素 B_{12} 1 mL,抽入注射器摇匀。将所取患侧穴位常规消毒后,先刺入天柱穴,在皮下推药 1～2 mL,剩余药液注入足三里穴。

四、推拿治疗法

(一)点穴舒筋法

先掐后溪,搓风池,即用拇指、示指或中指末节呈屈曲状,以屈曲的指端掐后溪穴,掐后轻揉之;拇指指腹揉按或用手横搓风池,掐、按时有酸、麻、胀、痛感并向四周辐射。然后推肩井,推脊柱,即令患者正坐,术者站于背后,一手扶患者肩峰处,一手用大拇指指腹由颈部向肩井穴斜推,推时可感觉手下有一硬条索状物,推至散止;用大拇指指腹由大椎向下推至尾椎数次。再点按阿是穴,即找到阿是穴后,以重手法点按,而后用轻手法揉之。最后施疏皮法活血散瘀,疏通经络,即用拇指和示指反复提捻患者的肩部、颈部皮肤。一般经治1～2次即可痊愈,重者3～4次亦可收到良好效果。

(二)点按捏揉法

让患者端坐于治疗凳上,施术者站其身旁,先用右手着力,反复捏揉颈项两侧肌肉韧带,对其患处肌肉痉挛结节要进行重点反复捏揉,以促使其痉挛缓解,肌肉放松。再用右手拇指尖着力,反复点揉风府、风池、天柱、大椎等穴。再用右手反复拿揉肩井等穴及肩部肌肉。再用右手拇指尖力,反复点揉患侧天宗穴,并逐渐加大用力,促使其肌肉痉挛得到缓解。在点揉的同时用力点拨,使局部产生较强烈的酸麻胀感,并令患者左右摇头,旋转颈部,至其疼痛缓解,转动灵活为止。再用双手呈半握拳,反复拍打患者颈肩部。开始手法要轻,逐渐加大用力。最后再用手掌着力,反复按揉颈项及肩部肌肉,以调理其气血。

(三)旋颈斜扳法

(1)患者坐位,用轻揉的滚法、一指禅推法在患侧颈及肩部治疗,配合轻缓的头部前屈、后伸及左右旋转活动。再用拿法提拿颈项及肩部,或弹拨紧张的肌肉,使之逐渐放松。

(2)主动放松颈项部肌肉,用摇法治疗,使颈项做轻缓的旋转,摇动数次后,在颈部微向前屈位时,迅速向患侧加大旋转幅度作扳法。手法要稳妥而快速,旋转幅度要在患者能忍受的幅度之内。

(3)患者坐位,按拿风池、风府、风门、肩井、天宗等穴,手法由轻到重。再拿颈椎棘突两侧的肌肉。最后可在患部用擦法和热敷,以活血止痛。

(四)陈建魁法

(1)患者正坐,术者站于背后,按摩肌肉使之放松,自上而下顺次按压棘突及两旁肌肉,将头向患侧推动,然后按压患侧肌肉5～6分钟。

(2)对于肌肉强直不能低头的,按压风门、天柱、肩井穴20分钟,同时使之低头。

(3)头部下垂影响转头的,术者站于患者侧面,一手把住患者下颌骨,用手缓慢将头向上仰起。另一手按压天柱、风池、风门、肩井等穴20分钟,然后双手把住头部向左右摇晃,使肌肉放松。最后加针灸,取穴大椎、风门、天柱、肩井。

(五)刘寿山法

1.摇晃转捻法

术者两手拇指置于患者枕后,四指托住下颌,前臂压住肩部,将头向健侧提起,做旋转活动,再将头向前屈、向后伸、向健侧活动,然后一手托住下颌,另一手拇指压住疼痛部位,将头向患侧后方旋转。

2.提捏法

拇指、示指拿住僵硬的肌肉,向上提捏。

3.点穴开筋法

点百会、风池、肩井、肩髎、曲池、手三里、内关、外关、合谷、列缺等穴。

4.拨筋法

一手托肘,在极泉穴弹拨,以使患者五指麻胀为度。

5.捻散法

用大鱼际按压肩部肌肉。

6.捋顺法

一手拿住腕部,一手由肩部沿上肢外侧向下捋,直到手指,再由内侧自上而下顺之到达肩部。

第二节　颈椎间盘突出症

颈椎间盘突出症是由颈部创伤、退行性变等因素导致。颈椎间盘变性、压缩、纤维环破裂及髓核脱出,刺激或压迫颈椎动脉、脊神经、脊髓等,引起头痛、眩晕;心悸、胸闷;颈部酸胀、活动受限;肩背部疼痛、上肢麻木胀痛;步态失稳、四肢无力等症状和体征,严重时发生高位截瘫危及生命。

一般将颈椎间盘突出症按发病的缓急分为 2 类:急性颈椎间盘突出症与慢性颈椎间盘突出症。急性颈椎间盘突出症致伤原因主要是加速暴力使头部快速摆动导致椎间盘组织的损伤,多见于交通事故或体育运动,可由任意方向的撞击或挤压致伤。其中有退变基础的患者可在较轻的暴力下就出现椎间盘突出。慢性颈椎间盘突出症见于长期的不良姿势或高负荷的运动,导致颈椎间盘髓核、纤维环、软骨板,尤其是髓核发生不同程度的退行性病变后,在很长一段时期(数年到数十年)内表现为逐渐加重的颈部疼痛、四肢麻木无力等症状。本病在临床上并不少见,其明确诊断主要依赖磁共振成像(MRI)检查上观察到突出椎间盘和脊髓受压,并有相应临床症状。

一、常见发病原因

（一）椎间盘退变

椎间盘退变是椎间盘突出的最基本病因,生物力学的改变、椎间盘组织的营养供应减少、椎间盘细胞的过度凋亡、自身免疫、炎症及细胞因子、基质酶活性改变等因素促成椎间盘退变,进而导致突出。

（二）慢性劳损

如不良的睡眠、枕头的高度不当或垫的部位不妥,反复落枕者患病率也较高。另外,工作姿势不当,尤其是长期伏案工作者发病率较高。再者,有些不适当的体育锻炼也会增加发病率,如不得法的倒立、翻筋斗等。

（三）外伤

在颈椎退变、失稳的基础上,头颈部的外伤更易诱发颈椎间盘突出的产生与复发。

二、发病机制

颈椎间盘在解剖结构方面有以下特点:①颈部椎间盘的总高度约为颈部脊柱高度的 $20\%\sim24\%$。颈椎间盘的髓核体积较小,且位于椎间隙的前部,颈椎间盘间隙呈前高后低,髓核趋向于停留在椎间隙的前部。②颈椎间盘的后部纤维环较厚且较坚韧,整个纤维环后部都被坚韧而双层的后纵韧带所加强,正常情况下使髓核不易穿破后方纤维环及后纵韧带突入椎管。③髓核富含水分(含水量在 80% 左右,随年龄增长而递减,老年人可低于 70%)和类似粘蛋白组织。髓核具有较高的膨胀性,受到压力时,含水量减少;解除压力时又吸收水分,体积增大,使髓核能较好地调节椎间盘内压力。④椎间盘的血液供应随年龄增长而逐年减少,血管口径变细,一般在 13 岁以后已无血管再穿入深层。所以,在劳损和退变后,椎间盘的修复能力相对较弱。⑤颈椎椎体后外缘有骨性隆起形成钩椎关节,部分加强了后外侧纤维环的牢固性,使髓核不易向后外侧突入椎间孔压迫神经根。⑥颈神经根向外侧横行,在椎管内行程短,一般不与下位椎间盘接触。因此,颈椎间盘向后方突出时颈神经很少受累,只在颈椎间盘向后外侧突出侵入椎间孔时才易使颈神经受累。

在椎间盘发生退行性改变的基础上,头颈部受到一定的外力作用后使纤维环破裂,髓核突出而引起颈髓或神经根受压。慢性颈椎间盘突出症以第5～6、6～7颈椎间隙发病率最高,占85%～90%,多见于30岁以上中壮年,男性多于女性,其次为第4～5颈椎间隙。较大的暴力,常见如车祸造成的颈椎过伸性损伤,可造成急性颈椎间盘突出症。局部椎间盘切应力加大,致使损伤部位一过性前后移位、椎间盘突出,而无骨折脱位;颈髓出现不同程度损伤,病理上表现有出血、水肿、横断和变性等变化。急性颈椎间盘突出对脊髓的损伤包括两部分,外伤当时的急性暴力损伤及钝性压迫导致脊髓血运障碍和组织水肿的继发损伤。无论急性或慢性颈椎间盘突出症,均可出现多个间隙受累。

三、临床表现

本病青壮年发病多,男性多于女性,对于颈椎管矢状径较宽者,发病年龄亦可偏大。绝大部分患者发生在第5～6、6～7颈椎部位。急性发病患者多有外伤史,在出现脊髓神经症状的同时,多伴有颈部的疼痛,颈椎不负重情况下可有部分缓解,但活动后症状多可加重。根据临床病理解剖上,椎间盘压迫部位的不同,受压组织也不尽相同,所表现出的临床表现也不一致,因此,临床上将其分为中央型、侧方型和旁中央型3种类型(图5-1),现分述如下。

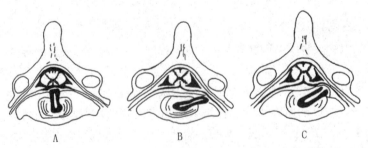

图 5-1 颈椎间盘突出症分型

A.颈椎间盘突出—中央型;B.颈椎间盘突出—侧方型;C.颈椎间盘突出—旁中央型

（一）中央型颈椎间盘突出症

本型颈椎间盘突出症主要是颈椎后纵韧带和纤维环中部破裂，髓核由椎间隙后缘正中部位向椎管内突出，向后压迫颈部脊髓，而出现压迫节段以上运动神经元受累为主的症状。

1.颈部症状

中央型颈椎间盘突出症不伴有或者很少伴有颈部疼痛和颈部僵硬等症状。

2.运动功能

主要表现为以四肢肌力降低为主的临床症状。产生机制主要是突出的颈椎间盘对颈髓的锥体束（皮质脊髓束）直接压迫或者压迫而致的局部缺血造成。锥体束内神经纤维由脊髓内部向外依次为颈、上肢、胸部、腰部、下肢和骶尾部，按照锥体束受累部位的不同，可将其分为中央型、周围型和前中央血管型。

（1）中央型：主要表现为锥体束深部纤维束最先受累，由于该纤维束较其他纤维束更靠近脊髓中央，故称为中央型。最先表现出的为上肢症状，而下肢症状出现则较晚。其主要原因为突出的颈椎间盘组织压迫刺激单侧或双侧的沟动脉引起锥体束内部纤维缺血改变所引起。

（2）周围型：指突出的颈椎间盘组织直接压迫锥体束表面，使位于锥体束最前侧分布至下肢的神经纤维最先受累。临床症状一般先出现于下肢，当致压因素持续和病变情况持续加重时，症状可蔓延至上肢，从而出现四肢的锥体束受压症状，一般以下肢为重。

（3）前中央血管型：本型患者通常上、下肢同时发病，主要由于脊髓前中央动脉受压使局部颈脊髓缺血造成该段锥体束整体功能障碍。根据压迫程度的不同，亦可出现不同程度的四肢运动功能障碍。上肢症状主要表现为患者自觉上肢乏力，握力下降，手持物不牢或者不稳。手部精细活动功能障碍及不同程度的精细活动困难。下肢症状主要表现为患者主诉下肢力量下降，双下肢沉重，跛行甚至跌倒，行走时足尖拖地、走路"踩棉花感"等症状，且双下肢随意运动及精细活动功能障碍,出现步态笨拙或者步态不稳。由于患者为上运动神经元功能障碍,则其肌张力通常增高,而四肢肌力下降,严重者甚至可引起不完全性或者完全性四肢瘫痪。

3.感觉功能

主要表现为四肢尤其是手部痛、温觉障碍,本体感觉障碍,而触觉大多数受累较轻或者不受累,即分离性感觉障碍。其产生机制主要是突出的颈椎间盘压迫司痛、温觉的脊髓丘脑束所致,而司触觉的薄束、楔束走行于脊髓后索。早期表现为前臂、肘部、腕部或手指的隐痛或针刺感,可同时伴有手部的麻木,病情进展后可出现双上肢甚至四肢皮肤的感觉障碍。许多患者主诉为所有手指均发生感觉障碍,而不是按神经根支配范围发生,主要就是脊髓压迫造成的。

4.反射障碍

中央型颈椎间盘突出症根据病变波及的脊髓节段不同,可发生不同程度的反射亢进,并可出现相应的病理反射。多数患者可出现上肢的肱二头肌反射、肱三头肌反射和桡骨膜反射以及下肢的跟腱反射、膝腱反射的活跃或者亢进,且下肢的反射亢进较上肢的多见。同时由于锥体束受压可造成腹壁反射、肛门反射以及男性患者的提睾反射减弱或者消失。大部分患者可出现 Hoffmann 征和掌颌反射阳性,严重者或者病程较长者下肢可出现髌阵挛、踝阵挛、Babinski征、Chaddock 征、Oppenheim 征等锥体束受损的病理反射。

5.大小便及性功能障碍

如果中央型颈椎间盘突出症长期压迫颈脊髓,进行性加重,可造成括约肌功能障碍,临床表现为不同程度的大小便功能障碍,如便秘以及膀胱排空障碍等,严重者可出现尿潴留或者大小便失禁,当出现膀胱功能障碍时可伴有尿频、尿急等尿路刺激症状。部分患者还可出现不同程度的性功能障碍,严重影响患者生活质量。

6.屈颈试验

部分患者尤其是压迫较重患者在突然屈颈、伸展或者是加轴向压力的情况下,可出现双上肢、双下肢、胸部或者四肢的"触电"的轴向震颤样感觉("电击征")。主要由于突然屈颈过程中,椎管容积缩小,且突出的颈椎间盘突然挤压脊髓或者血管,以及硬膜囊后壁张力增高造成脊髓压迫加重所致。但是本检查存在一定风险,若上述临床症状较为典型,可不做此项检查。

7.自主神经症状

部分患者有自主神经系统功能紊乱。可涉及全身各个系统,其中以胃肠系统、心血管系统及泌尿系统最为多见。多数患者发病时并不考虑为颈椎间盘突出症所致,待减压术后症状缓解或消失时,才考虑到是否为此原因。

(二)侧方型颈椎间盘突出症

本型主要特点是颈椎后外侧后纵韧带较为薄弱,由于颈部神经根在椎间盘平面呈横向走行穿过椎间孔,当颈椎侧后方后纵韧带和纤维环破裂,髓核向侧后方突出,极易压迫到颈神经根而引起相应节段皮肤疼痛、麻木,电击感等症状,往往上肢疼痛症状明显,疼痛症状可因咳嗽、屈颈的因素加重。按照颈椎间盘突出节段以及神经根压迫的严重程度的不同,症状也不尽相同。在发作间歇期,通常症状较轻或者无明显症状。

1.颈部症状

主要表现为颈部僵硬、疼痛,严重者可出现痛性斜颈、肌肉痉挛及活动受限,疼痛可放射至肩部和枕部,椎旁肌肉有压痛,颈椎棘突和棘突间压痛及叩击痛阳性,以急性发病者最为明显。主要由于向侧后方突出的颈椎间盘压迫颈神经根及窦椎神经所致。

2.根性痛

在侧方型颈椎间盘突出症中最为常见的症状。在部分患者中,可表现为典型的单根神经根支配区域的疼痛以及麻木症状。一般多为单侧发病,很少出现双侧同时发生。根据压迫神经根节段的不同,表现出症状的区域也不相同,症状主要表现在受累颈神经根的分布区域(图5-2)。在发生根性痛的受累神经节段分布区域内,还常伴随其他感觉功能障碍,最为常见的为麻木、痛觉过敏以及皮肤感觉减退等。

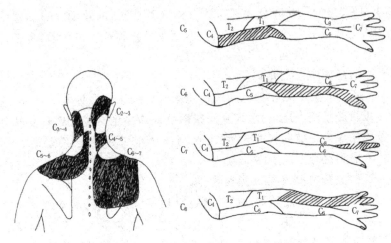

图 5-2　不同节段受累的相应疼痛范围

3.运动障碍

以颈神经前根受压者症状较为明显。疾病早期为受压神经根节段肌肉肌张力增高,病情持续发展肌张力很快降低并出现相应节段区域支配肌肉群萎缩。在手部以大鱼际肌、小鱼际肌及骨间肌萎缩最为明显。同时应注意与神经干性和神经丛性的肌肉萎缩相区别,也应注意与脊髓压迫或病变所引起的肌力降低相鉴别。在必要时可进行肌电图或者诱发电位的相关检查。另外,由于上肢外展动作有时可能是颈椎间盘突出患者神经根压迫和疼痛等症状减轻,因此患者经常将上肢外展举过头顶以减轻痛苦。

4.腱反射

受压神经根节段区域内肌群反射异常,即受压神经所参与的反射弧异常。疾病早期多表现为活跃或者亢进,随着疾病的发展则逐渐减退甚至消失,病变一般为单侧,在进行临床检查时应注意与对侧反射进行鉴别,如果双侧都存在腱反射异常,则应考虑存在脊髓受压的情况。

5.特殊检查

对于侧方型颈椎间盘突出症患者,在头部旋转、侧屈或过伸时症状可加重。颈部的主动活动或者过伸可诱发受累神经根相应节段区域症状,尤其能够增加颈神经根张力的牵张性实验和增加神经根压迫状况的试验,特别是在急性发病期和后根感觉神经纤维压迫患者,检查症状尤其明显。

(1)椎间孔挤压试验:患者头转向患侧并屈曲,检查者左手掌置于患者头顶,右手轻叩击掌背。如患肢出现放射性疼痛或麻木感,即为阳性。提示有神经根性压迫症状甚至损害。

(2)臂丛神经牵拉实验:患者取坐位,头偏向健侧,检查者一手抵住患侧头部,一手握住患侧手腕,向相反方向牵拉。因臂丛神经被牵张,被向侧方突出的颈椎间盘压迫的神经根受刺激而出现放射痛或麻木等感觉。

(3)颈椎牵引试验:患者取坐位,检查者以双手托患者头部两侧,沿脊柱纵轴方向向上牵引,如果根性疼痛能够缓解则为阳性。

(4)Valsalva试验:令患者深吸气后屏气,再用力做呼气动作,呼气时对抗紧闭的会厌,通过增加胸腔、腹腔压力,从而诱发颈神经根症状。

各节段颈神经根受压后产生的临床症状与神经根受刺激型颈椎病相同。

理论上突出的颈椎间盘组织仅仅压迫单个节段的颈神经根,症状也应出现在该神经支配范围,但是在很多相邻节段的特定神经根支配区域都有不同程度的重叠,所以严格意义上的仅出现单一神经支配区域症状和阳性体征的情况较少。同样的道理,由于上肢各肌肉通常属于多条不同神经共同支配,因此运动障碍、肌肉萎缩情况及反射改变有时定位并不是很清晰。

(三)旁中央型颈椎间盘突出症

本型的主要特点是突出的颈椎间盘位于颈脊髓的前方且偏向一侧,压迫患侧的全部或部分脊髓及神经根而引起相应的临床症状。由于受压组织既有单侧脊髓,同时还有同侧的神经根,因此表现出的症状同时具有颈脊髓压迫症状和同侧神经根压迫症状,由于神经根压迫主要以剧烈疼痛为主要的临床表现,在早期容易掩盖脊髓压迫症状,一旦发现脊髓压迫症状时,病情多已较重。根据突出椎间盘组织压迫脊髓和神经根部位和严重程度不同,大致可以分为3种情况:①脊髓压迫较重而神经根基本不受压,比较常见的有Brown-Sequard综合征(脊髓半切综合征),即向后突出的颈椎间盘压迫单侧脊髓的脊髓丘脑束及皮质脊髓束而基本不压迫神经根,损伤平面以下同侧肢体主要表现为上运动神经元损伤症状,深感觉消失,精细触觉障碍,运动功能部分或全部丧失,部分患者同时伴有血管舒缩功能障碍,而对侧则是肢体痛、温觉障碍或消失,但是双侧触觉仍可保留。②神经根受累重于脊髓受累,如果突出的颈椎间盘同时压迫单侧脊髓和神经根,且压迫神经根较重而压迫脊髓较轻,则由于神经根压迫所引起的疼痛症状较为明显,而脊髓压迫所引起的运动功能障碍的症状较轻,往往被神经根性症状所掩盖。③脊髓受累重于神经根受累,如果突出的颈椎间盘压迫脊髓较重而压迫神经根较轻,则脊髓压迫症状表现较为明显,早期腱反射及病理反射以脊髓压迫症状为主,运动障碍丧失重于感觉功能障碍,痛觉的缺失较麻木症状更为多见,同时伴有轻到中度的根性痛、皮肤感觉过敏等症状。

突出的颈椎间盘组织同时压迫脊髓和神经根的情况下,其主要临床表现如下。

1.颈部症状

由于突出的颈椎间盘组织同时压迫了颈脊髓和颈神经根,所以二者所产生的颈部症状基本都可出现。早期常表现为颈部疼痛、僵硬、肌肉痉挛和活动受限等神经根受压症状,疼痛一般有放射,椎旁及棘突和棘突间压痛、叩击痛均可为阳性。

2.运动功能

本型患者主要表现为脊髓压迫和神经根压迫所致运动功能障碍同时出现,且脊髓压迫所致的运动功能障碍往往较重。早期上肢主要表现为患侧压迫节段平面以下单侧上肢肌力减弱,伴随疾病发展,压迫节段神经根所支配区域肌力减弱进展较快,但此神经根压迫症状所致运动功能障碍往往不易察觉。手部功能障碍较为明显,握力下降,持物不稳,合并 C_8 神经根压迫时尤为明显。上肢肌肉萎缩存在去神经性和失用性两种因素,其中去神经性占主导地位。对侧运动功能基本不受累。患侧下肢肌力降低,肌肉主要表现为失用性萎缩,较上肢为轻。

3.感觉障碍

由于神经根受压早期以感觉障碍为主,即早期患侧上肢主要出现疼痛、皮肤过敏的症状,患侧下肢无明显痛、温觉障碍,而对侧主要表现为痛、温觉减退,随着疾病的发展,可出现患侧上肢典型神经根压迫性症状与脊髓半切综合征症状合并出现。

4.反射障碍

早期神经反射也主要以亢进为主,而脊髓受压早期即可表现出锥体束受累的体征,因此在体格检查时患侧上肢的肱二头肌反射、肱三头肌反射和桡骨膜反射以及下肢的跟腱反射、膝腱反射活跃或者亢进,Hoffmann 征及掌颌反射阳性,下肢的髌阵挛、踝阵挛及各项病理反射均可引出。

5.大小便功能

本型一般情况下较少累及大小便功能,当病变严重或椎间盘组织突出较为严重时,也可发生部分大小便功能障碍。

6.特殊检查

本型由于脊髓和神经根均有压迫症状,因此大部分患者神经根增加颈神经根张力的牵张性实验和增加神经根压迫状况的试验均可为阳性。锥体束压迫所致病理征则主要出现在患侧下肢。

四、诊断依据

尽管感觉和运动的神经支配具有节段性分布的特点,临床实际神经系统检查中,多数病例并无清楚的感觉障碍平面或典型的运动障碍。其原因可能为脊髓和神经根同时受压,以及脊髓前中央动脉供血受到影响所致;感觉神经的交叉支配特点导致感觉平面对应的损伤平面难以明确到具体某个节段。诊断本病主要通过临床表现结合 MRI 检查作为诊断的主要依据,X 线和 CT 作为辅助检查,诊断多无困难,诊断依据主要为:①有不典型外伤史或有长期职业姿势。②起病后出现颈髓或神经根受压表现。③MRI 或 CT(或CTM)证实有椎间盘突出,压迫颈髓或神经根,且压迫部位与临床体征相符合。

(一)病史及临床表现

患者既往可无症状或有颈背痛,在一定诱因下,压迫神经根时患者突然出现颈肩痛、上肢痛及颈部强迫体位或僵硬,范围与受累神经根支配区范围吻合;如突出椎间盘为中央型,则出现类似脊髓型颈椎病特点,即四肢不同程度感觉、运动障碍,括约肌功能障碍;若突出为旁中央型,则出现混合症状,表现为以一侧根性症状为主并脊髓半切症状,即 Brown-Sequard 综合征;急性颈椎间盘突出往往有特征性表现,肩部外展,前臂放在头上,转头或向症状侧弯曲颈部时臂痛症状会加重。

动态霍夫曼征(DHS)在颈椎间盘突出症的诊断过程中,上肢病理反射被用以检查是否锥体束受损,是判断颈脊髓受损的重要依据,其中临床常用的主要是霍夫曼征。霍夫曼征检查时头颈处于中立位,而在临床上部分颈肩痛患者行常规霍夫曼征检查为阴性,动态霍夫曼征却可出现阳性结果。所谓动态霍夫曼征即在做霍夫曼征检查时,令其重复进行头颈部伸屈运动,在颈椎伸屈运动过程中,前方突出的椎间盘与后方褶皱的黄韧带嵌入可能对脊髓构成动态卡压,DHS 在一定程度上反映了这种早期损害,故该体征在颈椎间盘突出症的早期诊断中具有重要意义。

(二)影像学检查

1.X 线检查

椎间盘无法在 X 线上直接显影,但因髓核组织后突,椎间盘直径拉大,椎间盘高度降低,椎间隙变窄,同时由于代偿性保护作用,躯干重心偏移,以缓解神经根受压,表现为颈椎生理曲度变化,影像学常表现为脊柱前凸增大、曲度变直、反曲、侧弯及椎间隙前窄后宽等。

2.CT 检查

由于 MRI 显示软组织具有优越性,目前怀疑颈椎间盘突出症优先考虑 MRI 检查。无条件进行 MRI 检查或患者有检查禁忌证(如安装心脏起搏器),可进行 CT 检查明确诊断。CT 可显示椎间盘突出的位置、大小及形态,同时可以观察到硬膜囊、神经根受压情况、椎管、椎间孔形态及径线变化特点,为决定治疗方案提供根据。

3.MRI 检查

对于颈椎损伤伴有神经损害表现时,应行 MRI 检查,MRI 直接显示脊髓、椎间盘、韧带和肌肉等"软性"组织损伤类型及程度,在矢状位或轴位 MRI 上可清楚显示椎间盘突出,故可指导制订治疗方案,并可判断预后。

(三)电生理检查

肌电图(EMG)在临床上常用来检查周围神经损害情况,同时可定位损害部位。如 EMG 检查没有阳性发现,说明神经功能尚好。在颈椎间盘突出的诊断中 EMG 也具有很重要的意义,其能探索神经病变的位置,判断神经肌肉的病变程度和预后,又可鉴别上、下运动神经元疾病。

文献报道 EMG 对腰椎间盘突出具有明确诊断价值,对颈椎病变的作用报道不多。有学者等对 34 例经临床和影像学确诊的颈椎间盘突出患者进行验证性 EMG 检查,结果发现阳性率为 97%。不过 EMG 难于鉴别脊髓前角损害还是神经根损害,必须结合病史特点和其他辅助检查结果。

五、鉴别诊断

颈椎间盘突出的表现是十分多变的,主要取决于受累的节段水平。一般来讲,本病应与颈椎病、肩周炎、椎管内肿瘤、胸廓出口综合征、颈部扭伤及尺神经炎等相鉴别。

(一)颈椎椎管内或髓外肿瘤

颈椎原发或继发性肿瘤侵入椎管可压迫颈髓和神经根,出现颈部和上肢疼痛,疼痛性质取决于肿瘤特点和损害部位。肿瘤患者无外伤史,起病慢,可同时出现进行性加重的运动、感觉障碍,局部疼痛症状突出,夜间痛明显。MRI 表现为长 T_1、长 T_2,对肿瘤侵犯部位及脊髓变化情况能非常清楚的显示,故可鉴别。

(二)颈椎病

严格区分二者是困难的,都可造成神经根和脊髓的压迫,鉴别要点。

1.病理特点

一旦颈椎病出现临床症状和体征,病情多逐渐加重,缓解期不明显;早期/轻度颈椎间盘突出可引起颈部不适或疼痛,少有脊髓压迫,即便有脊髓压迫也尚可缓解。

2.发病年龄

颈椎病多见于中老年人,平均>50 岁,而椎间盘突出年龄偏低。

3.起病特点

颈椎间盘突出起病急、发展快;外伤或头颈持久非生理姿势可诱发。

(三)颈椎后纵韧带骨化症(OPLL)

因后纵韧带发生皮质骨化,骨化不断增长并占据椎管容积,随着时间推移,脊髓容易受压,颈脊髓损伤可能随之发生。这类患者颈部僵硬,脊髓损害症状可逐渐发生或在外伤后出现。CT 检查可以比 MRI 更清楚的显示骨化灶的存在。

(四)肩周炎

多于 50 岁左右发病,与颈椎病相似,且多伴有颈部受牵拉症状,二者易混淆。鉴别要点。

1.运动障碍

肩周炎有明显关节运动障碍,表现为患肢不能上举和外展,被动活动范围亦受限;颈椎间盘突出一般不影响肩关节活动,部分患者可因疼痛不愿或不能主动活动,但无被动活动受限。

2.疼痛部位

肩周炎部位在肩关节周围,颈椎间盘突出多以棘突为中心。

3.影像特点

肩周炎普通 X 线提示退变,椎间盘突出通常颈椎生理曲度消失,且伴有颈椎不稳。

4.治疗反应

肩周炎对局部封闭效果好,颈椎间盘突出则封闭无效。

(五)胸廓出口综合征

胸廓出口综合征是由于多种原因导致胸腔出口处狭窄,压迫邻近神经和血管引起的临床综合征,主要压迫 $C_8 \sim T_1$ 神经根或臂丛内侧束,表现为尺神经分布区感觉、运动障碍及前臂血液循环障碍。锁骨上窝前斜角肌有压痛并放射至手部。胸廓出口综合征试验(患者过度外展,监测桡动脉音,出现减弱或消失为阳性)阳性可用以判断该症的存在。导致压迫的因素有骨性,如颈肋、第一肋、锁骨等,或者肌源性,如前斜角肌和胸小肌;X 线可发现颈肋或 C_7 横突过大。SEP 检查有助于诊断,典型 SEP 变化有 N_{13} 显著减低或消失,或 N_9 降低,潜伏期延长,$N_{9\sim13}$ 潜伏期延迟而 N_{13} 变化小。

(六)颈部扭伤

俗称落枕,发病与颈型颈椎病类似,多由于睡眠姿势不良所致。主要鉴别点在于:①扭伤在颈肩背部有固定压痛点;②颈部肌紧张;③上肢牵拉试验阴性;④痛点封闭后症状消失。

(七)神经源性疾病

肌萎缩性侧索硬化症主要特征是以上肢为主的四肢瘫,易于与脊髓型颈椎病和颈椎间盘突出相混淆。其发病年龄较脊髓型颈椎病早 10 年左右,少有感觉障碍,进展快,少有伴随自主神经症状;本病肌萎缩累计范围广泛,患者一般先出现双手肌萎缩,逐渐发展至肘部、肩部,但无感觉障碍,EMG 提示神经传导速度正常。本病发展速度较快,如颈椎病患者并发该病时,不可贸然手术治疗。

特发性臂部神经炎目前认为是运动神经的病毒感染所致,突然起病,表现为上肢疼痛,运动后加重。2 周之内疼痛减轻,随后出现上肢明显无力,肢体并无感觉异常。通常功能可以自己恢复,恢复一般是不完全的。通过肢体没有感觉变化并波及多个神经根可以很容易鉴别。EMG 可显示神经源性损害。

六、治疗

非手术治疗主要有物理治疗、颈部肌肉锻炼、止痛药物、硬膜外激素注射、神经根阻滞、小关节封闭、小关节去神经及颈托制动等方法。其最终目标是缓解颈部不适及神经症状,使患者恢复正常的生活状态,以提高患者的生活质量。

(一)适应证

非手术治疗主要适应于以下几点。

(1)颈椎间盘突出早期,以颈痛为主要临床表现,不伴有明显的神经症状。

(2)颈椎间盘突出仅表现为神经根性症状或轻度的脊髓压迫症状。

(3)有明显的神经根性症状或脊髓压迫症状,但无法耐受手术者。

(二)常用方法

1.纠正不良体位

合理的体位可以保持头颈段正常生理曲线或纠正异常的生理曲线。对于颈椎间盘突出患者,建议根据病情降低枕头的高度,维持颈椎正常曲度,降低椎间盘后方压力,利于突出椎间盘的还纳。

不良的工作体位亦是加重颈椎间盘突出的主要原因之一。及时纠正工作中的不良体位可获得较好的预防和治疗效果。对于需长时间处于同一体位的职业,应让患者在其头部向某个方向停顿过久后,向相反方向转动,并在数秒内重复数次,间隔时间不超过 1 小时。而对于长期伏案工作的患者,需适当调整工作台的高度,使头、颈、胸保持正常的生理曲线。此方法既有利于颈椎的保健,又可消除疲劳,且易于掌握。

2.牵引

借助于颈椎牵引可使被牵引部位处于相对固定状态,恢复其正常序列,避免椎体间关节的扭曲、松动及移位,是椎间关节制动与固定的有效措施之一。

牵引时可采取坐位或卧位 Glisson 带牵引。一般起始牵引重量为 1.5~2 kg,然后逐渐增至 4~5 kg,每次牵引 1~2 小时,每天 2 次,2 周为 1 个疗程。对症状严重者则宜选用轻重量卧位持续性牵引,牵引重量为 1.5~2 kg,3~4 周为 1 个疗程。在牵引过程中如有不良或不适反应,应暂停牵引。在牵引过程中,可根据病情,酌情配合药物、理疗、针刺、按摩等疗法。切忌使头颈过度前屈,以免引起后突髓核对脊髓前中央动脉压迫而使病情恶化。

3.颈部固定与制动

局部稳定是颈椎间盘突出症康复的首要条件。采用简易颈围或石膏围领保护即可限制颈椎的过度活动,增加颈部的支撑作用,减轻椎间隙内压力,逐渐恢复颈椎的内外平衡,避免症状进一步的加剧。对于椎间盘突出较轻的患者,持续佩戴颈围后可有效地缓解肌肉的紧张,减少突出椎间盘对脊髓及神经根的刺激,获得较好的临床效果。

4.手法治疗

理筋对颈椎病的治疗作用有:①疏通经络,止痛止麻;②加宽椎间隙,扩大椎间孔,整复椎体滑脱,解除神经压迫;③松解神经根及软组织粘连,缓解症状;④缓解肌肉紧张及痉挛,恢复颈椎活动;⑤对瘫痪肢体进行按摩,可以减少肌肉萎缩,防止关节僵直和关节畸形。理筋手法可采用颈部提摇捻转法治疗,亦可采用颈部旋转复位手法。推拿是治疗颈椎病的重要方法之一,常用的手法有:舒筋法、提拿法、揉捏法、点穴拨筋法、端提运摇法、颈部旋转复位法、拍打叩击法。

手法操作时,要注意动作宜轻柔和缓,力度适中,不宜粗暴、猛烈地旋转头部,以免发生寰枢椎骨折、脱位或椎动脉在寰椎上面被枕骨压伤等;更不宜做颈侧方用力的推扳手法,以免引起脊髓损伤、四肢瘫痪,这对有动脉硬化的老年患者尤应注意。此外,在麻醉下进行颈椎按摩推拿是非常危险的,必须禁止。

5.中医中药治疗

中医根据颈椎病的临床不同特点，一般将其分为痹证型、眩晕型和瘫痪型进行辨证论治。治疗多采用祛风除湿、活血化瘀和舒筋止痛等法。

（1）痹证型：以肩颈、上肢的疼痛、麻木为主。治宜疏风活血，用疏风活血汤加减。

（2）眩晕型：以发作性眩晕、头痛或猝倒为主。属中气虚损者，治宜补中益气，用补中益气汤加减。属痰瘀交阻者，治宜祛湿化痰、散瘀通络，用温胆汤加减。属肝肾不足、风阳上亢者，治宜滋水涵木、调和气血，用六味地黄汤或芍药甘草汤加减。

（3）瘫痪型：以下肢运动障碍、颤抖、间歇性发作为主，起病缓慢。治宜活血化瘀、疏通经络，用补阳还五汤加减。

6.针灸疗法

根据临床症状不同，可选用风池、肩井、天宗、曲池、合谷、环跳、阳陵泉、太冲等穴。

7.练功疗法

颈椎病患者需要适当休息。急性发作期应局部外固定，采用围领或颈托，有利于组织水肿的消退和巩固疗效。慢性期以活动为主，特别是长期伏案工作者应注意工间休息，做颈项活动锻炼，如前屈、后伸、左右旋转及左右侧屈等，各做3～5次。此外，还可以做体操、打太极拳、做健美操等。

8.其他疗法

（1）局部封闭疗法。做痛点局部封闭，可用曲安奈德5 mL加2%利多卡因5 mL做局部封闭。

（2）外用止痛搽剂、外敷药、药熨、理疗等均有一定疗效，可互相配合应用。急性发作期，也可用颈围或颈托固定1～2周。

9.手术疗法

颈椎病常用的手术方法有：①颈椎间盘前路切除，椎体间植骨融合术：患者取仰卧位，一般用右侧切口。②后路椎间盘突出切除术：患者取俯卧位，做正中切口。③前路钩椎关节切除，椎间孔切开及椎体间融合术:体位和切口同①。④前路椎体间开长窗扩大椎管术或椎体部分切除术。⑤后路椎板开门式成形扩大椎管术:分单侧开门和双侧开门两种方法。前路手术体位为仰卧位,颈下放沙袋或硬枕,颈椎正直,轻度后伸。切口一般用右侧横切口,按病情需要,也可做左侧切口或胸锁乳突肌前侧切口。术中保护食管和气管。预防术后创口内出血窒息和人睡后呼吸抑制等并发症。后路手术体位为俯卧位,头颅放头架上,可观察呼吸。切口采用颈后正中切口。术中注意保护并避免损伤神经根及脊髓。预防术后椎间感染。

第三节 肩 周 炎

肩关节周围炎是指肩关节的周围肌肉、肌腱、韧带、关节囊等软组织的无菌性炎症,以肩关节疼痛和功能障碍为主要特征,简称肩周炎。因好发于中老年人,尤以 50 岁左右年龄人发病率最高,又称五十肩、老年肩;晚期肩部功能障碍又称冻结肩、肩凝症等。

一、病因、病理

中医学认为本病多由于年老体弱,肝肾亏损,气血不足,筋肉失养,若受外伤或感受风寒湿邪,导致肩部经络不通,气血凝滞,不通则痛。西医学认为外伤或劳损及内分泌紊乱等原因引起局部软组织发生充血、水肿、渗出、增厚等炎性改变,若得不到有效治疗,久之则肩关节软组织粘连形成,甚至肌腱钙化导致肩关节活动功能严重障碍。

二、诊断要点

(一)主要病史

患者常有肩部外伤、劳损或着凉史。

(二)临床表现

(1)好发于中老年人,尤其是 50 岁左右者,女性多见。

(2)多数为慢性起病,患者先感到肩部、上臂部轻微钝痛或酸痛。

(3)肩部酸痛逐渐加重甚至夜间痛醒,部分呈刀割样痛,可放射到上臂和手。

(4)肩部疼痛早期为阵发性,后期为持续性,甚至穿衣梳头受限。

(5)晨起肩部僵硬,轻微活动后疼痛减轻。疼痛可因劳累或气候变化而诱发或加重。

(6)若身体营养状态不良,单侧起病后可出现双侧性病变,或病痛治愈后又复发。

(三)体征检查

(1)肩部广泛压痛,压痛点位于肩峰下滑囊、肱骨大、小结节、结节间沟,肩后部和喙突等处。

(2)肩关节各方向活动均受限,但以外展、外旋、后伸最明显。粘连者肩关节外展时,出现明显的耸肩(扛肩)现象。

(3)病程长者可见肩部周围肌肉萎缩,以三角肌最为明显。

(四)辅助检查

X线检查一般无异常。后期可出现骨质疏松,冈上肌钙化,肱骨大结节处有密度增高的阴影,关节间隙变窄或增宽等。

三、鉴别诊断

(一)神经根型颈椎病

主症为颈项部疼痛伴上肢放射性疼痛麻木,肩部无明显压痛点,肩关节活动无异常,椎间孔挤压试验、分离试验、臂丛神经牵拉试验阳性,颈椎X线片多有阳性改变。

(二)风湿性关节炎

多见于青少年,疼痛呈游走性,常波及其他多个关节,且具有对称性特点。肩关节活动多不受限,活动期血沉、抗链球菌"O"升高,严重者局部可有红肿、结节,抗风湿治疗效果明显。

(三)冈上肌肌腱炎

肩部外侧疼痛,压痛点局限于肱骨大结节(冈上肌止点)处,当患侧上臂外展至 60°～120°范围时出现明显疼痛,超过此范围则无疼痛。

(四)项背筋膜炎

主症为项背酸痛,肌肉僵硬发板,有沉重感,疼痛常与天气变化有明显关系,但肩关节活动无障碍,压痛点多在肩胛骨的内侧缘。

四、治疗

本病多能自愈,但时间较长,患者痛苦。其治疗应贯彻动静结合的原则,早期患者以疼痛为主,应减少肩关节活动;中后期以活动障碍为主,以手法治疗为主,配合药物、理疗及练功等方法。

(一)手法治疗

治则为消除疼痛,松解粘连,恢复肩关节活动功能。

1.按法

点按肩髃、肩井、天宗、缺盆、曲池、外关、合谷等穴。

2.推法

医者一手抬起患肢前臂,另一手掌指部着力从前臂外侧经肩部向背部推数次。再从前臂内侧向腋下推数次。

3.揉法

医者一手扶住患肢上臂部,另一手拇指着力按揉上臂和肩部,重点揉肩部。

4.拨法

医者用拇、示、中指对握患侧三角肌,做垂直于肌纤维走行方向拨动数遍;然后医者一手按拨肩关节痛点,另一手将患肢做前屈、后伸及环转活动。

5.摇肩法

医者一手扶住患肩,另一手握住前臂远端作环转摇动拔伸。

6.提拉法

医者立于患者背后,一手扶住健侧肩部,另一手握住患肢前臂远端,从背后向健肩牵拉上提,逐渐用力,以患者能忍受为度。

7.搓抖法

嘱患者患侧上肢放松,医者双手紧握患侧腕部,稍用力拔伸,做上下波浪状起伏抖动数次,再由肩部到前臂反复搓动数遍,从而结束手法治疗。

(二)药物治疗

1.中药治疗

(1)风寒型:肩部疼痛,关节活动轻度受限,感受风寒后疼痛加重,得温痛减,舌质淡,苔薄白,脉浮紧或弦。治宜祛风散寒,舒筋通络。可用三痹汤或桂枝加附子汤加减。

(2)瘀滞型:肩部疼痛或肿胀,入夜尤甚,肩关节活动功能受限,舌有瘀点,苔薄白或薄黄,脉弦或细涩。治宜活血化瘀、行气止痛。可用身痛逐瘀汤加减。

(3)气血亏虚型:肩部酸痛,劳累后痛剧;关节活动受限,部分患者伴有肩部肌肉萎缩,舌质淡,苔薄白,脉细弱或脉沉。偏气虚者症见少气懒言、四肢无力,治宜益气舒筋、通络止痛,可用黄芪桂枝五物汤加减。偏血虚者症见头晕、眼花、心悸、耳鸣等,治宜养血舒筋、通络止痛,可用当归鸡血藤汤加减。外用药常用海桐皮汤熏洗,外贴狗皮膏或奇正消痛贴等。

2.西药治疗

疼痛剧烈时可内服解热镇痛剂及解痉止痛药,如双氯芬酸钠、复方氯唑沙宗片等。

(三)其他疗法

1.练功疗法

早期疼痛较重,要适当减少活动。中后期要加强肩关节各个方向的运动,如手指爬墙法、环绕练习法、手拉滑车法等。

2.针灸疗法

取阿是穴、肩井、肩髃、肩髎、臂臑、条口等穴用温针灸,也可使用热敏灸,疗效较佳。

3.封闭疗法

醋酸泼尼松龙 25 mg 加 1% 利多卡因 5 mL 行痛点封闭,每周

1次,3～5次为1个疗程。

4.穴位注射疗法

在肩部取阿是穴、秉风、天宗、肩髃、肩髎等穴,使用祖师麻、夏天无等注射液注入。每天或隔天1次,7～10次为1个疗程,每疗程结束后休息3～5天。

5.物理疗法

可酌情应用各种热疗,中药离子导入治疗等。

6.小针刀疗法

在肩周痛点行切开剥离法或通透剥离法。

五、预防调护

(1)急性期以疼痛为主,肩关节被动活动尚有较大范围,应减轻持重,减少肩关节活动;慢性期关节粘连要加强肩部功能锻炼。

(2)平时注意保暖防寒,并经常进行肩关节的自我锻炼活动。

第四节　肩峰下滑囊炎

肩部滑囊炎以肩峰下滑囊炎最多见。肩峰下滑囊亦称三角肌下滑囊,因该滑囊分为肩峰下和三角肌下两部分,两囊在成年人,一般互通为一体,为人体最大的解剖滑囊(图5-3)。肩峰下滑囊位于肩部两层肌肉之间,外层为三角肌和大圆肌,内层为旋转肌腱袖,它能保证肱骨大结节顺利地在肩峰下进行外展活动。正常肩峰下滑囊与盂肱关节囊间有旋转袖相隔。旋转袖完全破裂时,则二者常相互贯通。肩峰下滑囊的顶为喙肩弓,包括肩峰、肩锁关节和喙肩韧带,底为肱骨大结节和腱袖,滑囊的外侧壁没有附着,肩关节外展并内旋时,滑囊随肱骨大结节滑入肩峰下方而不能触及。

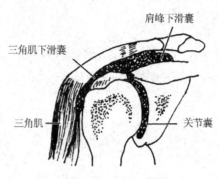

图 5-3　肩部滑囊

一、病因、病理

肩峰下滑囊炎可因直接或间接外伤引起,但本病大多数继发于肩关节周围的软组织损伤和退性形变,尤以滑囊底部的冈上肌腱的损伤、炎症、钙盐沉积为最常见。常见的原因有劳动过度、慢性劳损、冈上肌腱炎等,也有风湿病所致者。

肩峰下滑囊组织夹于肩峰与肱骨头之间,长期反复摩擦可导致损伤。滑膜受到损伤后,发生充血、水肿和滑液分泌增多,形成滑液囊积液。日久慢性炎症残存,不断刺激,滑膜增生,囊壁增厚,滑液分泌减少,组织粘连,从而影响肩关节外展、上举及旋转活动。一般在滑囊底部最先发病,常因冈上肌腱的急性或慢性损伤而发生非特异性炎症。

二、临床表现与诊断

肩部疼痛,运动受限和局限性压痛是肩峰下滑囊炎的主要症状。

急性起病者,肩部广泛疼痛,肩关节运动受限制,活动时疼痛加重。肩关节前方有压痛,可触及肿胀的滑囊,X线检查常为阴性。

慢性起病者,疼痛多不剧烈。疼痛部位常在三角肌止点,肩关节外展内旋时疼痛加重,夜间疼痛严重可影响睡眠,检查时压痛常在肱骨大结节部位。

压痛点多在肩关节、肩峰下和大结节等处,常可随肱骨的旋转而移位。当滑液囊肿胀和积液时,可引起肩部轮廓扩大,并在三角肌前缘形成一个隆起的圆形肿块。也可在肩关节区域三角肌范围内出现压痛。为减轻疼痛,患者常使肩处于内收和内旋位。

随着滑膜的增生,囊壁的增厚,组织的粘连,肩关节的活动度逐渐减少。晚期可见肩部肌肉萎缩。

X线检查:后期可见冈上肌的钙化阴影。

三、治疗

绝大多数肩峰下滑囊炎可以通过非手术治疗获得治愈,治疗的原则主要是止痛、防止滑囊粘连和恢复肩关节的功能。在治疗时还应重视是否有滑囊周围组织原发病变的存在,如冈上肌腱断裂或退行性变等,如有应针对原发疾病给予相应的治疗。个别病例滑膜明显增厚,经较长时间的非手术治疗后效果不佳者,可考虑手术治疗。

(一)固定与练功

急性期应用颈腕带将患肢前臂悬吊休息 3～7 天,疼痛严重者可借助外展支架将患肢固定在外展 90°,前屈 20°～30°位。症状缓解后,要及时开始医疗练功,如用耸肩环绕、马桩式站立、坐靠背椅仰卧练习等方法进行锻炼。

(二)手法治疗

适用于亚急性期或慢性期。用旋肩法使该滑囊在肩峰、三角肌与肱骨头之间进行间接按摩,促进炎症吸收与粘连的松解。

(三)药物治疗

1.内服药

(1)瘀滞症:多见于早期,肩部肿胀,疼痛拒按,夜间疼痛尤为明显,局部可触及波动感肿块。舌质黯红,苔薄黄,脉浮。治以活血通络止痛,方用舒筋活血汤加减。

(2)虚寒症:多见于后期,肩部酸胀疼痛,劳累后疼痛加重,畏寒喜温,神疲乏力,可触及质软肿块。舌质淡苔薄白,脉沉细。治以温经散寒,养血通络,方用当归四逆汤加减。

2.外用药

可选用追风壮骨膏、四生散敷贴。

（四）其他疗法

1.拔罐

用于陈伤，可去恶血，或拔去风寒湿邪，有助于气血流通，可促进伤筋恢复。

2.灸法

温和灸每天 2 次，每次 20～30 分钟。

3.封闭疗法

滑囊肿大者，可先行穿刺抽液，然后囊内注射醋酸泼尼松 25 mg加 2％利多卡因 2 mL，每周 1 次，2～3 次。

4.小针刀疗法

在肩峰下触摸清楚肩峰及三角肌下滑囊的位置并加以标记，在无菌操作下，以 3 mm 宽单刃小针刀从前方对准滑囊的中下部刺入，刺破滑囊前壁即可。拔出小针刀后，用拇指加压推按，以驱散滑囊内的滑液。术后局部置入无菌纱布，外面以胶布加压粘贴。

第五节 冈上肌肌腱炎

冈上肌起于冈上窝，其肌腱与冈下肌、肩胛下肌、小圆肌共同组成肩袖，附着于肱骨解剖颈。其形状如马蹄形，其作用为固定肱骨头于肩胛盂中，协同三角肌动作使上肢外展。所谓冈上肌肌腱炎指冈上肌肌腱受到喙肩韧带和肩峰的摩擦、挤压而损伤，产生肌腱无菌性炎症。

一、病因、病理

冈上肌位于肩袖之中央，在肩关节肌群中是肩部四方力量之集汇点，因此是比较容易劳损的肌肉。当上臂外展起动时，冈上肌肌腱须通过肩峰与肱骨头之间的狭小间隙,极易受压磨损(见图5-4)。此外,冈上肌肌腱炎症发生后又易退变并钙化,骤然用力,亦可致扭伤或断裂伤。

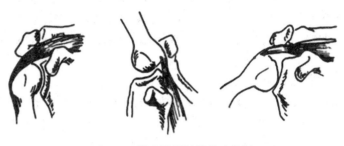

图 5-4　冈上肌肌腱炎发病机制

二、临床表现与诊断

好发于中年人,男性多于女性。发病后肩部外侧疼痛,有时向颈部或上肢放射,肱骨大结节上方压痛,肩关节自动外展于 $60°\sim120°$ 时出现剧痛,$<60°$ 和 $>120°$ 运动时无痛,称为"疼痛弧"(见图5-5),这是冈上肌肌腱炎的特征。X线检查一般无异常,偶见冈上肌肌腱钙化、骨质疏松,为组织变性后的一种晚期变化,称钙化性冈上肌肌腱炎。

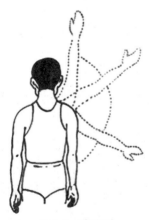

图 5-5　疼痛弧

三、治疗

(一)理筋手法

根据急、慢性不同病期及病情轻重,选择适宜手法。急性期以轻手法为主,慢性期可稍重。应先用拿捏法松解冈上部、肩部、上臂部,继而按揉;再以弹拨法舒筋活络;最后用摇肩法和牵抖法以滑利关节。

(二)针灸疗法

取穴天宗、肩髃、臂臑、曲池等,用泻法,以通络止痛、温经散寒。提插捻转,以肩臂酸痛胀麻为度,留针 20 分钟,可加艾灸。也有人认为应用针灸加推拿配合小针刀疗效较好。

(三)药物疗法

可内服舒筋活血汤、大活络丸、筋骨康健片等,或吲哚美辛、芬必得等消炎镇痛药。还可外用万花油、健民克伤痛搽剂以及熏洗或热熨患处。

(四)封闭疗法

2%普鲁卡因适量加入泼尼松 25 mg 做局部封闭,或复方丹参液 2～4 mL 局部注射,每周 1 次,连续 2～4 次。近年来,有学者主张封闭疗法配合中药治疗效果更佳。唐晓菊等在局部封闭后第 2 天开始中药热敷,以三棱、莪术、桂枝、防风、夏枯草、艾叶、海风藤、苏木、独活各等量,放入 38 度米酒中浸泡,1 个月后取药渣装入布带,加热后敷患处。

(五)医疗练功

急性期避免上肢外展、外旋等用力动作,慢性期可做甩手、上举等活动。

第六节　肱骨内上髁炎

肱骨内上髁炎又称高尔夫球肘,与肱骨外上髁炎相对应,位于尺侧,主要表现为内上髁处疼痛和压痛。本病属中医学的"伤筋""筋痹"范畴,以感受风寒湿邪或气血虚损不足有关。

一、临床表现

(1)因长期劳累引起者,起病缓慢,初始于劳累后偶感肘内侧疼痛,久则加重,述肘内侧骨突部疼痛,以酸痛为主,疼痛可向上臂及前臂掌侧放散,劳累后该局部定位疼痛可加剧。因疼痛常影响肢体活动,患者不能提重物。本病可自愈,也可经劳累而反复发作。

(2)因外伤引起者可突然发病。除肘内侧疼痛外,也可有前臂旋前、屈腕受限。若合并肘部创伤性尺神经炎者,表现为前臂及手的尺侧疼痛及麻木,无名指、小指精细动作不灵活,重者出现尺神经支配的肌肉力量减弱。

二、诊断

(1)本病多见于青壮年工人,建筑、煤矿、纺织工人及家庭妇女,高尔夫球、网球运动员亦易患本病。

(2)肘内侧疼痛,不能提重物,以肱骨内上髁为中心压痛明显。

(3)前臂旋后抵抗试验、屈腕抵抗试验、屈肌紧张试验及腕伸肌紧张试验阳性。

三、病因、病机

(一)瘀血阻滞

常见于跌打损伤。由于在跌打损伤时,腕关节处于背伸位,前臂处于外展旋前姿势时,可引起肱骨内上髁肌肉起点的撕裂,出血、血肿,导致瘀血阻滞,不通则痛。

(二)劳伤气血

肱骨内上髁是前臂屈肌腱的起点,由于长期劳累,腕屈肌起点处受到反复牵拉,产生积累性劳损,耗伤气血,筋肉失养而挛急,久而久之而成筋结,经脉闭阻而疼痛。

(三)风寒闭阻

由于劳伤气血,筋肉失养,卫外不固,风寒邪气乘虚入侵经脉,气血闭阻,发为肘痹。

四、治疗

(一)针灸治疗

1.瘀血阻滞

主症:肘关节内侧疼痛,并向前臂尺侧和上臂部放射,肱骨内上髁有明显的压痛,前臂屈肌紧张试验阳性,有外伤史。舌苔薄白,脉弦。

治则:活血化瘀,通经止痛。

处方:少海、曲泽、小海、阿是穴、郄门、少泽、少冲。

操作法:取曲泽处暴露的血脉用三棱针点刺出血,出血量以出血颜色由黯红变鲜红为度。少泽、少冲用三棱针点刺出血,每穴出血3~5滴。阿是穴用刺络拔罐法,即先用梅花针叩刺出血,或用较粗的毫针点刺出血,然后拔罐。少海、郄门、小海用针刺捻转泻法,针少海时针尖斜刺至阿是穴。

2.劳伤气血,筋脉失荣

主症:肘部酸痛,时重时轻,提物乏力,按之酸楚,可触及阳性结节,喜按喜揉。舌质淡,苔薄白,脉沉细。

治宜:益气补血,养血荣筋。

处方:少海、小海、阿是穴、支正、神门、腕骨、百劳、心俞。

操作法:针刺阿是穴时,先在阿是穴处触及结节,然后选用直径0.30 mm×25 mm长的毫针直刺进入结节的中心,当针尖部有紧涩感时,施以龙虎交战手法。之后在结节的周围用扬刺法刺4针,即用毫针斜刺针入结节,当感到针尖部沉紧时,拇指向前捻转9次,再提插6次,每针反复5~9次,之后再用艾条灸2~3分钟。针少海时针尖斜向肱骨内上髁,针小海直刺并有麻感向周围和手指部扩散,行龙虎交战手法。针百劳时针尖斜向椎间孔,进针1寸左右,并使针感传向患肢。其余诸穴均用捻转补法。

3.风寒阻络

主症:肘部酸痛麻木,屈伸不利,遇寒加重,得温痛缓,舌苔薄白或白滑,脉弦紧或浮紧。

治则:祛风散寒,温经通络。

处方:大椎、少海、小海、阿是穴、后溪、灵道。

操作法:针大椎直刺0.8寸左右,使针感向患肢传导。阿是穴的针刺方法同肱骨外上髁炎,针刺后加用灸法。少海刺向肱骨内上髁,得气后行龙虎交战手法。小海直刺,并有麻感扩散。后溪、灵道直刺,行龙虎交战法。

4.同经相应取穴法

取穴:病变侧的少泽、少冲,健侧相应穴(半腱肌肌腱外侧,平阴谷穴,腘横纹上)。

操作法:首先在患侧的少泽、少冲用三棱针或较粗的毫针点刺出血,出血5～7滴。然后在健侧的相应穴用0.30 mm×25 mm的毫针刺入0.5～10 mm(0.2～0.5寸),行雀啄术,与此同时令患者活动患肢。通常3分钟后,疼痛会迅速缓解。留针30分钟,留针期间,每隔5分钟行针1次。

(二)手法治疗

1.屈伸旋转法

先在肘部痛点及其周围做揉摩手法,共3～5分钟,然后医师一手托住患肘的内侧,一手握住患肢的腕部,先伸屈肘关节数次,再将肘关节快速屈曲数次,并同时做旋转活动。如直肘旋后位,快速屈曲同时旋前;直肘旋前位,快速屈曲同时旋后,各做3～5次。

2.弹拨法

适于臂部、手部。患者坐位,医师立或坐于患者前方,左手臂托起患肘至患肩外展90°,手放于肩后备用。右手靠近腋窝部弹筋,先分清赤白肉际,准备弹筋,其次探明麻筋,用拇、示指将条索状物钳入两指之间,将钳入的麻筋如操持弓弦,迅速提放,一般弹3次左右,患者可感到有电传感。

(三)药物治疗

1.内服药

(1)血瘀气滞证:有明显外伤史。肘内侧部刺痛,痛点固定,拒按,活动痛甚。舌质暗红或有瘀斑,苔薄黄,脉弦涩。治宜活血祛瘀、通络止痛,方用舒筋活血汤之类。

(2)筋脉失养证:有经常性握拳、抓物、提物等动作史。肘内侧部隐隐疼痛,时轻时重。劳累加重、休息减轻,患肢乏力。舌质淡,苔白薄,脉弦细。治宜养血壮筋,方用壮筋养血汤加鸡血藤。

2.外用药

瘀血阻滞、局部刺痛者,可外敷消瘀止痛药膏,或活血散、消炎散用酒调敷。一般可选用奇正消痛贴、天和骨痛膏贴敷。血不荣筋者可用五加皮汤煎水熏洗。

(四)针刀治疗

对症状严重、反复发作或触及硬结者,可选用针刀治疗。无菌操作下,触及内上髁最明显痛点,经痛点阻滞后,在进阻滞针处进针刀,刀口线与屈肌纤维走向平行,垂直皮面进针刀,直达骨面纵行剥离 2~3 刀,横行推移松解 2~3 次,若有硬结,行切开剥离。操作时必须避免损伤尺神经,特别应注意检查是否存在有尺神经先天性前置异常,若有应推开尺神经。只要针刀于内髁处旋前圆肌与桡侧腕屈肌的起点处刺入,一般不会损伤重要组织,此处也是本病的关键病变所在,在此处剥离二三刀常可起到良好效果。

(五)手术治疗

肱骨内上髁炎施行手术治疗很少应用,一般情况下多不易被患者接受。症状严重、反复发作者可选择手术治疗。取与内髁弧相平行的纵形切口,进入皮下,注意勿伤及前臂皮神经。手术的方法是剥离肱骨内上髁附着的屈肌总腱,局部有血管增生纤维化的病灶可适当切除,但术中应注意不得伤及深层的尺侧副韧带的前斜束,以免引起肘关节医源性不稳定。

第七节　肱骨外上髁炎

肱骨外上髁炎又称肱骨外上髁综合征、肱桡关节外侧滑囊炎、网球肘等,是肘关节外上髁局限性疼痛,并影响伸腕和前臂旋转功能的慢性劳损性疾病。本病属中医学"肘痹""肘劳"范畴。

一、病因、病理

本病的发生和职业工种有密切的关系,多见于木工、钳工、泥瓦工和网球运动员。当某种职业需要经常用力屈伸肘关节,使前臂反复旋前、旋后的人们,可由于劳损引起肌腱附着点的牵拉、撕裂伤,使局部出现出血、水肿等损伤性炎症反应,进而在损伤肌腱附近发生粘连,以致纤维变性。局部病理改变可表现为桡骨头环状韧带的退行性变性、肱骨外上髁骨膜炎、前臂伸肌总腱深面滑囊炎、滑膜皱襞的过度增生等。中医学认为,此由于损伤后淤血留滞,气血循行不畅,或陈伤淤血未去,经络不通所致,但气血虚亏,血不养筋常为其内因。

二、临床表现

一般起病缓慢,初起时在劳累后偶感肘外侧疼痛,延久则有加重。疼痛呈持续性酸痛,可放射至前臂、腕部或上臂,在屈肘手部拿重物时疼痛更加严重,但在伸直肘关节提重物时疼痛不明显,疼痛常在肘部受凉时加重。发病后肱骨外上髁部多不红肿,较重时局部有微热,压痛明显,病程长者偶有肌萎缩。

三、诊断要点

(1)本病好于前臂劳动强度较大的工种,多为中年人,右侧多见。

(2)肘部外侧疼痛,疼痛呈持续渐进性发展。在某些方面动作时疼痛加重,如拧衣服、扫地、端壶倒水等活动时。

(3)常因疼痛而使肘腕部活动受限,前臂无力,握力减弱,甚至持物落地。

(4)Mill征阳性,即前臂稍弯曲,手半握拳,腕尽量屈曲,前臂旋前,再将肘伸直,此时肱骨外上髁处明显疼痛。

(5)X线片多为阳性,偶有外上髁部钙化斑及轻度骨膜反应。

四、针灸治疗

(一)毫针法

处方一:肩外陵(位于腋外线中点)。

操作:患者坐位,以 28 号 3 寸毫针呈 45°角向内斜刺,用泻法。每周治疗3次,每次 30 分钟,10 分钟行针 1 次。5 次为 1 个疗程。

处方二:同侧膝阳关,配穴为犊鼻、阳陵泉、足三里。

操作:针刺上述穴位 1.5~2 寸,得气后行提插捻转泻法,留针 20 分钟。每天 1 次,10 次 1 个疗程。

处方三:曲池穴外 0.5 寸(即肱骨外上髁内缘)为第一主穴,其上、下 0.5 寸处各配 1 穴。

操作:用 28 号 1.5 寸毫针直刺,施提插捻转手法,得气为止。每 10 分钟行针 1 次,留针40 分钟。每天治疗 1 次,7 次为 1 个疗程。

处方四:阿是穴、合谷。

操作:用单手进针法,刺入患侧合谷穴,左右捻转,得气留针。然后将另一支针用提捏进针法慢慢刺入痛点中心处,左右捻转数圈,接着略提针,针身呈斜形,针尖转变方向,向前、后、左、右各提插数次,出针。针刺时针尖要深入骨膜进行提插,隔天治疗 1 次。

(二)穴位注射法

处方:合谷、曲池、阿是穴。

操作:用醋酸泼尼松 25 mg 加 2% 普鲁卡因 2 mL 做局部痛点和上述穴位注射,6 天 1 次。

(三)穴位埋线法

处方:肱骨外上髁压痛处。

操作:先在肱骨外上髁压痛最明显处做一标记,然后手持无菌血管钳夹住皮内针圆形针身,顺皮肤分布方向快速进针,小角度刺入后,与皮面平行推进,直至针体全部进入皮内,随后用胶布固定,3 天更换 1 次。

(四)头针法

处方:顶颞前斜线中 1/3 节段。

操作:在施术部位向悬厘穴方向进针约 1 寸,再向顶颞后斜线方向透刺 1 针,进针 1 寸。用提插泻法,反复紧提慢按,直至患部疼痛消失或减轻,留针 1 小时以上,时间越长越好,每隔 10～30 分钟行针 1 次。

(五)穴位激光法

处方:局部痛点。

操作:用氦-氖激光器进行照射,波长 632.8 cm,可见红光,输出电流 15 mA,输出功率 30 MW,照射距离 50 cm,光斑直径 1 cm,照射 20 分钟,每天 1 次。

(六)灸法

处方一:阿是穴。

操作:用隔药灸,将生川乌、生草乌、生半夏、川椒、乳香、没药、麻黄、生南星、樟脑等用白酒浸泡药酒,施灸前,取生姜切成厚约 0.3 cm,用药酒浸泡待用。在疼痛部位最明显处,根据痛处面积的大小,将药姜片 1～2 块平放于穴位处,上置艾炷点燃,每穴连灸 3 壮,2 天 1 次。

处方二:阿是穴。

操作:用麝香 1 g,硫黄 20 g,乳香、没药、血竭各 10 g 制成药锭施灸。先将硫黄于铜勺内熔化,次入乳香、没药、血竭熔化,最后入麝香,全部熔化后,倾注于一平板玻璃上。待冷却后,分成若干小块,装瓶密封备用。治疗时取一黄豆大小药锭置于肱骨外上髁压痛点处,明火点燃,使药锭熔化,略灼伤皮肤,速用一块 5 cm×5 cm 胶布贴之,1 周施术 1 次。

(七)小针刀治疗

将肘关节屈曲 90°平放于治疗桌面上,在肱骨外上髁处常规消毒后,使小针刀刀口线和伸腕肌纤维走向平行刺入肱骨外上髁皮下,使针体和桌面垂直,先用纵行疏通剥离法后,再用切开剥离法,觉得锐边已刮平,然后,使针身与桌面呈 45°左右,用横形铲剥法,使刀口紧贴骨面剥开骨突周围软组织粘连,再疏通一下伸腕肌,伸指总肌,旋后肌肌腱,出针。压迫针孔片刻,待不出血为止,有时也可当即用 25 mg 泼尼松龙和 120 mg 普鲁卡因在肱骨外上髁周围封闭一次,疗效更佳。如无明显炎性肿胀渗出,则不必打封闭。

5 天后还未愈,再进行一次治疗,一般只一次可治愈,最多不超过 3 次。

五、推拿治疗

(一)按压弹拨法

操作:术者一手托患肘,拇指压于外上髁部,余指在内下做对抗握持。另手握患腕,逐渐屈肘,拇指用力按压外上髁前方,然后再伸肘,同时拇指向后下按压,弹拨伸腕肌起点 1 次,如此反复 4 次。

(二)理筋活络法

操作:在肘外侧部做侧掖,痛点部做指疗及揉捻法,使局部有发热感。然后用指按法点按曲池、外关等穴位,使之"得气",以达到行气活血、舒通经络的作用,医者与患者相对,一助手拿患者上臂,医者一手拿其患侧腕关节(右手拿患者右腕或左手拿患者左腕),另一手拿住肘部痛点,用屈肘摇法旋前及旋后摇晃肘关节 5~7 次,然后在拔伸下使肘关节屈曲,在旋后位使肘关节突然伸直,以撕破局部粘连。最后在局部用摩法、搓擦法理伤做结束手法。隔天 1 次,10 次为 1 个疗程。

(三)揉拨舒筋法

操作:让患者坐于治疗凳上,施术者用一手握住患肢腕部持定,用另一手反复捏揉肘部及上肱肌肉,理气活血,舒筋通络。再用拇指点揉抠拨曲池、曲泽、尺泽、肘髎、手三里等穴,并刮动肱骨外上髁和桡骨小头附近的压痛点,手法由轻逐渐加大用力。再用一手握住肘部,另一手握住腕部,反复做伸屈旋摇活动肘关节,各十多次。最后,用拍打法,反复拍打肘及上肢肌肉。

第八节　肱二头肌长头腱鞘炎

肱二头肌长头腱鞘炎是因肩臂急、慢性损伤、退变及感受风寒湿邪等,致局部发生炎症、粘连、增厚等病理改变,引起局部疼痛和功能障碍的一种病症。

一、病因、病理

肱二头肌长头腱起于肩胛盂上结节,向下越过肱骨头,穿过肱骨横韧带和肱二头肌腱鞘的伸展部,藏于结节间沟的骨纤维管内。沟的内侧为肩胛下肌,外侧的上部为冈上肌和喙肱韧带,下部为胸大肌覆盖。关节囊伸入结节间沟,肌腱受滑膜包围。横跨结节间沟的韧带,称肱骨横韧带。肱骨横韧带为肱骨的固有韧带。该韧带有一部分与关节囊愈合。结节间沟与肱骨横韧带围成一纵行管道,管道内有肱二头肌长头腱。肱二头肌长头腱较长,可分为三部分。上部分称关节内部分,由肩胛骨盂上结节至结节间沟上界之间。中间部分称管内部分,走行于结节间沟内,外包裹滑膜鞘。下部分称关节外部分,由结节间沟下界至腱与肌腹的移行部。肱二头肌长头腱的关节内部分和管内部分表面均覆有一层滑膜层,滑膜层在肱二头肌长头腱盂上结节附着处附近与关节囊滑膜层移行。肱骨横韧带对固定肱二头肌长头腱和其他滑膜鞘起着重要的作用。

肩关节的直接外伤或肱二头肌的用力不当,可造成局部充血、水肿。如肩关节脱位或肱骨外髁颈骨折,均可导致该肌腱因牵拉,扭转而发生急性损伤。长期从事肩部体力劳动或过度运动,均可引起肱二头肌长头腱的慢性劳损。或由急性损伤失治转变而成慢性劳损。肱二头肌长头腱和腱鞘受结节间沟狭窄粗糙而面的机械刺激,加剧了肌腱与腱鞘的摩擦,使局部气血瘀滞,充血、水肿,使肌腱与鞘膜增厚,纤维管腔变窄,肌腱在管腔内滑动困难而产生症状。甚至局部发生粘连,影响关节的活动功能,从而继发肩关节周围炎。

本病的病理变化是肌腱与腱鞘的损伤性炎症,表现为腱鞘充血、水肿、增厚、肌腱变黄,失去光泽,粗糙与纤维化。在肌腱与腱鞘之间,有时发生粘连形成。精血亏损:由于中年以后,肾气不足,精血亏损,筋脉失其濡养,则拘急挛缩。临床可见结节间沟粗糙或变窄,肩袖的退行性变等而导致本病。外感风寒湿邪:"风寒湿三气侵入经络,在骨则重而不举,在脉则血凝不流,在筋则屈而不伸……逢寒则急。"(《三因极一病证方论分》)机体感受风寒湿邪后,局部肌肉痉挛,缺血缺氧,筋脉挛急,从而导致本病的发生。

二、临床表现

肩部疼痛,活动时加剧。尤以外展外旋上肢,或伸肩时疼痛更甚。疼痛部位及压痛点,均在肱骨结节间沟处(肩髃穴),休息后症状缓解。本病好发于中年人,急性期主要表现为三角肌保护性痉挛,局部肿胀疼痛,常将上肢内收旋抱于胸前。检查局部可摸到捻发音,本病也可与肩关节周围炎等肩周病并存。

三、诊断要点

(1)病史:有急、慢性损伤和劳损病史,多数呈慢性发病过程。

(2)疼痛:开始表现为肩部疼痛,以后逐渐加重,最终出现肩前或整个肩部疼痛,受凉或劳累后加重,休息或局部热敷后痛减,肩部乏力。

(3)肿胀:在疾病初期,除局部疼痛外,可伴有轻度肿胀。主要为急、慢性损伤性炎症引起的局部充血和水肿所致。

(4)活动受限:肩关节活动受限,尤以上臂外展向后背伸和用力屈肘时明显,有时向三角肌放射。

(5)压痛:肱骨结节间沟处压痛明显,少数患者可触及条索状物。

(6)肩关节内旋试验及抗阻力试验阳性。

(7)X线检查:一般无病理体征。退行性变者,可发现骨刺、骨疣等,有助于对本病的诊断。

四、针灸治疗

(一)毫针法

处方:肩髃、肩髎、臂臑、曲泽、合谷。

操作:穴位常规消毒,毫针刺。中等强度刺激,平补平泻,留针30分钟(留针期间也可用 TDP 局部照射),每天 1 次,10 天为 1 个疗程。

(二)穴位注射法

处方:结节间沟处。

操作:用 5 mL 注射器,7 号针头,取 1% 普鲁卡因 3~4 mL,加醋酸泼尼松1 mL,确定结节间沟,进针时针头向远侧倾斜与肩前约成 45°角,针尖斜面向下。针头经皮内、皮下及三角肌后在刺穿腱鞘时有韧性突破感,即达鞘内。如果注射时阻力很大,一般为刺入肌腱内。此时用手固定针头与注射器连接处,边注射边缓慢向外退出针头,当阻力突然消失,即为注射入鞘内。注射完毕拔出针头后,纱布覆盖针口,拇指沿肌腱纵向深部按摩及横向弹拨 10 分钟。若症状改善不明显,间隔 7 天再手法及注射 1 次,3 次为 1 个疗程,避免短时间内多次重复注射,治疗后在日常生活中避免肩关节过度活动。

五、推拿治疗

(一)捏揉点拨舒筋法

操作:让患者坐在治疗凳上,施术者站其伤侧。先用一手握住伤肢腕部提起持定,用另一手着力,反复捏揉肩部及上肢肌肉穴位,在肩井、肩髃、肩贞、肩髎、臂臑、臑会等穴处进行重点捏揉。再用拇指着力,反复点揉抠拨肩髃穴,手法由轻逐渐加大用力。再用一手着力,反复拿揉患侧肩及上肢肌肉、再用摇肩法,反复旋转摇动肩关节,旋转摇动的幅度逐渐加大。最后,用拍打法,反复拍打肩部及上肢四面肌肉 3~5 遍。用以舒筋通络,理气活血而止痛。

(二)按摩舒筋法

1.擦法

患者取坐位,术者站其后外侧,一手托握住患侧上臂并命名其旋外,一手用掌擦法于肿胀处,以温热且有深透感为佳,随后在局部给予热敷。

2.揉法

患者取坐位,患肢自然下垂,术者站其患侧,一足踩踏在患者所坐的凳上,用膝部顶托患臂的腋下,并使患臂架托在术者大腿的前侧,此时患臂已处于旋外部位。随后,医者一手用掌揉法施于肩前缘、肩髃、天府、天泽、曲泽、肱二头肌长腱附着处,另一手托握患者臂肘部做肩关节的旋外活动。

3.拨法

用拇指指腹在压疼点处拨动,使用拨法时,应垂直于肌腱方向拨动,使该腱如同被动的琴弦一般。

4.按法

患者坐位,术者站其前外侧,分别按揉天府、曲池、肩髃、肩髎肱二头肌长头腱的附着处。

5.搓法

患者取坐位,患肢自然放松下垂,术者站于外侧,用搓法从肩向前臂方向移动,反复 3～5 次。

6.抖法

术者双手握住患侧腕关节,做幅度小而频率快的抖法,抖动幅度以传至肩部为佳。

(三)揉按点穴法

(1)患者正坐,术者站于患侧,一脚踏在凳上,使患肢外展位放于术者大腿无端,术者一手固定患肢,另一手在患肩部施轻柔缓和的手法 4 分钟。

(2)患者承上势,术者用拇指细心地触摸到结节间沟和增粗变硬的长头肌腱,并沿其纤维方向做深沉缓和的顺理筋手法 3 分钟。

(3)患者承上势,术者一手置于肩前,一手放于肩后,双手掌根同时相对用力,揉按肩部3分钟。

(4)取肩贞、肩髎、天宗、曲池穴位,每穴点按 1 分钟以酸胀、重、麻得气为度。

(5)绷紧患肩前皮肤后贴消炎止痛膏,用三角巾悬吊制动休息。本法适用于治疗急性期肱二头肌长头腱鞘炎。

(四)搓揉舒筋法

1.急性期

即有肿胀、疼痛剧烈者,应让患者暴露患侧肩关节。术者一手握住上臂下端并使之外旋,另一手在肿胀处施用擦法,擦法毕,局部给予热敷。

2.慢性发作或急性期后

患者取坐位,患肢自然下垂,术者站在患侧,用擦或掌揉法于肩前缘,另一手握住腕关节,配合肩关节的外展和外旋。然后,术者托住患肢的肘部,并使肩关节处于外展位,另一手用拇指(或示、中)指指腹在压痛点,做按揉法和拨法。接上势,患肢自然放松下垂,术者立其外侧,从肩向前臂方向做患肢的搓法,继上势,术者双手握住患侧的腕关节做上肢抖法,抖动感直至肩部。

(五)拔伸抖拉法

(1)患者坐位,术者站其患侧,拿合谷、阳池、阳谷、阴池、小海各半分钟;以中指指端点按天鼎、缺盆、中府等穴。

(2)术者一手握住患者肘部,使其肩关节外展约 40°,前屈 90°;另一手拇指按在肱二头肌肌腱部,其余四指放在肩后,拿揉患者肱二头肌腱处 3～5 分钟。

(3)术者以拇指与示、中指,捏拿肱二头肌腱,并向上提位。

(4)术者一手拇指放于患者患侧之肱骨头后部,四指放其肩顶,另一手握其患侧腕部。先屈曲其肘,然后突然伸直拔伸,向前、后外侧45°方向各拔伸 3 次,拔伸的同时,拇指向前推送肱骨颈的后侧。

(5)用擦法自肩前部至上臂、前臂反复操作 2～3 分钟。

(6)环转摇动肩关节前、后各 3 周。

（7）用双掌搓揉患侧肩部至肘，腕关节，然后抖拉上肢结束治疗。本法适宜于治疗多种原因导致的肱二头肌长头肌腱腱鞘炎。

第九节　指屈肌腱腱鞘炎

指屈肌腱腱鞘炎能在任何手指发生。若发生在拇指称拇长屈肌腱腱鞘炎，亦叫弹响拇。在其他手指为指屈肌腱腱鞘炎，称弹响指或扳机指。本病以拇指发病多，少数患者多个手指发病。本病女性多于男性，中老年发病较多，但也有小儿患先天性腱鞘炎者。

一、病因、病机

掌骨颈与掌指关节的浅沟与鞘状韧带组成骨性纤维管，鞘内层为滑膜，可使拇长屈肌大幅度来回滑动。其余每个手指的屈肌腱亦有腱鞘将其约束在掌骨头和指骨上。当局部过度的劳累而招致血瘀停滞，筋脉受阻，或是受凉时，均可引起气血凝滞，不能濡养经筋而发病。

手指经常屈伸，使屈肌腱与骨性纤维管反复摩擦，或长期用力握持硬物，骨性纤维管受硬物与掌骨头二者的挤压，局部充血、水肿，继之纤维管变性，管腔狭窄。屈指肌腱因之受压而变细，两端膨大呈葫芦状，阻碍肌腱的滑动。当肿大的肌腱通过狭窄的隧道时，发生弹跳动作和响声者，称弹响拇或指；肿大的肌腱不能通过狭窄的隧道时，手指不能伸屈，称为闭锁。

二、临床表现与诊断

本病起病缓慢，最初早晨醒来患指发僵、疼痛，患指伸屈困难，活动后即消。以后醒来时有弹响和疼痛，活动1～2小时后逐渐消失。最后晨起时患指疼痛，不能屈伸，终日有闭锁、弹响和疼痛。常诉疼痛在指间关节，而不在掌指关节。检查时在掌侧面、掌骨头部有压痛并可触及一黄豆大小的结节。压此结节,嘱患者伸屈患指可感到在此结节下方,另有一结节在移动,并感到弹响由此发出。由于伸屈受限,对工作和生活均带来不便,严重者患指屈曲后,因疼痛不能自行伸直,需健手帮助伸直。

三、治疗

(一)手法治疗

术者用手指触到掌指关节处的结节部,做按压、横向推动、纵向推按,轻缓伸屈掌指关节 3～6 次,并向远端拉开,每天或隔天 1 次。

(二)固定方法

早期减少局部活动,必要时可用夹板或石膏托固定 2～3 周。

(三)练功疗法

局部疼痛减轻后,即可练习腕、指关节的伸、屈等功能锻炼。

(四)药物治疗

1.内服药

瘀滞证:多为急性损伤后出现局部轻度肿胀、疼痛、压痛,扪及筋结,指屈伸不利,动则痛甚,有弹响声或闭锁。舌质红,苔薄黄,脉弦。治宜活血化瘀,消肿止痛,方用活血止痛汤加减。

虚寒证:多为慢性劳损或急性损伤后期,局部有酸痛感,按痛,可扪及明显结节,指屈伸不利,有弹响声或闭锁。舌质淡,苔薄白,脉细或沉细。治宜温经散寒,兼补气血,方用黄芪桂枝五物汤。有肝肾虚者,可加入鹿角、枸杞、苁蓉、狗脊等药。

2.外用药

可用海桐皮汤煎水熏洗。

(五)针灸治疗

针灸治疗取穴,以痛为俞。米粒状结节部及周围痛点,均可做针刺,隔天 1 次。

(六)封闭疗法

可用醋酸泼尼松 12.5 mg 加 1% 普鲁卡因 2 mL,做腱鞘内注射,每周 1 次,共 2～3 次。

(七)小针刀疗法

局麻后,在痛性结节处,平行肌腱进针刀,达腱鞘后,纵向剥离,横向推移。再将针刀绕到肌腱后,挑动肌腱数次。一般效果较好,必要时1周后再重复1次。

(八)手术挑割治疗

对病程长,鞘管壁肥厚,影响工作和生活,经非手术治疗效果不佳,患者要求手术治疗者,可用经皮挑割腱鞘刀,平行于肌腱方向刺入结节部,沿肌腱走行方向做上下挑割。不要向两侧偏斜,注意勿挑伤肌腱、神经、血管,如弹响已消失,手指屈伸无障碍及紧感,说明已切开腱鞘。创口大者缝合一针,口小者用无菌纱布加压包扎。

第十节 腱 鞘 囊 肿

腱鞘囊肿是常发生于关节附近的囊性肿物,古称"腕筋结""腕筋瘤"。其多附着于关节囊上或腱鞘内,或与关节腔、腱鞘相通。囊肿可单独存在或几个连在一起,多见于腕、踝关节背侧面,其他如腕关节掌侧,指、趾背面与掌面及腕关节侧面与腘窝等部位亦可发生。

一、病因、病理

本病多由局部气血凝滞而成。常与劳损或外伤有关,亦有人认为是局部胶样变性所致。囊肿的外膜为纤维组织,内膜白而光滑,内为白色黏液。有时囊肿与腱鞘或关节腔相通,可能是关节或腱鞘内压力增加,造成关节囊或腱鞘膜向外突出所形成的疝状物。

二、临床表现

腱鞘囊肿患者以青壮年多见,女性多于男性。囊肿局部可见一个凸出体表的半球形或棱形肿块,起病缓慢或偶尔发现,很少有疼痛或轻度痛感,表面光滑,大多数柔软并有囊性感,少数质地硬韧。与皮肤无粘连,周围境界清楚,但肿块基底固定,几乎没有活动。发生于腘窝内的,直膝时可如鸡蛋大,屈膝时则在深处不易摸清楚。部分腱鞘囊肿可自消,但时间较长。

三、诊断要点

(1)可能有轻度外伤史。

(2)以 15~30 岁女性为多见。

(3)囊肿生长缓慢,呈圆形,触压时紧张、坚韧或软骨样硬,越小越坚硬,不与皮肤粘连。囊肿大小可随关节活动而有变化,如腕背部腱鞘囊肿,当腕掌屈时肿块突出,而背伸时则变化不明显。

(4)无自觉症状,关节活动时有微痛或不适。

(5)穿刺可抽出透明胶状黏液。

四、针灸治疗

(一)毫针法

处方一:囊肿点。

操作:用围刺法,在囊肿周围用普通针灸针穿透囊壁,多用对刺4针,中央1针。进针后,连续施以进退捻转数次,直至出现酸麻胀等针感后出针。拔针后在囊肿处加压,将囊肿内黏液挤出。每天1次,10次为1个疗程。

处方二:囊肿中心及四周。

操作:局部消毒,医者持 30 号毫针沿囊肿边缘等距离进针,针尖要相互接触,针刺斜度不超过15°。第5针直刺囊肿中央,针尖须深达囊肿基底部,留针30分钟,每隔10分钟以轻度手法捻针1次,有针感即可。每天针刺1次。

(二)火针法

处方:囊肿点。

操作:局部常规消毒后,用 26 号毫针在火焰上烧红,对准部位疾进疾出,在囊肿中央直刺1针,再自前后左右各向中央斜刺 1 针,深度以刺至囊肿基底部为最佳;然后用消毒干棉球在针孔四周挤压,可见无色或褐色的胶状黏液,液出净后,用消毒干棉球敷盖在囊肿部位上面,加压固定,3 天治疗 1 次。

(三)三棱针法

处方:囊肿最高点。

操作:局部常规消毒,用三棱针从囊肿最高点迅速刺入,刺破肿块后,用力马上加以挤压,囊肿内胶状黏液可随之从刺破的针孔溢出,囊肿即刻见消。随后用消毒后的干棉球放在原囊肿部位,视囊肿大小放1分、2分或5分硬币于棉球上,胶布加压包扎3~5天。

(四)电针法

处方:囊肿点。

操作:囊肿局部皮肤以75%酒精消毒,在囊肿四周扎3~4针,针尖要穿透囊肿壁斜向囊肿基部,其正中部加扎1针至基部。接通G-6805治疗仪,用断续波,电流量以患者能忍受为度,留针15分钟。针后用酒精棉球加压按摩3分钟。每天1次。

(五)指针法

处方:囊肿局部。

操作:用拇指指腹按压在囊肿上,小囊肿用单拇指,大囊肿用双拇指,其余四指握住患者肢体,由小到大均匀加力揉挤,呈螺旋形疏导。当指下感到囊肿较前变软时,便猛加指力,挤压囊肿,至指下有囊肿破溃感受时,再由大到小地均匀减力,并以囊肿中心为圆心,向四周做划圆状揉按疏导70次。

(六)穴位埋线法

处方:囊肿点。

操作:彻底清洁消毒囊肿部位皮肤后,用1%利多卡因局部麻醉,经皮肤穿入2条00号丝线至囊肿内,两条丝线互成直角,并在皮肤表面打结。如囊肿较大,穿入缝线后可抽吸出内容物,用消毒敷料覆盖囊肿后,用纱布绷带稍加压包扎,一般性囊肿不必加压。一般2周后拆除缝线。

(七)穴位注射法

处方:囊肿局部。

操作:用当归注射液2 mL,泼尼松12.5 mg,加1%普鲁卡因1 mL,做局部注射。由囊肿中心向四周分别注入药液,或先将囊肿锤破后再注入药液。

五、推拿治疗

(一)按揉挤压法

操作:让患者坐于治疗凳上,或卧于床上。施术者先用一手握住患肢之手固定,用另一手拇指着力,反复推按捏揉囊肿之处及其四周组织,摸清囊肿四周情况,剥离其周围粘连。再将患肢手腕尽量掌屈,以暴露其肿物,用拇指着力,按于囊肿之上,用爆发力猛力挤压囊肿之物,促使囊壁破裂,其胶状内容物流散于下皮下组织中,逐渐吸收。必要时可用双手拇指挤压,挤破之后,应再用力捻揉数次,使其内容物尽量溢出囊皮之外。也可用棉球加压包扎数天,以防复发。

(二)指压消肿法

操作:对囊壁薄者,可做指压法。如囊肿在腕背部,将手腕尽量掌屈,使囊肿更为高突和固定。术者用拇指压住囊肿,并加大压力挤破之。此时囊肿内黏液冲破囊壁而出,散入皮下,囊肿即不明显,再用按摩手法散冲活血,局部用绷带加压包扎 1～2 天。

第十一节　急性腰扭伤

急性腰扭伤为腰部的肌肉、韧带、筋膜等软组织在活动时因用力不当而突然损伤,可伴有椎间小关节的错位及其关节囊嵌顿,致使腰部疼痛并活动受限。本病中医称之为"闪腰岔气",多发于青壮年体力劳动者,临床上多见于搬运、建筑工人或长期从事弯腰工作、平时缺乏体力锻炼的人。损伤多发生于腰骶,骶髂关节或椎间关节两侧骶棘肌等部位。主要因外部暴力,以致筋脉损伤,气滞血瘀,气机不通而痛。

一、病因、病理

本病多为遭受间接外力所致,如搬运重物用力不当或体位不正而引起腰部筋膜部筋膜肌肉的损伤。急性扭伤多发生于腰骶、骶髂关节、椎间关节或两侧骶棘肌等部位。腰骶关节是脊柱的枢纽,骶髂关节是躯干与下肢的桥梁,体重的压力和外来冲击力多集中在这些部位,故受伤机会较多。当脊柱屈曲时,两旁的伸脊肌(特别是骶棘肌)收缩,以抵抗体重和维持躯干的位置,这时如负重过大,易使肌纤维撕裂;当脊柱完全屈曲时,主要靠韧带(尤其是棘上、棘间、后纵、髂腰等韧带)来维持躯干的位置,这时如负重过大,易造成韧带损伤。轻音可致骶棘肌和腰背筋膜不同程度的自起点撕裂,较重者可致棘上、棘间韧带的撕裂。腰部活动范围过大,椎间小关节受过度牵拉或扭伤,可致骨节错缝或滑膜嵌顿。另外,直接受暴力的冲击、压砸可造成腰部软组织的挫伤。

二、临床表现

本病多有外伤史,受伤时部分患者可感到腰部有"咯咯"响声,伤后立即出现一侧或两侧剧痛。腰痛不能挺直、俯仰屈伸,严重者转侧起坐甚至翻身时均感腰部疼痛异常。疼痛为持续性,活动时加重,休息后也不能缓解,咳嗽、打喷嚏、大声说话或腹部用力等均可使疼痛加重。患者站立时腰部僵硬,患者常以两手撑腰,行走时多挺直腰部、步态缓慢,卧位时常以手撑腰才能翻身转动。绝大多数患者有明显的局限压痛点,且由于疼痛可致不同程度的功能受限。本病多无下肢痛,但有可能出现反射性坐骨神经痛。直腿抬高试验可为阳性。

三、诊断要点

(1)多发于青壮年体力劳动者,有明显的外伤史。

(2)有明显的损伤部位,腰肌紧张,腰骶部有压痛、撕裂痛。

(3)患者腰部各方向的活动均受限。

(4)X线摄片检查多无明显异常,或可发现平腰、后突或侧弯变形,或两侧小关节突不对称,腰椎后突和侧弯,椎间隙左右宽窄不等。

四、针灸治疗

(一)毫针法

处方一:水沟。

操作:患者采取仰卧位或坐位,先用三棱针将患者上唇系带之粟粒大小的硬结刺破。穴位局部常规消毒后,再将上唇捏起,用缓慢捻进法或快速捻进法进针,针尖向上斜刺 0.2 寸,当局部出现麻胀或痛胀感觉时,继续捻针 0.2～0.3 寸,并嘱患者同时向左右前后活动腰部。留针 15～30 分钟,行针 1～2 次,6 次为 1 疗程。

处方二:后溪。

操作:患者坐位,手半握拳。穴位常规消毒后,用 1.5～2 寸毫针刺入 1.5 寸左右,针尖向劳宫。留针 15 分钟,其间行针 3 次。同时令患者随意缓慢活动腰部,幅度逐渐加大。每天针刺 1 次。

处方三:外关。

操作:患者立位,穴位常规消毒后,用 28 号 2.5 寸毫针,垂直快速刺入,行提插、捻转手法,强刺激。得气后留针 20 分钟,每隔 5 分钟行针 1 次。留针期间让患者做俯仰、转侧、踢腿、下蹲等动作。

处方四:上都。

操作:患者取立位,手握空拳,掌心向下。局部常规消毒后,选用 28 号 2 寸毫针,针刺上部穴(在第 2、3 指掌关节间),向掌心方向刺入 1～1.5 寸,行捻转补泻手法、得气后留针 20 分钟,让患者做俯仰、转侧、踢腿、下蹲等动作,以患者出汗为度。

处方五:飞扬。

操作:患者坐位,取健侧飞扬常规消毒,用 28 号 2.5 寸毫针直刺 2 寸,中等刺激。边捻针边嘱患者活动腰部,留针 20～30 分钟,其间行针 3 次,每次运针 1 分钟,每天 1 次。

处方六:龈交。

操作:取龈交穴(上层系带与齿龈交接处,腰扭伤者多在此处出现一米粒大白色小结),用苯扎溴铵(新洁尔灭)消毒,取 30 号 1 寸毫针在小结后侧沿口唇方向水平进针,行快速捻转强刺激。留针 5～

10分钟,其间嘱患者活动腰部,幅度逐渐加大。

处方七:水沟、养老、腰痛点。

操作:穴位常规消毒后快速进针,得气后边行针,边令患者活动腰部,如前后屈伸、左右侧弯等动作,运动幅度由小到大。留针15分钟,其间行针2～3次,用捻转提插泻法针感以患者耐受为度。若针刺疗效欠佳,可在患部加拔火罐10分钟。

(二)刺络拔罐法

处方:阿是穴、委中。

操作:患者俯卧,严格消毒局部皮肤后,医者持三棱针在痛点散刺(豹纹刺),在委中穴点刺出血数滴,然后在痛点行拔罐术(用大号罐),每次留罐10～15分钟,每天1次,5次为1个疗程。散刺须做到浅而快,点刺委中穴出血不宜过多。

(三)手针法

处方一:扭伤1、扭伤2。

操作:取穴(扭伤1在示指与中指掌骨间隙;扭伤2在中指与无名指掌骨间隙)后常规消毒,用30号2.5寸毫针沿掌骨间隙平刺1.5～2.5寸,提插捻转使酸胀感传至腕部,留针20分钟,间隔5分钟捻转1次,并嘱其活动腰部,幅度由小列大。

处方二:第2掌骨侧腰穴。

操作:常规消毒后,沿着压痛最明显处的第2掌骨拇指侧边缘垂直刺入。进针后,轻轻捻转,立即产生局部较强的胀、麻、酸、困感,并向发病部位传导。2～5分钟后患者即感患部轻松舒适,留针15～30分钟(令患者活动腰部)。每天1次,5次为1个疗程。

(四)电针法

处方一:条口透承山。

操作:用5寸毫针,分别取双下肢的条口刺向承山,使针感传至足后跟,接上G-6850型治疗仪,电流强度以患者耐受为度,脉冲率与心率大致相同,并让患者弯腰,做前后左右旋转摇动,治疗20～30分钟。

处方二:夹脊穴。

操作:根据腰部位的不同,取患侧或双侧相应部位的夹脊穴,用28号3寸毫针稍偏向内侧进针2～3寸,局部酸胀感或有麻电感向下肢放散。如治疗棘间韧带扭伤,可向棘间韧带方向进针1～1.5寸,局部酸胀向四周放散。接 G-6805 型治疗仪通电。主穴接负极,配穴接正极,选断续波,频率为 200～250 次/分,通电 20～30 分钟。

(五)头针法

处方:双足运感区,或配上 1/5 感觉区。

操作:患者取坐位。医师严格消毒穴位后,用 26 号 2～3 寸毫针,沿头皮斜刺一定深度后,以每分钟 150～200 次的频率持续捻转2～3 分钟,嘱患者顺势活动,间隔 10 分钟,再按上法反复运针 3 次,留针 30～40 分钟。

(六)耳针法

处方一:神门。

操作:患者取坐位,医师用 0.5 寸毫针,严格消毒穴位后,在神门附近的痛点进针,行中等强度刺激3～5分钟。如疼痛减轻不明显,留针 10 分钟,并间歇加强刺激。

处方二:阿是穴。

操作:患者取坐位,医者在两耳的耳郭正中间,与耳轮脚成一水平线处找痛点,如痛点不明显即在对耳轮正中间严格消毒后针刺。采用强刺激,进针后频频捻针,以患者能耐受为度,并嘱患者活动腰部,留针 20 分钟。

(七)耳压法

处方:腰、骶、腰椎、肾、神门。

操作:将耳部常规消毒后,在上述穴位附近探查敏感点,将王不留行籽贴附在小方块胶布中央,贴敷于耳穴上。嘱患者每天自行按压数次,3～5 天复诊后更换穴位或酌情增减。

(八)眼针法

处方:中焦区、下焦区、肾区、膀胱区以及球结膜毛细血管形状变化的相应区域。

操作:患者仰卧位,穴位常规消毒后,医师用 30 号或 32 号

0.5 寸长毫针,左手按压眼球保护,右手持针横刺,循眼针分区顺序方向刺入,不施补泻手法,起针时用棉球压按片刻。

(九)鼻针法

处方:腰三点(鼻下缘中央一点,鼻翼上方左右各一点)。

操作:穴位消毒后,用毫针垂直依次刺入鼻合各穴,进针深度以不穿透鼻骨为度,运用中等强度刺激,得气后留针 15～30 分钟,每 5 分钟行针 1 次。留针期间令患者活动腰部。

(十)穴位注射法

处方一:腰阳关、命门、腰眼。

操作:穴位常规消毒后,用注射器在消毒的空盐水瓶内抽取空气,每穴各注入空气 2～10 mL,隔天治疗 1 次。

处方二:气海俞。

操作:用 20 mL 注射器接 7 号针头,抽取 5% 葡萄糖氯化钠 15 mL,于患侧气海俞快速进针,针尖向内下,直达肌肉深层,回抽无血即快速注射,患者自觉有电麻感,并向周围和臀部放射。每天 1 次,7 次为 1 疗程。

(十一)火针法

处方:腰阳关、承山。

操作:穴位严格消毒后,用自控弹簧火针,针体直径 1.5 mm,把针体在酒精灯上烧灼待针尖红而发亮时,准确刺入腧穴,疾刺快出,针刺深度 2～3 mm。需要时隔天再针 1 次。

(十二)足针法

处方:22 号穴(行间与太冲之间)。

操作:取两足背 22 号穴附近压痛最明显的部位。常规消毒后,用 0.5 寸毫针捻入,并轻轻捻转,同时嘱患者活动腰部,每次 2～3 分钟。

(十三)灸法

处方:肾俞、大肠俞、命门、阿是穴。

操作:将生姜 50 g 捣如泥,樟脑粉 10 g,纱布 10 cm×10 cm 备用。治疗时先用温水浸湿纱布,拧干拉平,置于所取穴位上,将生姜泥铺于纱布上,厚约 1 cm,压平。将樟脑粉分为 5 份,每份 2 g 左右。每次取 1 份均匀地撒在生姜泥上,点燃樟脑燃灸。灸完 1 次,接着再放 1 份,直至灸完 5 次为止。

五、推拿治疗

(一)旋转复位法

操作:先揉搓双侧腰部肌群,使痉挛缓解,减轻复位的阻力,再根据棘突偏移方向做逆向旋转复位。当听到清脆的"咯"的一声轻响即说明已复位,最后做同样的检查核实复位情况并做揉搓手法松解双侧肌群以收功。

(二)三搬三压法

操作:患者取俯卧位。先用搬肩压腰法:术者一手以掌根按压患者第四、五腰椎,另一手将对侧肩部搬起,双手同时交错用力,左右各 1 次。再用搬腿腰法:术者以一手掌根按压患者第三、四腰椎,另一手托住患者膝关节部,使关节后伸至一定程度,双手同时相对交错用力,恰当时可听到弹响声,左右各做 1 次。最后用双髋引伸压腰法:术者一手以掌根按压患者第三、四腰椎,另一手与前臂同时将双腿抬起,先左右摇摆数圈,然后上抬双腿,下压腰部,双手交错用力。

(三)揉按拿捏法

操作:让患者俯卧于治疗床上,施术者先用双手掌着力,反复揉按脊柱两侧肌肉,在腰椎扭伤之处及其周围做重点揉按。再用双手拇指着力,反复点揉脊柱两侧肌肉及华佗夹脊穴,并在腰部扭伤之处及其周围进行重点点揉,用以理气活血,舒筋通络,放松肌肉。再用斜扳法和侧扳法,活动腰部各大小关节,再用双手拿揉法,反复拿揉腰椎两侧肌肉,并重点拿揉扭伤之处。再用拇指点揉委中、承山等穴。最后,用拍打法,拍打腰背及下肢后侧肌肉。

(四)理筋止痛法

操作:患者正坐,术者坐其背后,以双手拇指触摸棘突,找到棘上韧带剥离处,嘱患者稍向前弯腰,术者一手拇指按在剥离的棘上韧带上端,向上推按牵引;另一手拇指左右拨动已剥离韧带,找到剥离面,然后顺脊柱纵横方向由上而下顺滑按压使其贴妥。术后避免腰部旋转活动,暂不做身体屈曲运动。

第十二节 腰 肌 劳 损

腰肌劳损是指腰部积累性的肌肉组织的慢性损伤,是引起慢性腰痛的常见疾病之一。病变主要在腰部深层肌肉纤维及筋膜组织,好发于腰背部、骶髂部及髂嵴部,多见于青壮年。发病原因多因损伤、受寒冷刺激、风湿病、脊椎病或慢性感染而引起。

一、病因、病理

引起腰肌劳损的原因较多,若劳逸不当、气血筋骨活动不调,或长期腰部姿势不良、长期从事腰部持力及弯腰活动,或长期在潮湿、寒冷的环境下生活、工作等,可引起腰背肌筋膜损伤,产生慢性疼痛。部分患者由于急性腰肌劳损缺乏充分的治疗或治疗不及时,使肌肉,筋膜因损伤而出血、渗液,产生纤维性变,导致肌肉、筋膜粘连,造成腰背痛。另外,先天性脊柱畸形、老年性驼背、脊椎骨折畸形愈合力线不正、肌肉韧带牵拉力不协调、脊椎稳定性减弱,或下肢功能性缺陷,如小儿麻痹症、股骨头无菌性坏死、髋关节结核等,走路姿势不平衡,致腰肌劳损,出现腰痛。

二、临床表现

部分患者有腰急性扭伤史,腰背部酸痛或胀痛、隐痛、重坠痛是本病主要症状,时轻时重。经常反复发作,休息后减轻,常感弯腰动作困难,怕做弯腰动作,弯腰稍久疼痛即加速,有时用拳叩击腰部可使疼痛减轻。与天气变化和居住环境有关,每遇阴雨寒冷天气,环境潮湿或受风寒湿侵害侵袭时疼痛加剧。

三、诊断要点

（1）腰部隐隐作痛，时轻时重，反复发作。

（2）慢性腰痛，休息后减轻，劳累后加重，适当活动或变换体位时减轻。

（3）弯腰工作困难，若勉强弯腰则疼痛加剧。

（4）常喜双手捶腰，以减轻疼痛。

（5）可出现臀部及大腿后侧上部胀痛。

（6）检查时脊柱外观多属正常，俯仰活动多无障碍，一侧或两侧骶棘肌处、髂骨嵴后部或骶骨后面腰背肌止点处有压痛。

（7）X线检查可显示腰椎侧弯、平腰，或见第五腰椎骶化、第一骶椎腰化、隐性脊柱裂等先天变异，或见腰椎有骨质增生等。

四、针灸治疗

（一）毫针法

处方一：肾俞、气海俞、大肠俞、志室、命门、腰眼、腰阳关及相应的夹脊穴。

操作：穴位常规消毒后，用1寸毫针向脊椎方向针刺，用中强刺激，留针20分钟，每天1次，6次为1疗程。

处方二：天柱。

操作：患者端坐微垂首，在双侧天柱穴稍做点按后，用30号1寸毫针迅速进针0.5～0.8寸，针尖向椎间孔方向。进针后不做任何提插捻转等手法。边留针边嘱患者站立，活动腰部，范围由小到大。留针20分钟，每天1次，8次为1个疗程。

处方三：手三里与曲池连线之中点。

操作：患者取立位，手半握拳端平，针刺深约1.5寸，针感酸、麻、胀、重。针后同时加腰部活动，主要向疼痛方向。留针20分钟，注意右侧腰痛取左侧穴位，左侧腰痛取右侧穴位，中间腰痛取左侧穴位。取针后患者腰腹前方，用一手按扶在肩前部，另一手按扶在髂骨后外侧部，双手对称地施以反旋转动，使腰部旋转，直至最大限度。

(二)穴位注射法

处方:阿是穴。

操作:用10%葡萄糖注射液10~20 mL或加维生素 B_1 100 mg,在肌肉痉挛压痛处按一针多向透刺原则,分别向几个方向注入药液,将50%葡萄糖注射液5 mL加妥拉苏林5 mg或5%当归注射液2~4 mL,注入压痛最明显处。3~4天1次,10次为1个疗程。

(三)刺络拔罐法

处方:肾俞、腰阳关、次髎。

操作:患者俯卧,皮肤严格消毒后,医者持三棱针在痛点散刺(豹纹刺),刺出血数滴,然后在痛点行拔罐术(用大号罐)。每次留罐10~15分钟,每天1次,5次为1个疗程。

(四)灸法

处方:阿是穴、命门、肾俞。

操作:将当归、白芍、红花、续断、狗脊、公丁香、桑白皮、升麻、川芎、木香各10 g,没药、乳香各6 g,全蝎3 g共研细末,同时以75%酒精调制成厚约3 cm的药饼,并用细针在药饼上戳数孔,置于命门、肾俞及阿是穴,再放上艾炷点燃隔药施灸,每穴5~7壮。每天1次,10次为1个疗程。

(五)针挑法

处方:阿是穴。

操作:患者取两腿跨骑坐位,俯伏椅背上,皮肤常规消毒后,用0.5%~1%普鲁卡因在穴位上注一皮丘。左手持消毒棉签,右手持特制钢针挑开皮肤,挑起皮下丝状纤维样物,拉出剪掉,一般只挑皮下纤维样物,也可深达筋膜层。术毕以1片生姜盖上,再贴上跌打风湿膏药。4~7天1次,8次为1个疗程。每次挑2~4穴为宜。

(六)耳针法

处方:腰椎区、腰痛点、神门、皮质下、肾上腺。

操作:严格消毒耳郭,快速进针,捻转片刻后留针15~20分钟。每天1次,无效时可埋针1~7天。

(七)耳压法

处方:腰、肾、肛、神门。

操作:将王不留行籽按压在腰、肾、肛、神门等穴位上。3 天 1 次,1 个月为 1 个疗程。

五、推拿治疗

(一)舒筋理筋法

操作:患者取俯卧位,先使用点穴、滚法、揉按等手法,舒筋活络。先从胸椎至骶部两侧,自上而下点按华佗夹脊诸穴及委中穴,再在局部由轻渐重地施以滚法。最后在疼痛处用掌根进行揉法。揉时配合拨络法,然后以双手相叠沿脊柱及其两侧自上而下施按法。

(二)揉拍止痛法

操作:让患者俯卧于治疗床上,施术者先用双手掌着力,反复揉按脊柱两侧肌肉,边揉边向下移动,直达骶部,反复 3~5 遍。再用双手拇指着力,反复点揉脊柱两侧肌肉及华佗夹脊穴,并重点点揉腰椎两侧肌肉穴位。再用双拳滚压法,反复滚压脊柱两侧肌肉及其经络穴位,反复 3~5 遍,并重点滚压腰椎两侧肌肉穴位。再用双手拿揉法,反复拿揉腰椎两侧肌肉及其穴位,对其疼痛之处进行重点拿揉。再用拇指点揉环跳、承扶、委中、承山等穴。最后,拍打腰背及下肢后侧肌肉。

(三)弹经活络法

操作:患者俯卧,术者立于患者足下,弹左足用右示指,弹右足用左示指放在昆仑穴上,向下用力压,然后向外踝方向滑动,术者感觉指下有一根筋在滚动,患者感觉麻、痛或触电感向足心放散,左右昆仑各弹拨 3 次。

(四)滚按揉推法

操作:患者俯卧,先沿双侧骶棘肌自上而下施行滚法,再在腰部终痛处及其周围施行按揉法或一指推法,配合按压肾俞、大肠俞、阿是穴。根据具体情况,适当配合相应的被动运动。

第十三节 腰椎间盘突出症

腰椎间盘突出症,又称腰椎间盘纤维环破裂髓核突出症。它是在椎间盘发生退行变之后,在外力的作用下,纤维环破裂髓核突出刺激或压迫邻近的神经根、脊髓或血管等组织而出现一系列腰痛并常伴坐骨神经临床症状的一种病变。腰椎间盘突出症,是骨科的常见病多发病,是腰腿疼最常见的原因。多见于青壮年,男性多于女性,这与劳动强度及外伤有关。椎间盘突出的平面因腰骶部活动度大,处于活动的脊柱和固定的骨盆交界处,承受压力最大,容易发生退变和损伤,故 $L_4 \sim L_5$ 和 $L_5 \sim S_1$ 椎间盘发病率最高,国内外报道均在 90% 以上。2 节段以上突出者占约 15%,$L_3 \sim L_4$ 以上突出少见。

一、病因、病理

(一)病因

腰椎间盘突出症是在椎间盘退变的基础上发生的,而外伤则常为其发病的重要原因。腰椎间盘是身体负荷最重的部分,正常的椎间盘富有弹性和韧性,具有强大的抗压能力,一般成人平卧时 L_3 椎间盘压力为 20 kg,坐起时达 270 kg。一般认为 20 岁以后,椎间盘开始退变,髓核含水量逐渐减少,椎间盘的弹性和负荷能力也随之减退。日常生活中腰椎间盘反复承受挤压屈曲和扭转等负荷,容易在受应力最大处(纤维环后部)由里向外产生破裂,这种变化不断积累而逐渐加重,裂隙不断增大,此处纤维环逐渐变薄弱。在此基础上,一次较重外伤或多次反复轻微外伤,甚至日常活动腰椎间盘压力增加时,均可促使退变和积累性损伤的纤维环进一步破裂、髓核突出,纤维环损伤本身可引起腰痛,而突出物压迫刺激神经根或马尾神经,故有腰痛和放射性下肢痛以及神经功能损害的症状和体征。

(二)病理

腰椎间盘突出症的病理变化过程,大致可分为 3 个阶段。

(1)突出前期:此期髓核因退变和损伤可变成碎块状物,或呈瘢痕样结缔组织,纤维环因损伤变软变薄或产生裂隙。此期患者可有腰部不适或疼痛,但无放射性下肢痛。也有的人,原无病变,可因一次暴力引起突出。

(2)椎间盘突出期:外伤或正常活动使椎间盘压力增加时,髓核从纤维环薄弱处或破裂处突出。突出物刺激和压迫神经根部发生放射性下肢痛,或压迫马尾神经而发生大小便功能障碍,在急性突出期,突出物产生的化学介质使受压的神经根产生水肿,充血变粗和极度敏感,任何轻微刺激均可产生剧烈疼痛。待化学性炎症反应消失后,突出物的单纯机械性压迫使其传导能力下降,则表现为运动和感觉功能缺失。髓核突出的病理形态,有 3 种类型。①隆起型:纤维环部分破裂,表层完整,退变的髓核经薄弱处突出,突出物多呈半球状隆起,表面光滑完整。此型后纵韧带和部分纤维环完整,突出物常可自行还纳或经非手术方法而还纳。临床上表现呈间歇性发作。也可因外伤,如粗暴手法使纤维环完全破裂,变成破裂型或游离型突出。②破裂型:纤维环完全破裂、退变和破碎的髓核由纤维环破口突出,突出物多不规律,有时呈菜花样或碎片状。病程较长者,突出物易与周围组织粘连,产生持续性压迫。③游离型:纤维环完全破裂,髓核碎块经破口脱出游离于后纵韧带之下,穿破或绕过后纵韧带进入硬膜外间隙。游离的髓核碎块有可能远离病变间隙,到达上或下一个椎间隙平面。有时大块髓核碎块脱出将椎管堵塞,或破入硬膜囊,造成广泛的神经根和马尾神经损害。

破裂型和游离型突出,因为纤维完全破裂,突出物不能还纳,只能采用手术治疗。并应尽早手术,解除对神经根和马尾神经压迫。如处理过晚神经受长期压迫产生变性和萎缩,则功能难以完全恢复。

(3)突出晚期:椎间盘突出后,病程较长者,椎间盘本身和其他邻近结构均可发生各种继发性病理改变。①椎间盘突出物纤维化或钙化:纤维化呈瘢痕样硬块与神经根、硬脊膜及周围组织粘连紧密,突出物也可钙化,钙化可局限于突出物周边或顶部,也可完全钙化呈骨样结节,在 X 线片或 CT 图像可见异常钙化影。②椎间盘整个退变、纤维环皱缩,椎间隙变窄,椎体上下面骨质硬化,边缘骨质增生,形成骨赘。③神经根和马尾神经损害:由于突出物的刺激压迫,受累的神经根在早期发生急性创伤性炎症性反应,呈充血、水肿、变粗,异常敏感。长期压迫神经根可发生粘连,神经纤维可变性和萎缩,其支配区运动,感觉丧失。中央型突出压迫马尾神经,除机械性压迫外,常因突出物对神经的弹射作用而损伤神经纤维,甚至发生变性,常有大小便障碍,处理过晚损害难以回逆,神经功能难以完全恢复。④黄韧带肥厚:为继发性病变,黄韧带正常厚度为 2~1,腰椎间盘突出后,其生理前凸往往消失或呈局部畸形,椎间稳定性丧失而出现过度活动,使黄韧带受到牵拉处于紧张状态,张力和压力增加,促使黄韧带增厚。后方黄韧带增厚造成中央管狭窄压迫硬膜囊,侧方黄韧带肥厚造成侧隐窝狭窄,压迫神经根。⑤椎间关节骨性关节炎:椎骨间失稳退变、椎间关节软骨磨损,软骨下骨质裸露,骨质增生,逐渐形成骨关节炎而引起疼痛。⑥继发性椎管、神经根通道狭窄:年龄较大病程长的患者,常有椎板和黄韧带肥厚,小关节肥大增生内聚,椎体后缘骨赘形成等,形成继发性狭窄,再加上椎间盘突出使椎管更为狭窄,加重对神经根和硬膜囊压迫。

(三)中医对椎间盘突出症的认识

椎间盘突出症属中医"腰痛证""痹证""痿证"等范畴。从《黄帝内经》的经典论述到历代医家对腰痛、痹证等疾病的理论探讨,对中医腰腿痛病因病机有完整的论述,认为其病因是外伤劳损与外感风寒湿热,导致营卫失调、气血经络受损,或是肝肾不足,外邪乘虚而入,致气血瘀阻发病。其中,巢元方《诸病源候论》对此病的论述较全面,曰:"凡腰痛病有五。一曰少阴,少阴肾也,十月万物阳气伤,是以腰痛。二曰风痹,风寒著腰,是以痛。三曰肾虚,役用伤肾,是以痛。四曰臂腰,坠堕伤腰,是以痛。五曰寝卧湿地、是以痛","劳损于肾,动伤经络,又为风冷所侵,血气击搏,故腰痛也。阳者不能俯,阴者不能仰,阴阳俱受邪气者故令腰痛不能俯仰"。这些论述较全面地概括了腰腿痛的病因和病机,形象而具体地论述肾脏功能与外邪侵入、劳损外伤在腰腿痛发病中的关系,以及腰椎间盘突出症的发病原因是肝肾不足,风寒湿邪侵入,反复过劳或跌仆损伤。

二、临床表现与诊断

(一)症状和体征

腰痛伴有根性分布的放射性下肢痛为本病的典型特征。发病多有诱因,一般与外伤有明显关系(58.85%),无明显外伤者(14.83%)、着凉者(3.34%)。多数为先腰痛继之放射性坐骨神经痛(占3/5)或腰腿同时疼痛(占1/5),少数先腿痛后腰痛占(1/5)。腰腿痛性质,腰痛呈钝痛、酸痛、锐痛等与体位和休息有关系。下肢痛呈锐痛、灼烧痛、窜电样放射痛至小腿足部,且常与体位和因咳嗽、喷嚏、大笑等腹压升高有关。另外高位椎间盘突出者可出现腰痛及下腹部或大腿前内侧痛。伴腰椎管狭窄者可有间歇性跛行。严重神经根压迫,神经麻痹、肌肉瘫痪多见于L_4～L_5椎间盘突出,L_5神经根麻痹致胫前肌、腓骨长短肌,伸拇长肌麻痹呈足下垂。L_5～S_1椎间盘突出致S_1～S_2经根麻痹致小腿三头肌瘫痪少见。部分患者无下肢疼痛而肢体麻木,椎间盘压迫刺激了本体感觉和触觉纤维引起麻木,麻木感觉区域按神经根受累区域分布。中央型巨大椎间盘突出压迫马尾神经早期产生双侧严重坐骨神经痛,会阴部麻木,排便、排尿无力,尿潴留尿失禁或不能控制,男性多有阳痿等性功能障碍。还有肢体发凉、下肢水肿等少见特殊症状,原因不甚明确,可能是交感神经受刺激,引起下肢血管神经功能障碍所致。

1.一般体征

(1)腰部畸形:症状轻者可无改变,症状明显者姿态拘谨,脊柱外形腰椎平直或侧凸,肌紧张,腰部活动受限。严重者身体前倾而臀部突向一侧,跛行。脊柱侧弯是一种保护性反应,可以凸向患侧,也可以凸向健侧,如髓核突出在神经根外侧,上身向健侧弯曲,腰椎向患侧可松弛受压的神经根,当突出物在神经根内侧时,上身向患侧弯曲,腰椎向健侧可缓解疼痛。

(2)棘突间旁侧压痛与放射痛:在椎间盘突出间隙相对应的棘

突间旁侧有局限性压痛点,并伴有向小腿或足部的放射痛,压痛与放射痛点及为处所,对诊断和定位均有重要意义。在急性期此体征很显著,而慢性患者则不明显。如让患者取站立腰过伸位检查,则较易查出压痛与放射痛。放射痛的部位与神经根支配区相一致。

（3）下肢肌肉萎缩,肌力减弱:原因是失用性萎缩或是神经根受压所致。$L_4 \sim L_5$椎间盘突出拇趾伸力减弱;$L_5 \sim S_1$椎间盘突出小腿三头肌力减落,提踵无力;$L_3 \sim L_4$椎间盘突出影响股四头肌,伸膝无力。

（4）感觉减退位于受累的神经分布区域:$L_4 \sim L_5$椎间盘突出为小腿前外侧及足背拇趾背侧,$L_5 \sim S_1$椎间盘突出为小腿后外侧、足跟部及足外侧、足底,$L_3 \sim L_4$椎间盘突出为小腿前内侧。

（5）膝腱反射减弱:多为 $L_3 \sim L_4$ 椎间盘突出,L_4神经根受累。$L_5 \sim S_1$椎间盘突出,S_1、S_2神经受累,跟腱反射减弱或消失。

2.各种特殊体征

（1）直腿抬高试验:患者取仰卧位,检查者一手握患者踝部,另一手置于大腿前方保持膝关节伸直,然后将下肢徐徐抬高。如直腿抬受限并出现小腿以下的放射痛即为阳性。正常人抬高度数范围差别很大,一般 $80° \sim 90°$,甚至更大。因此应与健侧对比检查。椎间盘突出物越大,神经根受压越重者,直腿抬高受限越明显。因此本试验对诊断及治疗效果的判断均有较大参考价值。

（2）拉塞克征:认识混乱,有的认为就是直腿抬高试验或加强试验。实际是仰卧屈髋屈膝 90°,当屈髋位 90°时,伸膝引起患肢疼痛或肌肉痉挛者,称为拉塞克征阳性。

（3）健肢抬高试验:方法与直腿抬高试验相同,当健侧下肢直腿抬高时引起患侧下肢放射痛为阳性。其机制是当健肢抬高时,健侧的神经根袖牵拉硬膜囊向远侧移动,同时牵拉患侧神经根也向远侧移动引起患侧下肢放射痛。多见于中央型椎间盘突出或突出物位于神经根腋部时,在肩部则为阴性。

（4）加强试验:在直腿抬高试验同一高度,再将踝关节用力背屈,使受累神经根进一步受牵拉,下肢放射性痛加重为阳性。或在直腿抬高到一定高度产生下肢放射痛时,将下肢稍降低高度使放射痛消失,此时将踝关节用力背屈,如又引起下肢放射痛,亦为阳性。此试验有助于鉴别直腿抬高受限是由于神经根或是由髂胫束及腘绳肌紧张引起。因为踝关节背屈可增加神经根紧张,而对髂胫束及腘绳肌则无影响。

(5)仰卧挺腹试验:患者仰卧,双上肢置于身旁,以枕部及两足跟为着力点,做抬臀挺腹动作使臀部及腰背部离开床面,出现患肢放射痛为阳性,如放射痛不明显,在挺腹同时医师用手压迫患者腹部或两侧颈静脉引起放射性疼痛为阳性。适用于舞蹈和杂技演员检查。

(6)颈静脉压迫试验:压迫一侧或两侧颈静脉1～3分钟,出现腰痛和放射性下肢痛为阳性。

(7)屈颈试验:取坐位或半坐位,下肢伸直时,向前屈颈引起下肢放射痛为阳性。

(8)腘窝神经压迫试验:在拉塞克试验阳性基础上,稍伸膝时压迫腘窝产生疼痛为阳性。

(9)弓弦试验:坐位头脊柱平直,小腿自然下垂,将小腿逐渐伸直或挤压腘窝产生坐骨神经痛。

(10)股神经牵拉试验:俯卧位髋膝关节完全伸直,医师一手扶按腰骶部,另一手放于大腿前方,将患肢向上抬提使髋关节过伸,如出现大腿前方放射痛为阳性,在 L_2～L_4 椎间盘突出时阳性,L_4～S_1 椎间盘突出者阴性。

(11)坐骨神经牵拉试验:患者坐位颈部屈曲,当髋关节处于屈曲 90°时,伸膝时引起下肢放射痛为阳性。

(12)Hoover 征:患者仰卧,当抬高患肢时,对侧肢体肌肉收缩。

(13)压痛屈膝反射:患者俯卧位,用手指直接按压背部压痛点时屈膝 90°,为反射性伸髋肌痉挛所致。

3.影像学检查

(1)X 线片:应常规拍摄 X 线正侧位片。正位片可显示腰椎侧凸,侧位片可见腰椎生理前凸减少或消失,病变的椎间隙可能变窄,相邻椎体边缘有骨赘增生。X线检查对腰椎间盘突出症的诊断只作参考,其重要性在于排除腰椎其他病变,如结核、肿瘤、骨折、腰骶先天畸形等。

(2)CT扫描:螺旋CT可清晰地显示腰椎间盘突出的部位、大小、方向等,以及神经根、硬膜囊受压移位的情况。同时还可以显示椎板及黄韧带增厚、小关节增生退变、椎管及侧隐窝狭窄等情况,对本病的诊断有较大的价值。

(3)MRI:是一种无损伤性可以取得三维影像的检查方法。它能较CT更清晰,全面地观察到突出的髓核与脊髓、马尾神经、脊神经根之间的关系。但MRI的断层间隔大,不如CT扫描精细。

(4)造影检查:具体方法如下。①椎间盘造影:此法操作比较复杂,患者痛苦较大,故宜慎重考虑。②蛛网膜下腔造影:是鉴别椎管内病变性质的重要方法,此法诊断腰椎间盘突出的准确率为70%左右。③硬膜外造影:将有机碘造影剂3 mL连续注入腰部硬膜外腔,照片观察造影剂的分布情况,以判断有无突出及其位置。④硬膜外静脉造影:通过股静脉插管到腰部,注入造影剂以显示脊髓和椎间孔处静脉,分析静脉影像的形态和位置变化,来诊断椎间孔附近占位性病变。

(5)肌电图检查:通过测定不同节段神经根所支配肌肉的肌电图,根据异常肌电位分布的范围,判定受损的神经根。再由神经根和椎间孔的关系推断神经受压的部位。故对腰椎间盘突出的诊断具有一定的意义。

(二)诊断

根据病史、症状和体征以及影像学检查,对多数腰椎间盘突出症可作出正确诊断和病变定位。诊断的依据是:患者腰痛伴有一侧放射性坐骨神经痛,症状时轻时重;下腰棘突旁压痛伴有放射痛;脊柱姿态改变和不对称性运动受限;直腿抬高试验和加强试验阳性;患侧L_5、S_1或L_4根性感觉,肌力和反射异常。X线造影、CT、MRI等检查,有助于确定病变间隙、突出方向、突出物大小、神经受压情况及主要引起症状的部位等,但一定要与临床表现相一致方有诊断价值。坚决克服只重影像学检查,忽视临床查体的不良倾向。腰椎间盘突出症的诊断一般并不太困难,但对一些疑难病症,必须仔细检查,因为临床上有许多神经根受压疾病,而不一定是腰椎间盘突出症,如腰椎的骨质增生、神经根管狭窄及椎管内肿瘤都可能有神经根的压迫症状,应仔细排除其他相关疾病后再作出诊断。

(三)鉴别诊断

1.急性腰扭伤

有明显的外伤史、病程短。局部压痛明显,一般无放射性坐骨神经痛症状。痛点利多卡因封闭后常使疼痛减轻或消失。

2.腰椎结核

少数患者亦有腰痛和坐骨神经痛,易与腰椎间盘突出症相混淆。但腰椎结核有结核病史,低热、盗汗、消瘦、乏力、血沉增快,往往患部附近有寒性脓肿或窦道。X线片可见椎间隙变窄,椎体有破坏及腰大肌脓肿。

3.腰椎管狭窄症

亦有腰腿痛,并有典型的间歇性跛行,但卧床休息后一般症状可明显减轻或完全消失,腰后伸时腰腿痛加重。主诉症状复杂但临床查体却无明显神经损害的感觉和运动缺失体征,运动诱发试验阳性,骑自行车及弯腰行走时症状不明显。X线片、CT 或 MRI 检查可见骨质增生、小关节肥大内聚、椎板增厚等退行性改变以及多节段神经受压表现,虽然也可同时伴有椎间盘突出,但其突出程度较轻,而退变程度较重,可资鉴别。

4.腰椎骨质增生

又叫作腰椎骨关节病、肥大性脊椎炎,是椎体边缘及关节软骨的退行性变。患者年龄多在 50 岁以后,慢性逐渐加剧,腰腿酸痛、劳累或阴雨天加重,晨起腰板硬,活动后稍减轻,腰部活动受限,有时伴有坐骨神经痛,腰部压痛点不集中,直腿抬高试验阴性、腱反射无变化。X线片显示椎间隙变窄,且椎体前、后缘有增生。

5.梨状肌损伤综合征

本病腰部无症状和体征,主要是由于梨状肌损伤致该肌的痉挛、充血、水肿,压迫坐骨神经,或由于坐骨神经在穿过梨状肌时存在解剖学上的变异而引起。疼痛一般由臀部开始,梨状肌表面投影范围有压痛,尤其在髂后上棘与股骨大粗隆连线的内上 1/3 与外下 2/3 的交界处,压痛更加明显,可在臀中部触到横条状较硬或隆起的梨状肌,梨状肌紧张试验阳性,直腿抬高试验多为阴性。

三、治疗

(一)手法治疗

调理关节回纳法:①俯卧拔腿法,医者一手按患者腰部,另一手托住患者两腿或单腿,使其下肢尽量后伸。②斜扳法:患者侧卧,在上的下肢屈曲,贴床的下肢伸直。医者一手扶患者肩部,另一手同时推髂部向前,两手反向用力使腰部扭转,可闻及"咔嗒"响声。③牵引按压法:患者俯卧。一助手于床头抱住患者肩部,另一助手拉患者两踝,对抗牵引数分钟。而后用拇指或掌根按压疼痛部位,按压时由轻到重,使腰后伸,椎间隙进一步增宽,回纳突出的椎间盘。④旋转复位法:患者端坐于方凳上,两足分开与肩等宽。以患侧是右侧为例。助手面对患者,两腿挟持固定患者左腿。医者立于患者身后,右手经患者腋下绕至颈部,左拇指顶推偏歪的腰椎棘突右侧,右手压患者颈部,使其腰部前屈 60°～90°,再向右旋转。左拇指同时发力向左顶椎,可感觉椎体轻微错动或闻及弹响。

(二)药物治疗

本病辨证应首辨虚实,虚证多为肝肾亏虚,实证多见风寒、湿热、瘀血为患,还应结合病史与舌脉,详细检查,方能准确辨证。

1.肝肾亏虚型

治以滋补肝肾、强壮筋骨。方用补肾壮筋汤加减,偏阴虚者加六味地黄丸,偏阳虚者加金贵肾气丸。

2.气滞血瘀型

治以活血化瘀、通络止痛。方用桃红四物汤加减。疼痛剧烈者加乳香、没药;瘀血化热者加丹皮、知母。

3.风寒闭阻型

治以疏风散寒、通络止痛。方用独活寄生汤加减。腰腿冷痛者加桂枝、川乌;兼湿邪者加车前子、川萆薢、汉防己。

4.湿热壅滞型

治以清热利湿、通络止痛。方用四妙丸加减。热邪重者加栀子、泽泻、木通;湿邪偏盛加泽兰、茯苓、防己。

中成药可内服腰痛宁、腰息痛、大活络丹、强力天麻杜仲丸、野木瓜片或健步虎潜丸、木瓜追风酒等。

西药可服用肠溶阿司匹林片、吲哚美辛、双氯芬酸、芬必得等药物。急性期也可静滴氢化可的松或地塞米松,恢复期可配服维生素 B_1、腺苷钴胺(腺苷辅酶 B_{12})等。

外用药可在疼痛部位或腰阳关、环跳、承山等穴贴敷温经通络膏、痛痹贴或麝香壮骨膏等。

(三)其他疗法

1.牵引疗法

主要采用骨盆牵引法。适用于早期患者或反复发作的急性患者。患者仰卧于病床上,缚骨盆引带,有时为增加胸胁部力量可用固定带拴于床头以增加抗牵引能力,牵引重量可根据患者的感受进行调节,一般在 20 kg 左右,每日牵引 1 次,每次约 30 分钟。目前,临床上多采用多功能牵引床牵引,可配合熏蒸疗法。

2.针灸疗法

常用穴位有肾俞、环跳、委中、承山等穴,也可做穴位注射,慢性期可配合灸法。

3.局部封闭疗法

可取曲安奈德或泼尼松龙行穴位注射或行椎间孔封闭或硬膜外封闭,对慢性期疗效尚可。

4.髓核溶解疗法

对保守治疗无效的第 4、5 腰椎间或第 5 腰椎第 1 骶椎间椎间盘突出症患者可在严格无菌操作及 X 线透视下注入胶原酶以达到逐步溶解髓核、解除压迫、消除症状的目的。

5.手术疗法

经非手术治疗无效、症状严重者及中央型突出压迫马尾神经者,可行椎板切除及髓核摘除术或经皮穿刺椎间盘抽吸术治疗。

第十四节　踝关节扭伤

踝关节扭伤主要是指踝关节内侧副韧带、外侧副韧带和下胫腓韧带的损伤。一般是骑车、上下楼突然跌倒或道路不平时由于踝关节不稳定而使其过度向内和向外翻转所致。临床分为内翻型和外翻型2种,以前者多见。本病可发生于任何年龄,以青壮年常见。运动员在进行田径、球类和体操等身体训练时,尤易发生此病。此外,踏空、高坠等均可导致踝关节扭伤。本病属中医学"筋伤"的范畴,是由于经筋损伤,脉络受阻所致。

一、病因、病理

踝关节扭伤的主要病因是前外侧的胫腓前韧带、内侧的三角韧带、内外侧副韧带等的损伤。多发生在行走过程中因道路不乎或阻碍物不慎跌倒,或空中落地、站立不稳,下楼或下坡时失脚踏空,体育运动中撞跌摔地时,足部突然受到内翻和外翻的暴力所引起。踝关节的扭伤可引起软组织的急性损伤,当其处于跖屈位时,距腓前韧带与胫骨之纵轴走行一致,而且处于紧张状态,故在跖屈位受到内翻暴力时,首先发生距腓前韧带损伤;当踝关节于0°位受到内翻暴力时,可单纯发生跟腓韧带损伤,也可以是继发于距腓前韧带损伤之后,由外力继续作用所导致。距腓后韧带在外踝3组韧带中较为坚强,损伤极少发生,仅于踝关节极度背屈位而又受到内翻暴力时,才会损伤。外翻断裂时则合并有多踝或腓骨下端骨折,并可同时有下胫腓韧带损伤。

二、临床表现

踝关节扭伤之后踝部立即出现肿胀疼痛,不能走路或可勉强行走。伤后2~3天局部即可出现紫淤血斑。内翻扭伤时,多在外踝前下方肿胀,压痛明显。若将足做内翻动作时,则外踝前下方发生剧痛。外翻扭伤时,在内踝前下方肿胀,压痛明显。若将足做外翻动作时,则内踝前下方发生剧痛。轻者韧带受到过度的牵引而引起损伤反应;重者则引起完全或不完全的韧带断裂及关节脱位,若不及时处理或处理不当时,局部渗出液与淤血积聚,造成损伤组织愈合不良或结缔组织过度增生,以上因素均可导致局部的粘连,关节不稳和其他继发性病理变化。

三、诊断要点

(1)有明显的受伤史即踝关节扭伤史。受伤之后有局部肿胀、骤然疼痛和紫淤血斑,且行路时疼痛加剧。

(2)受伤后行走不利,伤足不敢用力着地,踝关节活动时损伤部位疼痛而致关节活动受限,患者跛行甚至完全不能行走。

(3)局部有明显压痛感。

(4)做与受伤姿势相同的内翻或外翻位 X 线摄片检查,一侧韧带撕裂显示患侧关节间隙增宽;下胫腓韧带断裂,则显示内、外踝间距增宽。

四、处理原则

受伤后 24 小时内应及时给予患肢冷敷,注意避免急性期外用活血化瘀类药物,以免增加组织内出血量导致肿胀、疼痛程度加重。正确佩戴踝关节支具外固定或石膏固定,踝关节功能位(中立位)固定 3 周左右,患肢抬高制动,为损伤的韧带等软组织提供良好的修复环境,同时起到消肿止痛的作用。正确及时的处理可最大限度减少踝关节扭伤后遗症的发生。

五、针灸治疗

(一)毫针法

处方一:丘墟透照海。

操作:使患足处于稍内翻位,于患足进针处常规消毒,毫针从丘墟刺入,针尖指向照海,缓慢提插进针,以患者有强烈的酸麻胀痛感为度。当在照海处可隐约摸到针尖,但针尖仍处于皮下时,即停止进针。于针柄处置艾条施温针灸法,换灸 2 次,每天或隔天 1 次。治疗 10 次左右即可。

处方二:健侧外关。

操作:以 1.5 寸毫针,快速刺入皮下,进针至 0.5～1 寸,患者得气后行平补平泻手法,强度以患者能耐受为度。留针过程中行针2～3 次,并让患者自行做旋转踝关节的动作。每天或隔天治疗。

处方二:中渚、阳池。

操作:取患侧中渚穴与阳池穴,于常规消毒后快速进针直达皮下,待患者产生酸胀感后留针 20 分钟,留针期间辅以自行揉按,活动患部的动作。

处方四:大陵、内庭、侠溪、阿是穴。

操作:取健侧大陵、内庭、侠溪及疼痛局部,以 1.5 寸毫针快速刺入皮下,至 0.5～1 寸停针,有酸麻胀重等针感时即行平补平泻法,以患者能耐受为度,留针 20～30 分钟,行针期间嘱咐患者以踝关节旋转运动相配合。

处方五:第二掌骨桡侧末端"足端踝穴"。

操作:患者取坐位,将与病足同侧的手握空拳,放松肌肉,将虎口朝上,取足踝穴常规消毒后,垂直刺入 0.6～0.8 寸,并同时活动踝关节。

处方六:神门、阳谷、阿是穴。

操作:仰掌取神门,屈腕取阳谷,均取患处对侧穴位。常规消毒,以 1 寸毫针快速刺入穴位。针神门时,以神门透大陵,针尖指向大陵;针阳谷时,以阳谷透阳池,针尖向阳池方向斜刺。阿是穴采取平补平泻手法。提插捻针,得气后留针,并令患者做跳跃动作,以增强疗效。

处方七:阳池、阿是穴。

操作:取患者同侧阳池穴及局部阿是穴,常规消毒后快速进针,得气后留针,患者可配合自我按摩,使扭伤局部血液循环改善,淤血消散,则疼痛自除。

处方八:冲阳、足三里、八风穴、阿是穴。

操作:取患侧八风穴,配合冲阳,得气后留针30分钟,阿是穴行平补平泻法。

处方九:同侧腕关节对应点。

操作:常规消毒后,斜刺进针,得气后反复刮针柄,并活动受伤关节。

(二)耳针法

处方:耳穴踝、膝、神门、皮质下、肾上腺。

操作:外踝扭伤加健侧腕骨,骨踝扭伤加患侧阳溪透太渊。淤血肿痛者加耳尖穴,筋伤重者配肝,内伤者配脾。严格消毒后,以速刺法垂直刺入皮下0.2～0.3寸,以局部产生胀感、耳郭渐有热感为度,同时令患者活动扭伤的踝部、并逐步增大活动幅度。出针后,可由耳尖放血数滴,以增强治疗效果。

六、推拿治疗

(一)摇按捋顺理筋法

操作:踝关节扭伤时,令患者侧卧,使伤膝在上,助手以双手握住患者伤侧小腿下端,固定伤膝。医者双手相对,拇指在上握住足部,做踝关节摇法,然后徐徐使足跖屈内翻,在牵引下将足背屈、外翻,同时双手拇指向下按压,最后以手拇指在韧带损伤处做捋顺法。亦可使患者取端坐位,医者以一手握住患足背部,在踝关节轻度内翻姿势下,进行持续性牵引,同时以另一手拇指和示指顺肌腱走向进行按摩,并喷白酒于伤侧足部。停止按摩后,在继续牵引的情况下,将踝关节内翻,尽力跖屈。施行此理筋手法时,对单纯韧带扭伤或韧带部分撕裂者可进行手法理筋,瘀肿严重者,手法宜轻。

(二)理筋顺筋止痛法

操作:让患者仰卧于治疗床上,施术者用一手握住患者足前部固定,另一手着力,反复捏揉按摩踝部损伤之处及其周围软组织等,用以活血理气顺筋通络,手法宜轻柔而不可用力过猛,以免增加出血和渗出。并向四周散其气血,理筋顺筋。若属外踝损伤,则应反复点揉外踝损伤之处及其周围软组织。若属内踝损伤,则应反复点揉内踝损伤之处及其周围软组织。然后,用一手握住踝上部,另一手握住足前部,双手协同用力,反复做踝关节的跖屈背伸活动,再反复做踝关节的向内旋转摇踝活动和向外旋转摇踝活动,各反复10余次。以促使其恢复活动功能。

(三)推揉疏筋法

操作:推拿的原则是以解除肌肉的紧张痉挛,消散淤血,去除粘连,活动关节为主。首先以拇指行推法和滚法,对小腿各肌群逐一施行推拿的侧重。在有明显压痛和淤血聚结的地方,用拇指指尖轻推,行指揉及拔络法,以患者有痛感为度。在受伤部位行揉、滚手法的同时,另一手握住患足前部并摇动关节,通过疏理经筋的方法而使其断离的软组织得以复位。

第六章

其他骨伤科疾病

第一节　风湿性关节炎

风湿性关节炎是病种繁多的风湿病中的一种。即风湿热的两大主要病理损害(心脏和关节)之一,是全身性变态反应的结缔组织病。本病的典型表现为多发性、对称性、游走性大关节红、肿、热、痛伴全身发热。属于中医学的"痹证"和"风湿"范畴。《素问·痹证》曰:"痹之安生？歧伯对曰:风寒湿三气杂至,合而为痹也。其风气胜者为行痹,寒气胜者为痛痹,湿气胜者为著痹"。《金匮要略》云:"患者一身尽痛,发热日晡所剧者名风湿"。《伤寒论》:"风湿相搏,骨节痛烦,掣痛不得屈伸,近之则痛剧"。与本病的发生和症状颇为相似。

一、病因、病理

(一)风寒湿热入侵

中医学文献里关于这方面记述颇多。如《素问·痹证》曰:"所谓痹者,各以其时重感于风寒湿之气也"。又曰:"不与风寒湿气合,故不为痹"。《圣济总录》云:"风湿痹者,以风湿之气伤人经络而为痹也"。《临证指南·痹》云:"有暑伤气,湿热入络而为痹"。《素问·四时逆从论》曰:"厥阴有余,病阴痹;不足病生热痹"。这些都说明风寒湿热入侵或因阴虚、邪从阳化热是风湿性关节炎的致病因素。诸邪综合侵袭经络关节,营卫气血痹阻不通,筋肉拘紧不舒,故为肿为痛,屈伸不利,或出现皮下硬结;郁而化热,则出现局部红热或皮现红斑。全身发热等典型风湿性关节炎的临床表现。

(二)病后正虚邪恋

外感六淫诸邪而发病,在其正邪交争的病理过程中,余邪留恋不去,而正气耗损阴津不足,甚至阴损及阳。阴阳俱虚或阴阳失调。虚邪相搏,故证见身热、肢体烦痛,或当此时复感风寒湿热,则证情益重,反复发作。张仲景在《伤寒论》中曰:"伤寒八九日,风湿相搏,身体疼烦"当属此。

(三)体虚受邪

体虚指人体气血精津液不足,经络脏腑功能低下,致使抗病、防御、调节、康复等能力减弱。这是人体受邪、发病的内在因素。所谓:"正气存内,邪不可干"。"邪之所凑,其气必虚"。即说明这个问题。体虚的原因很多,诸如先天禀赋不足,后天营养不良,劳力过度,七情内伤,房劳、产后等。严用和在《济生方·痹》中指出"皆因体虚,腠理空疏,受风寒湿气而成痹也"。

综上所述,本病的致病因素是风、寒、湿、热,发病基础是正气不足,其病机是正虚邪实,虚实并存。病因虽为风湿湿热诸邪综合作用,但各有偏盛,故有风痹、湿痹、寒痹、热痹之分。

西医学认为,风湿性关节炎实际上是风湿热病的一种主要病理损害。其病因和发病原理,目前尚未完全明了。A组链球菌感染学说,得到了临床流行病学及免疫学方面的一些间接证据的支持,如本病发生前均存在先期的链球菌感染史,如链球菌性咽炎等;长期随访发现本病的复发仅出现在链球菌再次感染后;及时采用抗生素治疗和预防链球菌感染,可防止本病的发生和复发等。但是A组链球菌感染并不是引起本病的直接因素。因为:①本病多出现在A组链球菌感染后2～4周,而不是出现在感染当时;②患者的血培养与心脏组织中从未找到A组链球菌;③在罹患链球菌性咽炎的患者中,也只有1%～3%发生本病。所以一般认为本病的发生,是A组溶血性链球菌感染后,人体发生变态反应或免疫反应的结果。即当A组链球菌感染后,在1%～3%的易感患者中,链球菌的毒素和代谢产物成为抗原,人体产生相应的抗体。抗原和抗体在结缔组织中结合,使之发生炎症。

链球菌感染后,所产生的抗体不单作用于链球菌,也作用于心肌和心瓣膜,从而引起心肌炎。

病毒感染或由于病毒感染后 A 组链球菌容易侵入,或隐藏的病毒感染与 A 组织链球菌感染一起发病而形成本病。近年来也很受关注。

本病的病理改变主要是结缔组织炎症。风湿热的病变过程分为渗出期、增殖期和瘢痕期。由于常反复发作,三期病变多交错存在。风湿性关节炎则以渗出为主。关节滑膜水肿渗液。渗出液中有纤维蛋白和颗粒细胞。渗出物可以完全吸收,故很少有增殖样病变和瘢痕组织形成。

二、临床表现与诊断

(一)临床表现

1.链球菌感染史

发病前 1～4 周患者有较明确的链球菌感染史,如咽炎、扁桃体炎等。

2.全身发热

起病或急或慢或隐渐发病。热型或高或低,或不规则或持续不退,多汗,疲乏,形体瘦弱,脉数等,部分患者可伴有腹痛、鼻出血等。病情轻者,全身症状少,也可能无发热。

3.典型关节炎

四肢大关节如膝、踝、肩、腕、肘、髋等呈对称性、多发性红肿热痛,但不化脓;具有游走性特点,即一个关节炎症消退后,另一个关节接着发炎;炎症消失后,关节功能完全恢复正常,不遗留活动障碍或强直畸形。也可侵犯手足单个小关节和脊柱。不典型者,仅有游走性关节痛;儿童患者症状轻微易被忽视。

4.皮肤病变

有环形红斑和皮下结节两种。前者又称边缘性红斑。为渗出型病变。发生率约为 4％。其特征是淡红色环形或半环形皮疹,中心皮肤正常,边缘略隆起。几个红斑可融合成较大的不规则环形,时隐时现,变化迅速,多分布在躯干和肢体内侧;皮下结节系风湿小结的集合体,为增殖型病变。发生率 1％～4％,如黄豆大小,与皮肤无粘连,常见于肘、膝伸侧、枕后、前额、棘突等骨隆起部或肌腱附着处。质地较硬,无压痛。数目自数个至十多个。于数天或数周内消退。常伴严重的心肌炎。

5.心脏病变

心脏病变包括心肌炎、心内膜炎和心包炎。

(1)心肌炎:最为常见,轻者症状不明显,重者可有心悸、心前区不适、心动过速(心率常在 100～140 次/分),睡眠休息时心率仍快。心脏扩大,第一心音低钝,也可出现舒张期奔马律,心尖区或主动脉瓣区可听到收缩期吹风样杂音,心律失常,期前收缩,心电图改变,可有不同程度的房室传导阻滞等。

(2)心内膜尖和心包炎:二者多与心肌炎同时存在。前者主要呈风湿侵犯二尖瓣,其次是主动脉瓣。

风湿性关节炎局部炎症的程度与有无心肌炎或心瓣膜病变没有明显关系。

6.实验室检查

血常规可见轻度或中度贫血,一般白细胞及中性粒细胞增多;血沉可能增快;血清黏蛋白增高;血清 C 反应蛋白活动期阳性,缓解期转阴;抗链球菌溶血素"O"增高,抗链激酶、抗黏糖酶均可能升高。

风湿炎症活动的实验室检查:①白细胞轻度、中度增高,中性粒细胞增多,核左移,常有红细胞计数及血红蛋白的含量降低。②血沉增快。③C 反应蛋白阳性。④黏蛋白增高。⑤免疫复合物阳性。⑥血清总补体和补体 C_3 降低。⑦免疫球蛋 IgG、IgA、IgM 增高。⑧B淋巴细胞增多,T 淋巴细胞总数减少。

7.心电图表现

风湿侵犯心脏者,以 P-R 间期延长较为常见。此外还有 S-T 段下降,T 波平坦或倒置,Q-T 间期延长等。

8.X 线表现

风湿性关节炎 X 线征阳性不明显,有的其关节 X 线征全无异常;有的患者受累关节显示骨质疏松。风湿性心脏病患者,有时手部 X 线征与类风湿关节炎很相似,出现掌骨头桡侧骨侵蚀,形成钩状畸形。

(二)诊断

1.临床诊断主要依据

发病前有链球菌感染史;典型的关节炎(多发性、对称性、游走性、大关节为主);实验室检查的异常结果(抗"O"、黏蛋白、C 反应蛋白、血沉增高)等。对可疑病例,可作抗风湿治疗观察。

2.临床分型

一般分为风痹、寒痹、湿痹、热痹 4 型。但 4 型症状并非单独出现,而是在风湿性关节炎众多临床表现中各有侧重。

(1)风痹型:肢体关节或肌肉疼痛,游走不定,多见于上肢及肩部,畏风,苔薄,脉浮弦等。

(2)寒痹型:肢体关节肌肉冷痛,遇寒加重,得热痛减,昼轻夜重,皮色不变,形寒肢冷,舌质淡苔白,脉弦紧。

(3)湿痹型:肢体关节肌肉酸痛,沉重,肿胀,麻木,遇阴雨潮湿症状加剧,伴有头身困重或胸闷腹胀,食欲缺乏等,舌胖苔腻,脉沉濡。

(4)热痹型:肢体关节或肌肉疼痛,拒按,肿胀,局部皮温增高,肤色潮红,得冷则舒,可伴全身发热,多汗,红斑,舌红苔黄,脉滑数。

(三)鉴别诊断

1.类风湿关节炎

早期与风湿性关节炎较难鉴别。但本病多是对称性指掌小关节发病,血清类风湿因子(RF)阳性,抗"O"、黏蛋白不增高。后期关节强直或畸形。X 线显示关节面破坏,关节间隙变窄和骨质疏松、软骨下骨侵蚀。并发心脏损害少。

2.痛风性关节炎

多数是夜间单关节发病,而且多在下肢。血尿酸增高。

3.化脓性关节炎

以单关节红肿热痛为主。关节穿刺液可为浆液性或混浊黏稠或脓性。显微镜下关节液常规可见白细胞增多或有脓球,含糖量比血糖低。

4.结核变态反应性关节炎

与风湿性关节炎相似,有关节痛、发热、心率快、血沉快等。但有结核原发灶,结核菌素试验阳性。抗"O"不高,无心脏病变。

5.系统性红斑狼疮

多发于女性,有发热、关节痛、皮肤红斑、贫血等与风湿性关节炎相似,但本病患者面部常有蝶形红斑。实验室检查:血或骨髓中可找到红斑狼疮细胞,肝肾功能损害等。

三、治疗

(一)中医中药

1.风痹

治宜祛风通络,和营止痛。方用增减桂枝汤(经验方:桂枝10 g,白芍10 g,甘草10 g,威灵仙20 g,细辛3 g,防风10 g,防己15 g,鸡血藤30 g,制南星10 g,豨莶草15 g,海桐皮20 g,海风藤20 g)。血虚心悸,面白少华,脉细数,舌质淡苔白者,去细辛加当归、生熟地;气虚多汗气短去威灵仙、防风、细辛加黄芪、山萸肉、薏苡仁;发热加忍冬藤、黄柏。

2.寒痹

治宜温经祛湿,通络止痛。方用加味术附汤(经验方:白术15 g,制附片10 g,制南星10 g,威灵仙20 g,细辛5 g,桂枝15 g,薏苡仁30 g,甘草10 g,防己15 g,海风藤20 g,络石藤20 g,制川乌10 g),或三生酒(经验方:生川乌、生草乌、生半夏、全当归、白芷、陈皮、桂枝、甘草各3 g,曲酒500 mL浸泡上药,冬季21天,夏季14天后去药渣留酒),日服2次,每次10 mL,不得多服。

3.湿痹

治宜祛风除湿,通络止痛。方用加味羌活胜湿汤加减。寒湿加桂枝、附子。湿热加黄柏、桑枝、秦艽。

4.热痹

为典型的风湿性关节炎,病情较重。临床辨证治疗,又分为风热证、湿热证、寒热错杂证、阴虚内热证。

(1)风热证:发病急骤,关节肌肉游走性痛、肿、热、红,伴身热恶风,多汗。治宜疏风通络,清热养血。方用大秦艽汤加减。局部红热明显或现红斑,去熟地黄加地龙、桑枝、忍冬藤。湿肿严重去熟地黄加防己、薏苡仁、车前子。游走痛明显加威灵仙、海风藤、路路通。

(2)湿热证:关节肿胀、灼热、疼痛,身热,可有皮肤红斑、皮下结节,苔黄腻,脉滑数。治宜利湿清热,疏风通络。方用三妙丸加味。身热口渴加石膏、知母;高热神昏加栀子、黄连、水牛角;疼痛严重加姜黄、威灵仙;皮下结节加桃仁、红花、水蛭。同时配合内服新癀片,一天2~3次,每次4片。

(3)寒热错杂证:关节红肿热痛,但又怕冷畏寒,得热则舒。治宜清热燥湿,温经通络。方用黄柏苍术散加减(经验方:黄柏10 g,苍术15 g,制南星10 g,桂枝15 g,防己20 g,威灵仙20 g,桃仁10 g,红花10 g,羌活10 g,白芷12 g,川芎10 g,细辛5 g,海桐皮20 g,海风藤20 g,龙胆草3 g)。

(4)阴虚内热证:肢节烦痛,伸屈不利,形体消瘦,盗汗自汗,咽燥,手足心热,舌质干红,少苔,脉细数。治宜养阴清热,祛风通络。方用清络饮加减。兼夹湿热较重加黄柏、苍术、草薢。

(二)西医西药

1.抗链球菌感染

一般选用青霉素80万 U/次,肌内注射,每天2次,连用10~14天。对青霉素过敏者可口服红霉素每天4次,每次0.5 g,连用10天。

2.抗风湿

及时合理使用抗风湿药物治疗本病,是重要的一环。对消除关节炎症、镇痛、血沉恢复正常,均有较好效果。但并不能去除病理改变,对风心病无预防作用。常用抗风湿药物如下。

（1）阿司匹林（或阿司匹林肠溶片）：成人每天 4～6 g，分 4～6 次口服，儿童每天 80～100 mg/kg。

（2）水杨酸钠：每天 6～8 g，分 4 次服用。

上二药为水杨酸制剂，用量可逐步加大，直至取得满意疗效，或出现全身毒性反应（耳鸣、头痛等）。症状控制后，剂量减半。服药中，如出现胃刺激症状，先服用氢氧化铝，保护胃黏膜，或改用阿司匹林肠溶片。胃、十二指肠溃疡及哮喘者慎用此类药物。对不能耐受水杨酸制剂者，可用氯芬那酸 0.2～0.4 g，一天 3 次，或贝诺酸每天 1.5～4.5 g，分次服用。

（3）吲哚美辛：每天 75～125 mg，分 3～4 次，饭后服。消炎、解热、镇痛效果较好，但不良反应较多。如胃刺激症状明显者，应先口服氢氧化铝同上。肾功能有损害者慎用。

（4）糖皮质激素：据有关文献报道，此类药与阿司匹林、吲哚美辛对风湿病的治疗无明显差别。故多主张先用后者，如效果不佳，可加用糖皮质激素。开始剂量宜大，如泼尼松，成人每天 60～80 mg、儿童每天 2 mg/kg，分 3～4 次口服。直至炎症控制，血沉正常。以后逐渐减量，以每天 5～10 mg 为维持量。总疗程需 2～3 个月。如果病情严重，高热不退，或伴严重心肌炎者，用氢化可的松，每天 300～500 mg，或地塞米松每天 0.25～0.3 mg/kg 静脉滴注。

糖皮质激素与其他抗风湿药联合应用，效果较好。剂量为各单独药量的 1/3～1/2。水杨酸类或吲哚类只需选用一种合用。

用糖皮质激素治疗停药后，有可能出现病情"反跳"，发热关节痛，血沉增快等。为减少这种"反跳"现象，可在停药前合并使用水杨酸制剂等。

第二节　膝关节骨性关节炎

膝关节骨性关节炎是以关节软骨退变为核心的累及骨质、滑膜、关节囊及关节其他结构的多方位、多层次、不同程度的慢性炎症。多见于 50 岁以上的中老年人,女性多于男性。

一、病因、病理与分类

骨性关节炎可由多种不同原因引起,而最后发生共同的病理变化。按照美国风湿病协会的分类,可分为原发性和继发性骨性关节炎。原发性骨性关节炎病因不明,认为与年龄增大、外伤、内分泌、软骨代谢、免疫异常和遗传等因素有关。继发性骨性关节炎为继发于某些疾病,如膝内外翻畸形、半月板破裂、髌股关节紊乱、感染、系统代谢性疾病和内分泌疾病等相关。中医学认为本病病因为内损于肝肾不足、气血亏虚,外感风寒湿邪或辛苦失度、跌打损伤而致气血运行不畅、经脉痹阻而发病。

骨性关节炎多发于负重关节,膝关节是人体最大的负重关节,所以容易受到侵犯。发病多由于负荷过度引起软骨磨损,使软骨发生软化变性、龟裂、剥脱,软骨层变薄或消失,使软骨下骨暴露。骨组织受到刺激发生出血、机化、增生,骨组织硬化、囊性变。其代谢产物可刺激滑膜、关节囊,可出现渗出、增生、肥厚、粘连等病理变化。

二、临床表现与诊断

(一)疼痛

多为轻至中度钝痛。严重时常有撕裂样或针刺样疼痛,休息时也不缓解。疼痛特点为初动痛、负重痛、主动活动痛、静止痛。

(二)肿胀

可由于关节积液或滑膜增生、脂肪垫肥厚等造成,关节积液增多时,浮髌试验可为阳性。

(三)功能障碍

可出现打软腿、弹响或摩擦音、交锁;严重时关节僵硬、不稳、屈伸活动范围减小,行走、蹲起、上下台阶功能减弱。

(四)畸形

多为膝内翻畸形,关节粗大。

(五)X线检查

早期可无异常表现,后期可见关节间隙狭窄、软骨下骨硬化及囊性变、关节边缘骨赘形成,有时可见关节内游离体。

三、治疗

膝关节骨性关节炎的疼痛是由于关节软骨退变磨损的代谢产物刺激滑膜和关节囊引起的。滑膜受刺激严重时关节渗出液增加而发生肿胀。疼痛、肿胀使关节活动受限,股四头肌失用性萎缩,关节囊挛缩,关节无力而使关节活动受限明显。所以治疗的目的是减少关节的摩擦,消除炎症的刺激,加强股四头肌力量,增加膝关节的稳定性,最大限度地恢复关节功能。一般情况下,经治疗后预后良好,仅有少部分患者关节退变严重,关节间隙明显狭窄或消失,影响到日常生活或工作,需要行人工关节置换术治疗。

(一)非手术治疗

1.手法治疗

(1)解除软组织紧张与痉挛:采用拿、揉、搓、按股四头肌,弹拨半膜肌和半腱肌,拿捏腓肠肌等手法。

(2)点穴:点按或按揉膝眼、梁丘、血海、足三里、阳陵泉、鹤顶、委中等穴;然后采用对痛点的点按治疗膝关节疼痛。

(3)增加髌骨活动度:采用推拿髌骨、揉按髌骨、旋髌法等手法。

(4)消除膝关节肿胀:可用捶法、压法,叩击法、搓揉法。滑膜肿胀可用按压法或推摩法。髌下脂肪垫肿胀肥厚者可用点按、擦法、揉搓等手法。

(5)增加膝关节活动:可用牵引法,在牵引时可轻轻旋转小腿或内翻或外翻小腿远端。扳法,膝关节屈曲或伸直达最大限度后,维持该位置1～2分钟,再略用力使之增加3°～5°;按法,膝关节屈曲或伸直达最大限度后按住不动,维持该位置1～2分钟,使肌肉受到充分牵拉而放松关节;膝关节屈曲挛缩也可采用按压法,即双掌心重叠压于髌骨前方,力量由轻而重,按压1分钟以上。

2.药物疗法

(1)中药:中药治疗按骨关节痹病辨证治疗。治疗原则以补肾壮骨,活血化瘀,舒筋活络为主。筋骨痛消丸是专门治疗膝 OA 的中成药,可以选用。现代研究证实,中药治疗可以抑制滑膜炎症,对软骨降解起延缓作用。

(2)西药:①氨糖美辛,由盐酸氨基葡萄糖和吲哚美辛复方而成,氨基葡萄糖是硫酸软骨素的基本成分,能促进蛋白多糖的合成,还能促进关节滑液中的透明质酸的含量增高,促进软骨组织生长。②软骨生物活性物质:透明质酸钠关节内注射;维骨力:是硫酸氨基葡萄糖的口服制剂,对延缓软骨退变有较好效果,对疼痛的缓解也优于布洛芬和吡罗昔康。

3.物理疗法

各种热疗、电疗、醋疗、中药离子导入等。

4.中药熏洗、外敷

威灵仙 60 g,五灵脂 30 g,伸筋草、透骨草、生乳没、皂角刺、乌梢蛇、仙灵脾、杜仲各 20 g,白芥子 15 g,细辛 12 g,生川乌、生草乌各 10 g,共研细末过 60 目筛,用陈醋、白酒调成糊状,摊在棉垫上,敷于患部,每日换 1 次药。

5.功能锻炼

先行增强肌力练习,再逐渐练习增加关节活动度。将功能锻炼分为 4 步。①直腿抬高:患者仰卧,患膝伸直位抬高 30 cm 并维持此体位,至坚持不住放下为 1 次,每组 10～15 次,每天 2 组,至能坚持 1 分钟,转入下一步;②负重直腿抬高:动作同上,在抬起肢体足背上负担一定重量,从 1 kg 开始,逐步增加到 5 kg,若能维持 1 分钟,转入第 3 步;③负重短弧练习:坐于床上,膝下垫一枕,使屈膝 30°,患足负重从 5 kg 逐渐增加至 10 kg,做抬腿伸直练习,能维持 1 分钟后,转入最后一步;④负重长弧练习:患者坐于床边,屈膝 90°,足背负重由 10 kg 逐渐增加至 20 kg,练习负重抬腿伸直,如能维持达 1 分钟,则达到目标。

6.关节内药物注射

在严格无菌操作下,行膝关节穿刺术,每次注入透明质酸钠 20 mg(2 mL),每周 1 次,连续 5 次为 1 个疗程。如有关节积液,先抽净积液后再注入透明质酸钠。

7.护理

骨性关节炎患者早期症状较轻,功能基本正常,保健和预防措施为主。让患者了解本病的基本知识,避免关节过度负重、受凉和处于某一体位长久不动。肥胖患者采用节制饮食、减轻体重;限制登高活动;坚持以车代步;关节肿胀时,减少活动,卧床休息。

(二)手术治疗

本病主要是以非手术治疗为主,手术治疗仅限于关节退变严重,膝关节有持续性疼痛和进行性畸形加重而严重影响工作和生活者。应根据不同的情况采用不同的手术方法治疗。若患者年龄超过 60 岁,病变严重,膝关节功能活动严重障碍者,可考虑行人工膝关节置换术。对年轻患者,膝内外翻畸形明显,但关节软骨面仍有部分比较完整者,可考虑做胫骨高位截骨术以改变下肢负重力线,使较完整的关节面承担更多的体重负荷,以减轻症状和稳定关节的作用,但它丧失了关节的活动度,仅适宜于年轻患者单发的严重的骨性关节炎,在其他手术不可能和已经失败时才使用。关节镜技术近 20 多年来在膝关节外科得到迅速发展,应用关节镜对骨性膝关节炎做清理术,可通过清除软骨、骨、半月板碎片和刨削增生的滑膜,摘除关节游离体,以及使用关节冲洗液灌洗关节,可使症状缓解和功能改善。

第三节　类风湿关节炎

类风湿关节炎是一种以关节病变为主的全身性自身免疫性慢性结缔组织病。它不但侵犯关节、腱鞘滑膜,也常累及其他器官,如皮肤、眼、心、肺、肾、血管等。所以有人主张本病应称为"类风湿病"。中医称此病为"痹证"或"风湿"。早在《黄帝内经》和《金匮要略》中就明确提出了这个病名。历代医家还根据其发病部位和不同的症状表现而有"五体"痹、"五脏"痹和行痹、痛痹、着痹、热痹、顽痹、尪痹、历节风、鹤膝风、鼓槌风等名称。对其病因病理、侵害范围、临床表现及治疗方药均有详细记述。

一、病因、病理

(一)中医学的认识

《素问·痹论》曰:"风寒湿三气杂至,合而为痹"。风寒湿三气是致病因子的属性和概称。杂至、合而为痹,是指多种致病因子综合作用而致病。《临证指南医案·痹》曰:"有暑伤气,湿热入络而为痹者"。清代王清任在《医林改错》中又提出"瘀血致痹"之说等。所以,中医学认为类风湿关节炎的致病因子,可概括为风、寒、湿、热、瘀血等。然而病因能否致病,还取决于机体正气的强弱。《内经》云:"邪之所凑,其气必虚"。明代秦景明《病因脉治·痹证》亦曰:"营卫不足,卫外之阳不固,皮毛宣疏,腠理不充,冒雨充寒,露卧当风,则寒邪袭而成"。说明本病是在正虚的基础上,外邪入侵所致。所谓正虚,当与肾、肝、脾三脏有关。肾为先天之本,藏精生髓主骨。先天不足,肾气衰微,则易罹本病。正如清·喻嘉言《医门法律·中风门·风门杂法》中说:"古方治小儿鹤膝风,用六味地黄丸加鹿茸、牛膝共八味药,不治风,其意最善。盖小儿非必为风寒湿所痹,多因先天所禀,肾气衰薄,随寒凝于腰膝而不解……"肝藏血主筋,"诸筋皆属于节",肝阴不足,禀性不耐,肝风内动,筋失濡养,风湿诸邪易于燥化。脾为后天之本,气血化生之源主四肢肌肉。脾气虚则运化失司,水湿内停,生化乏源,气血不足,卫外不固(免疫功能低下),何以抵御风湿外邪。所以本病的正虚,主要是肾肝脾不足,气血营卫俱虚等。这是内在的致病因素。外邪与内虚结合,是类风湿关节炎的主要病因和发病机制。

本病的侵害范围,《素问·痹论》:"冬遇此者为骨痹,以春遇此者为筋痹,以夏遇此者为脉痹,以至阴遇此者为肌痹,以秋遇此者为皮痹"。又指出,汇痹之客于五脏者,肺、心、肝、脾、肾皆可为痹。说明此病一年四季皆可发生。侵害范围很广,骨、筋、脉、肉、皮及五脏等均可受累。

风寒湿热,在正气不足的情况下侵入机体。因风性善行多变,寒主收引、湿性黏滞。诸邪流注关节,则筋络痹阻,气血凝滞。气不化津,湿浊瘀结于关节,则为肿为痛,屈伸不利。久则筋骨失去濡养而枯萎,或因郁久化热,或因素体阴虚,邪从阳热化,腐筋蚀骨,最终导致骨骼破坏,关节畸形、强直,功能障碍。在其整个病程演变中,始终存在着正虚邪实、寒热夹杂、阴阳平衡失调。这是本病的病机所在。

(二)西医病因、病理

1.病因

自从 19 世纪后期英国医师克劳德提出类风湿关节炎病名以来,迄今百余年,虽经多方面深入研究,但本病的病因、病理仍未完全明了。目前,多数学者认为本病的致病因素可能与自身免疫、感染、遗传、内分泌失调等有关。

(1)自身免疫:某些微生物在某些诱因(潮湿、风寒等)的作用下,侵入(或刺激)滑膜和淋巴细胞,产生变性的 IgG 抗体。患者滑膜内的淋巴细胞或浆细胞,受到变性 IgG(作为一种新的抗原)的刺激,而产生针对此类 IgG 的抗体,即类风湿因子,主要沉积于滑膜绒毛等结缔组织内。类风湿因子又与滑液中变性的 IgG 发生抗原抗体反应,形成免疫复合物。这些沉积在关节滑膜及滑液中的免疫复合物,激发机体的补体系统,使大量的中性粒细胞向滑膜和关节腔内释放炎性介质引起炎症,并促使中性粒细胞和巨噬细胞吞噬了与补体结合的免疫复合物,形成了类风湿细胞。在消除免疫复合物的过程中,类风湿细胞的溶酶体释放大量的酶。这些酶类与类风湿肉芽协同,不仅再次引起滑膜的急性炎症反应,使滑膜炎持续发展,而且基质中的胶原和蛋白酶被降解,造成关节软骨、关节囊、韧带、软骨下骨质被破坏。

（2）感染：病毒及细菌等微生物感染，曾长期被怀疑为引起类风湿关节炎的直接原因。因本病除临床表现有发热，白细胞增多，血沉增快，受累关节肿热，附近淋巴结增大等外，50％～80％的患者有反复发作的慢性扁桃体炎、咽炎、中耳炎、胆囊炎和其他链球菌感染病史。所以有些报道认为本病可能与链球菌、葡萄球菌、类白喉杆菌、病毒、支原体以及原虫等感染有关。但在实验研究中患者这些可疑微生物都不能经常被培养出来。有人曾将患者的白细胞、淋巴细胞或血浆输入健康志愿者，并未引起类似疾病。临床上应用大量抗生素也不能减少或控制发病。

不过，据有关文献报道，近年来研究发现，类风湿关节炎患者，对某些微生物，如 EB 病毒、反转录病毒、支原体及某些细菌有高免疫状态。所以认为感染因素，可能只是本病的一种诱因，能触发类风湿关节炎，而不是直接病因。

（3）遗传因素：据有关文献介绍。①家系调查表明：类风湿关节炎有明显家族特点。患者亲属发病率比健康人群家族约高 2～10 倍。近亲中类风湿因子阳性率，比对照组高 4～5 倍。②孪生子患病率研究：同卵双生，共同患病的机会为 30％～50％；异卵双生患病率 5％左右。③人类白细胞抗原（HLA）是一个重要的遗传基因系统，位于第 6 对染色体上，具有 A、B、C、D、DR、DQ 和 DP 位点，每点控制着不同数目的抗原。HLA-DR4 抗原和类风湿相关。国外有人观察 98 例类风湿关节炎 HLA-DR4 阳性为 62％，对照组为 24％。以上资料提示，遗传因素，可以决定类风湿关节炎的易感性，尚不能肯定它是基因遗传性疾病。

（4）内分泌失调：由于类风湿关节炎患者有以下临床特点：①多发于女性；②妊娠期症状减轻；③皮质类固醇类药可有效地控制症状，抑制活动。所以认为内分泌失调与本病的发生有一定影响。但诸多学者针对这方面研究结果均未得到证实。如何解释事实存在的上述临床特点，还是一个谜。国外有人对用皮质类固醇药有效解释为"并非因内生可的松减少而是因组织需要量增加"，这也仍然是一种猜想。

此外，居住环境、气候变化、营养状况、病理因素、自主神经功能紊乱、过敏等都可能对诱发本病有一定影响。

2.病理

本病的病理损害，虽以关节为主，但其他器官组织亦可受累。故分别从关节病变和关节外病变来阐述其病理变化。

（1）关节病变：病变从滑膜开始，首先是滑膜炎。表现为滑膜充血水种，此时，一方面滑膜下层毛细血管通透性增加，渗出液增多。过多的关节积液，使关节腔内压急骤上升，致使滑膜表层细胞缺血、坏死并脱落。滑膜细胞脱落处常被滑液内的纤维素覆盖。另一方面炎性细胞（中性粒细胞、小淋巴细胞、巨噬细胞、单核细胞、浆细胞及树枝样细胞）浸润，分布在滑膜下层，或呈弥漫性浸润，或凝聚在小血管周围等，类风湿因子即存在于浆细胞的胞浆之中。以后，急性炎症逐渐消退，渗出液逐步吸收，滑膜增生明显，形成许多粗大绒毛；滑膜下层因充血水肿及炎细胞浸润，而致滑膜增厚可达 1 cm 以上。与此同时，在滑膜与软骨面交界处，毛细血管和成纤维细胞增生，形成类风湿肉芽组织。肉芽组织中有丰富的毛细血管网，称为肉芽血管翳。此种肉芽组织破坏性极大，可使关节软骨面改变和软骨下骨质破坏。

关节软骨面的改变，是因肉芽血管翳由滑膜与软骨交界处向关节软骨覆盖侵入，并逐渐向软骨中心蔓延，使软骨从滑液中吸取营养被阻断，而逐渐退化吸收。同时，由于血管内细胞溶酶体中的蛋白降解酶、胶原酶的释放，使软骨基质破坏溶解，导致软骨萎缩甚至消失。肉芽血管翳机化后，纤维组织增生，使关节内广泛粘连，形成纤维强直。待关节软骨大部吸收后，软骨下骨表面破坏与成长反应同时发生，在骨端形成新骨，致关节骨性强直。

软骨下骨质的破坏，是因类风湿肉芽组织可通过骨端血管孔进入软骨下骨质，加上肉芽血管翳释放的多种炎性介质，包括多种酶及细胞因子，使骨小梁吸收，骨质破坏，形成囊性空洞，甚至骨端吸收、关节变形。

类风湿关节炎的上述病理变化，最终将导致关节畸形强直。其原因是关节内长期反复积液,膨胀和关节面及骨端破坏,关节间隙变窄,致使关节囊及其周围韧带扩展延长、松弛,关节结构失稳,加上因疼痛关节被迫处于强迫体位,周围肌肉发生保护性痉挛,肌肉、肌腱、韧带、筋膜也因受到病变侵犯而粘连,甚至断裂。最后使关节脱位或畸形位强直而致残。

(2)关节外病变。①免疫反应性血管炎:在类风湿关节炎中相当常见。受累的多为小动脉。其病变可为局限的节段性动脉炎,或严重的坏死性脉管炎。甲状的片状缺血性改变,常继发于终末小动脉的炎性栓塞。受损处有免疫反应物质存在。②类风湿结节:在20%的患者中可见此结节。多发生在受压或易摩擦部位的皮下或骨膜上,为单发或多发,直径在0.2～3 cm。有人认为类风湿结节实际是在血管炎基础上的一团坏死组织。在光学显微镜下,结节可分为3个区域:中央为坏死区,内含纤维素和免疫复合物。周围为一圈呈栅栏状排列的成纤维细胞及少数多核细胞。外周层为慢性炎性细胞和肉芽组织。③其他病变:与类风湿结节相似的病变,也可见于其他组织器官,在心包、心肌、心内膜和肝内则引起相应症状。在眼多累及巩膜。在肺引起坏死结节性病变很少见,多表现为肺纤维化。在中、小动脉可引起栓塞。在神经末梢可引起周围神经炎。在脑内可引起脑病。局部淋巴结肿大相当常见。

二、临床表现与诊断

(一)临床表现

类风湿关节炎,是一种常见的多发病。据国外资料,其发病率占人群1%左右。国内无精确统计。好发于16～50岁青壮年,女性高于男性,男女之比约为1:3。部分患者可因受冷受潮、劳损、受风、产后、外伤、精神刺激等诱发本病。但多数不能提供明确的发病诱因。

临床表现主要是对称性、多发性关节疼痛,晨僵,肿胀,皮温增高,皮色微红(见于小关节无丰富软组织覆盖)或不红、不热,活动功能受限;全身可有不同程度的发热,但不发热者多,倦怠无力,贫血,消瘦等。

以上局部和全身症状,多为隐渐发病。初起仅感1~2个关节疼痛,晨僵,时轻时重,此起彼伏。以后逐渐明显,进行加重,直至关节畸形强直。本病的特点:一是对称性多关节炎;二是一对关节的炎症尚未完全消退,而另一对关节又出现炎症。此与风湿性游走性关节炎不同。常见几个受累关节的特殊体征。

1.手部关节炎

好发于第2、3掌指关节和近侧指间关节。几乎多同时发病。前者可出现峰谷畸形(即握拳时患病的掌指关节背侧肿胀高起明显,相邻指蹼因背侧骨间肌萎缩而下陷),后者则呈梭形肿胀。病变晚期,患手除拇指外其他四指均以掌指关节为轴心,向尺侧偏斜。有的还可出现掌指关节屈曲、近侧指间关节过伸、远侧指间关节屈曲等畸形体征。关节破坏严重的患者,常在同一只手上存在多种畸形。值得注意的是尽管有这许多畸形,如无肌腱断裂,患手功能一般还比较好。意味着患者已经适应患手的基本情况。

2.腕关节炎

本病最终几乎都会侵犯腕关节,使患腕肿胀疼痛、屈伸功能受限。由于反复的滑膜炎和肌炎,使腕关节滑膜增殖,关节腔内压力增加,酶的释放,腐蚀破坏韧带、肌腱及关节软骨,可使下尺桡关节分离,尺骨头向背侧脱位,桡腕关节强直或腕骨向掌侧脱位。炎性肿胀、或增殖肥厚、或关节内破坏的代谢产物,可压迫腕管内的正中神经,而出现腕管综合征。

3.肘关节炎

对称性发病,患时呈梭形肿大,伸肘困难。在尺骨鹰嘴突起部,常触及长圆形结节,直径1~3 cm,有压痛,不活动,与皮肤无粘连。关节软骨破坏消失后,伸屈功能明显受限,甚至发展为纤维性或骨性强直。

4.肩关节炎

多为双侧性肩关节疼痛,活动受限,穿衣、梳头困难,肌肉萎缩。导致肩关节强直者较少。

5.膝关节炎

是类风湿关节炎最常侵犯的大关节。古称"鹤膝风",因膝关节肿大突出,上下肌肉萎缩,其状如鹤膝。常为双侧对称发病。早期关节肿胀明显,积液多者,有波动感,浮髌试验阳性。皮温稍增高,皮色微红,局部压痛;滑膜增殖肥厚者,触有揉面感。股四头肌萎缩明显,膝关节屈曲挛缩,不能伸直。站立时膝髋关节均需屈曲,卧床时,髋关节必须屈曲,才能平卧。晚期,膝关节内的一侧软骨面或软骨下骨质破坏较多时,可发生膝外翻或膝内翻畸形。

对于膝关节的积液肿胀,有人认为如出现在单侧,无外伤史者应考虑为类风湿关节炎,如双膝积液肿胀则可能性更大。这种情况发生在青年男性,除非同时有手和腕关节病变,应首先考虑为强直性脊柱炎。

6.足部关节炎

前足以跖趾关节最易受累,其中以第 5 跖趾关节发病者最多。后足部距跟、距舟、跟骰关节亦可受侵犯形成关节炎症。

7.其他关节

如踝、髋、颞颌关节、环杓关节、胸锁关节和颈椎等均可受累,引起疼痛肿胀,僵硬,活动受限,压痛等。但多与上述某些部位关节炎同时存在。唯腕关节炎与踝关节炎、掌指关节炎与跖趾关节一般很少同时出现。

常见的关节外病变,如血管炎、类风湿结节、眼巩膜(或角膜)炎、间质性肺炎、心肌炎,末梢神经炎等均有相应的临床表现。

(二)X 线表现

类风湿关节炎的 X 线征,主要表现为关节周围软组织肿胀、关节间隙变化、骨质变化,后期骨关节结构改变。

初期即滑膜炎阶段,X 线可显示软组织肿胀阴影,骨质疏松,关节间隙可能增宽;继之,则关节间隙狭窄,骨端边缘腐蚀,软骨下囊性改变,骨质吸收,关节严重破坏,脱位或畸形;后期显示关节纤维或骨性强直。

骨质一致性疏松,病变累及全部腕、掌、指关节。关节面模糊不清,关节间隙狭窄,关节囊梭形肿胀、肌肉萎缩。

(三)实验室检查

1.类风湿因子

(1)血清中类风湿因子:阳性,对本病的诊断虽不具特异性,但有重要参考价值,只是阳性率仅有60%左右。检测方法,临床常用的胶乳絮状试验和羊血细胞凝集试验。前者操作简便,但特异性差,后者操作繁杂,特异性较佳。为了提高试验准确性,可先做胶乳絮状试验进行筛选,对阳性患者再做羊血细胞凝集试验。

(2)关节液中类风湿因子:阳性,具有诊断价值。而且出现比血清类风湿因子要早。检测方法同上。

2.血沉

本病活动期血沉多增快。

3.C反应蛋白

本病早期滑膜炎明显时,C反应蛋白浓度增高。类风湿关节炎活动期阳性率可达70%～80%。

4.血常规

(1)血红蛋白:较重类风湿关节炎患者多有不同程度的贫血,因而血红蛋白常有不同程度的偏低。一般说,贫血程度与病变程度成正比。

(2)白细胞数:约1/4患者白细胞增多,长期服用激素类药物,白细胞亦可增多。中性多数轻度增高或不增高,应与感染性疾病鉴别。

此外,还有部分类风湿关节炎患者,可出现清蛋白与球蛋白比例倒置或高球蛋白血病。前者多出现在本病晚期,后者尤其 α_2-球蛋白增高多在早期出现。由于本病存在免疫调节紊乱,在急性活动期,常可出现体液免疫亢进,IgG、IgM、IgA大多增高,尤以IgG最为明显。

(四)发病类型

1.反复发作型

上述临床表现,缓解与发作交替出现,但进行性加重。约占 50%。

2.重型

几乎无缓解过程。症状明显,血沉及 C 反应蛋白持续不降、类风湿因子高效价等,很快关节破坏。或同时出现关节外症状,如高热、眼病等而且表现突出。占 20%左右。

3.轻型

虽表现为多关节发病,但 1～2 年病情自限,不再复发。或经简单治疗,即可获临床持续缓解。占 20%～30%。

(五)诊断

本病早期诊断有一定困难。须将各种临床症状、体征、发病部位、X 线所见和实验室检测结果,综合判断才可以作出相当的诊断。晚期诊断多无问题。目前,我国采用的是美国类风湿病协会1987 年修订的诊断标准:①晨僵至少 1 小时,持续 6 周以上。②3 个或 3 个以上的关节肿胀,持续至少 6 周以上。③腕关节、掌指关节或近节指间关节肿胀 6 周以上。④对称性关节肿胀。⑤皮下类风湿结节。⑥类风湿因子阳性。⑦手指关节 X 线变化证实。

诊断类风湿关节炎,必须具备上列 4 条,或 4 条以上。

该协会还制定了类风湿关节炎临床缓解标准和功能分级标准。

临床缓解标准,需具备下列 5 项,持续至少 2 个月:①晨僵时间不超过 15 分钟。②无疲乏感。③无关节压痛。④无关节痛,关节活动时无病。⑤关节或腱鞘无软组织肿胀。⑥血沉低于 30 mm/h(女性)或 20 mm/h(男性)。有活动性血管炎表现,心包炎、胸膜炎、肌炎和/或近期无原因的体重下降或发热者,不能认为缓解。

三、鉴别诊断

(一)风湿性关节炎

多侵犯四肢关节。呈多发性对称性游走性关节局部红肿热痛。发病较急。炎性消退后关节功能完全恢复,极少有骨侵蚀及畸形。但心脏损害发生率高。血清抗"O"增高而类风湿因子阴性。

(二)强直性脊柱炎

多见于男性青年、初发部位多在骶髂关节、腰椎和膝踝关节。

X线片显示骶髂关节有改变、椎间韧带钙化或骨化。血清类风湿因子阴性,而 HLA-B$_{27}$ 阳性率高达 90% 以上。

(三)骨性关节炎

好发于 40 岁以上的人,以膝关节、腰椎多见,远侧指间关节和第 1 腕掌关节也常见发病。局部无红肿。血沉正常,抗"O"、类风湿因子阴性,X 线片显示关节边缘唇样增生或骨刺形成。

(四)化脓性关节炎

多为单一关节发病,局部红肿热病明显,全身发热,白细胞及中性均增高。关节穿刺抽出关节液检测,即可确诊。

(五)关节结核

单关节发病,无游走性。有肺或其他内脏结核原发灶存在。关节穿刺液可为干酪样坏死物,或为稀水夹杂豆渣样腐败物。可有全身低热、盗汗、消瘦、纳减。关节液结核分枝杆菌培养或行滑膜活动做病理学检查,可确诊。

四、治疗

类风湿关节炎病因未明,病情复杂,痛苦很大,致残率高,尚没有根本治疗良方。目前,所采取的各种治疗包括中医、西医、药物、手术等,都是旨在改善病情,阻断病程,修复骨关节损害和功能重建等。

(一)中医中药

1.风湿寒痹

患病关节疼痛、僵硬,屈伸不利,轻度肿胀,不红不热,苔白,脉弦。治宜健脾益肾,温经蠲痹。方用加味乌头汤。

2.风湿热痹

此型相当于滑膜为急性发作期。证见关节肿胀疼痛明显,皮温增高,活动受限。或全身发热,苔黄,脉数。治宜凉血清热利湿。方用清痹饮[经验方:生地黄 20 g,赤芍 15 g,苍术 15 g,黄柏 10 g,忍冬藤 30 g,青风藤 30 g,川萆薢 15 g,胆南星 10 g,防己 15 g,雷公藤 12 g(去皮先煎),威灵仙 15 g,桃仁 10 g,红花 10 g,知母 15 g]加减。

肿胀剧烈者加蜈蚣1条、全蝎3 g、地龙10 g,共研末冲服。形体瘦弱加生黄芪30 g、女贞子20 g、薏苡仁20 g。同时服新癀片,一天3次,每次3～4片,饭后服。

外治:消瘀拔毒散(参见单纯性滑膜炎)。局部外敷,一天更换1次。

如此治疗,连续1～2月,病情可获缓解。以后仍需继续服用,但要根据脉证,适当增减药物,直至症状消失,血沉正常,类风湿因子转阴。服药期间,定期复查肝肾功能及血尿常规。

3.风湿瘀痹

关节肿痛增粗,触之有海绵样感,活动受限明显,或有皮下结节。舌质黯红或有瘀斑、瘀点,脉弦涩。此时急性炎症消减,滑膜增厚,肉芽形成。治宜化瘀散结。方用补阳还五汤加减。另用蜈蚣1条、全蝎3 g、水蛭3 g、地龙5 g,共研细末,用上药汁冲服。伴有血管炎、脉管炎及曾长期服用皮质炎固醇类药物者,上方去桃仁、桂枝、薏苡仁加玄参、金银花、甘草。疼痛严重者,加服新癀片。用法用量同上。

4.混合痹

寒热错杂,湿瘀互结。症见关节肿痛、粗大,触之有海绵样感,活动受限,时轻时重缠绵不愈,局部皮温增高,但遇风寒疼痛加剧,脉弦苔白质暗红有瘀点。治宜清热散寒,活血化瘀。方用黄柏苍术散加减。寒盛痛重加制川草乌、细辛。湿盛肿胀有波动加茯苓皮、车前子。热盛局部红热明显加忍冬藤,去羌活、桂枝。瘀重加三棱、莪术、皂角刺。

由于本病原是正虚受邪,发病之后病程长,痛苦大,慢性消耗,加上长期服药,食欲欠佳,故气血亏虚,多比较严重,所以在上述辨证分型药物治疗的同时,适当增加营养、保持良好心态,也是很重要的。在急性炎症期,注意休息、制动,病情稳定期,配合适当锻炼等,对缓解病情,减少畸形和功能恢复都是十分必要的。

(二)西医西药

1.一线药物

即非甾体抗炎药。其主要作用,是通过抑制前列腺素,解除急性期疼痛和炎症。小剂量只有止痛作用,大剂量则有抗炎作用。但此类药物并不能阻断病程发展。

(1)水杨酸类:如肠溶阿司匹林。成人量每天3～5 g,分3～4次服或餐后服。儿童用量按年龄递减。肝肾功能较差,或消化道有出血倾向的患者慎用或不用。本品与吲哚药合用,易引起药物拮抗作用,故不宜合用。

(2)吲哚类:如吲哚美辛,每次25 mg,每天2～3次,饭后或餐中服,日最大量150 mg。小儿慎用或忌用,孕妇、哺乳期妇女、震颤性麻痹、精神病、癫痫史、肾功能较差、胃及十二指肠溃疡活动期或复发者等禁用。

(3)丙酸类:如布洛芬、萘普生、优布芬等,能改善关节僵硬和伸屈活动。其消炎、镇痛、解热作用与水杨酸类药相似。

(4)苯乙酸类:如双氯芬酸,每天3次,每次0.25 g。

(5)噻嗪类:如吡罗昔康,每天20 mg,1次服。必要时可增至40 mg。优点是疗效略强于吲哚美辛,用量小,作用迅速而持久。

2.二线药

又称慢作用抗风湿药。这类药除改善临床症状外,还影响实验指标,能使血沉、C反应蛋白、类风湿因子等下降,但起效慢。作用机制尚不清楚。

(1)金制剂。①硫代苹果酸金钠及硫代葡萄糖酸金钠:首次剂量为10～25 mg,以后每周1次,每次50 mg,直至产生疗效,总剂量达到1 g左右。以后改为维持量50 mg,每月1次。总剂量达到1 g仍无进步者不必使用。②金诺芬:口服片剂,每天2次,每次3 mg。③瑞得:每天1次,6 mg口服。

金制剂由于见效慢,故多主张用维持治疗,有一定不良反应,需定期复查血、尿常规、肾功能等。

(2)青霉胺:适用于严重活动性类风湿关节炎。一般认为其疗效比金制剂高,但毒性大,起效慢,需 1～3 个月才见效,故多主张与控制症状药(如激素类等)合用。小剂量开始,缓缓加量。由第 1 个月每次 125 mg,一天 2 次口服,至第 2 个月每次 250 mg,一天 2 次口服。最大用量每天 500～750 mg。6 个月为 1 个疗程。若 6 个月无效则停用。每隔 2 周检查血、尿常规、血小板。若白细胞、血小板减少,出现蛋白尿或血尿者应停药。对青霉素过敏者禁用。

(3)氯喹:对本病也有一定疗效。但其不良反应甚大,常常不能坚持用药。

(4)柳氮磺吡啶:国外报道,对本病效果好。用药 1～2 个月起效。疗效可保持 2 年左右。如连续用 6 个月无效则应停用。

3.三线药

即免疫抑制剂类药,也称细胞毒或细胞稳定药。

(1)甲氨蝶呤:既有抗炎作用,又有免疫抑制作用。对上述二线药作用不佳者,可选用本药,每周 5～10 mg 口服,即可奏效。如不满意,每周 3 次,当中隔 1 天,每次 7.5 mg 口服,周总量 22.5 mg,可取得满意疗效。一般 3～4 周症状体征改善,4～8 周滑膜炎消退,3～4 个月内可获最大疗效。降低血沉,改善骨侵蚀。但停药 2～3 周后滑膜炎有可能复发。不良反应有胃肠道反应、口炎、脱发、头痛,可引起胎儿发育异常,约 10%～30%出现骨髓抑制,有 3%～5%出现肝硬化。

(2)环磷酰胺:有抗炎和减轻肿痛作用,但不良反应大。通常剂量每天 100 mg,口服,或每次 50 mg,一天 2 次口服。或 0.2 g 加入 10～20 mL 生理盐水中,静脉滴注,每周 1 次。症状好转后改口服。多数用药 6 周后,病情开始好转,改用维持量,原剂量的 1/3～1/2,3～6 个月或更长。

(3)硫唑嘌呤:口服每次 50 mg,每天 2 次。症状好转后,逐渐减量,以原剂量的 1/2～1/3,维持 3～6 个月。定期复查肝、肾功能及血、尿常规。

(4)来氟米特:是一种新型免疫抑制剂。国内外大量基础研究和临床试验材料,把来氟米特(爱诺华)治疗类风湿关节炎推到了显赫的地位,期望开辟治疗类风湿关节炎的新高度。

4.皮质类固醇

对类风湿关节炎止痛消炎作用很强,小剂量即可快速获效。大剂量有免疫抑制作用。但不能根治本病,也不能阻断本病发展。长期服用,不良反应多,停药困难。而且停药后症状常出现反跳。因此,在治疗本病中如何恰当使用激素,是临床很值得研讨的课题。一般多用于慢作用药的桥梁药。即在慢作用药起效前,症状重者使用,待慢性药起效后,逐步减量,直至停用。类风湿关节炎活动期伴有全身发热,或严重血管炎,心、肺损害等,可考虑选用。

5.雷公藤及其制剂

对类风湿关节炎具有抗炎、镇痛、免疫抑制作用及抗凝作用。国内研究较广,报道很多。总的来说,雷公藤及其制剂治疗类风湿关节炎疗效肯定。比西药的二、三线药优越,但其毒性大,不良反应多。目前还不能将其有效成分和毒性分离出来。其毒性主要在根部,去皮后,可减轻其毒性,但疗效也减弱。临床应用需严格控制剂量和适应证。天津医院骨科提出的适应证是:①较长时间使用一线药物疗效不满意,不能控制病情发展的早、中期病员;②长期服用皮质类固醇类药,因疗效不佳或已发生不良反应,患者希望停用皮质类固醇,而停药有困难者;③为慎重起见,对于肝肾功能不佳,心脏病、高血压、较重贫血,溃疡病及过敏体质者不用。青年男女因易引起可逆的卵巢和睾丸功能障碍,故应慎用或不用。

第四节　强直性脊柱炎

强直性脊柱炎是一种原因不明的全身性慢性疾病,病变主要累及骶髂关节、脊柱,引起这些关节强直和纤维化,并可有不同程度的眼、肺、心血管、肾等多个器官的病变。本病一般类风湿因子阴性,故与 Reiter 综合征、牛皮癣样关节炎、肠病性关节炎等均属于血清阴性脊柱关节病。

本病属于中医学痹证之骨痹范畴,有复感于邪,内舍于肾的特点。

一、病因、病机

(一)西医病因

强直性脊柱炎的病因目前不清楚,可能与遗传、感染、免疫、环境因素有关

1.遗传

遗传因素在强直性脊柱炎的发病中具有重要作用,据流行病学调查,强直性脊柱炎患者 HLA-B27 阳性率高达 $85\% \sim 95\%$,而普通人群仅为 $4\% \sim 9\%$;HLA-B27 阳性者强直性脊柱炎发病率为 $10\% \sim 20\%$,而普通人群发病率为 $1\% \sim 2\%$,相差约 100 倍,故 HLA-B27 在强直性脊柱炎的发病中是一个重要因素。

HLA-B27 属于 MHC-I 类分子,其主要功能是与抗原肽结合并将致关节炎的抗原肽递呈给 CD_8^+ 细胞毒性 T 细胞,引起组织损伤。通常有以下几种假设解释 HLA-B27 与脊柱关节病的关系:①HLA-B27 充当某种感染因子的受体部位;②HLA-B27 是免疫应答基因标志物,决定对环境激发因素的易感性;③HLA-B27 可与外来抗原交叉反应;④HLA-B27 增加中性粒细胞活动性。但 HLA-B27 阳性与强直性脊柱炎并非绝对相关,因 HLA-B27 阴性者也可发生强直性脊柱炎。这提示除 HLA-B27 外,还有其他因素参与强直性脊柱炎的发病。

2.感染

实验表明,肠道肺炎克雷伯杆菌感染与强直性脊柱炎发病密切相关,推测肺炎克雷伯杆菌可能通过分子模拟机制诱发了针对 HLA-B27 或 HLA-B27 相关结构的自身免疫反应,并因此导致发生强直性脊柱炎。

3.自身免疫

强直性脊柱炎患者大部分病例血清补体增高,RF、IA[z4]、C_4 水

平显著增高,血清中有循环免疫复合物。以上现象提示免疫机制参与了本病发生。

4.其他

创伤、内分泌代谢障碍和变态反应等也被认为可能是发病因素。

(二)病理、病机

1.西医病理

强直性脊柱炎病理特征性改变是韧带附着端病,病变发生部位是韧带和关节囊的附着部,即肌腱端的炎症,导致韧带骨赘形成、椎体方形变、椎骨终板破坏、跟腱炎和其他改变。

心脏病变特点是侵犯主动脉瓣;肺部病变特点是肺组织呈斑片状炎症,进一步可发展成肺间质纤维化。

2.中医病因、病机

(1)先天不足、肾脏亏虚 HLA-B27 阳性率高达 96%,而普通人群仅 4%,患者表现为下腰背疼痛,晨僵,这些都表明先天不足、肾脏亏虚是本病发病的根本原因,肾虚正气不足,机体免疫功能低下,容易感受外邪,风寒湿邪乘虚而入,侵犯脊柱关节,发为痹证,临床可出现四肢关节肿痛,屈伸不利。若肾精亏虚,肾阴亏耗,患者则伴有潮热、盗汗、腰膝酸软、肢体乏力、耳鸣口干等症状,也同时累及心、肺、肝、脾阴不足;若肾阳不足则伴有腰膝冷痛、畏寒肢冷、夜尿增多、阳痿早泄、性欲冷淡等现象,同时伴有脾阳、心阳不足的现象。

(2)由于先天不足肾脏亏虚是发病的根本原因,动摇了机体的根本,因而病损遍及多个脏器系统,如心、眼、肺、肾、神经等,而且病势难以控制,病程长,骨痹日久可致骨松、柱弯,脊柱变形、功能丧失等并发症。

二、诊断要点

(一)临床表现

1.病史

强直性脊柱炎发病年龄早,多在 40 岁以下,男性多见,有一定的家族发病倾向。

2.症状

大多隐匿起病，进展缓慢，全身症状轻。早期常有晨起僵硬和下腰背痛，活动后可减轻。重症患者可伴有发热、乏力、食欲减退、消瘦等症状。开始时疼痛为间歇性，数月数年后发展为持续性，脊柱由下而上部分或全部强直，出现驼背畸形。女性患者一般病变较轻，进展较慢，外周关节较多受累。

(1)关节病变表现：强直性脊柱炎有多关节病变，绝大多数患者骶髂关节首先受累，以后上行发展至胸、颈椎，髋关节也可受累。而女性患者膝关节首先发病者多见。骶髂关节炎的发病特点为：腰骶部僵硬感，晨起更甚；间歇性或两侧交替出现腰痛和两侧臀部疼痛，且可放射至大腿，可表现为夜间痛，活动后或服消炎止痛药能缓解，双 4 字试验、直腿抬高试验阳性。有些患者无骶髂关节炎症状，仅 X 线检查发现有异常改变。

腰椎、颈椎、胸椎受累时均可表现疼痛、功能受限、畸形。尤其是腰椎在前屈、侧弯、后仰 3 个方向均受限，胸部扩张受限。

约 20% 患者可累及外周关节，分布多不对称，下肢关节及大关节较多见，部分患者可发生肌腱炎和筋膜炎。

(2)关节外表现：强直性脊柱炎的关节外病变大多出现在脊柱炎后。强直性脊柱炎可累及多个器官，患者可有乏力、体重下降、低热贫血。

心血管病变：主动脉根部的慢性非特异性炎症造成局部管壁、主动脉瓣叶及室间隔的纤维增殖，使主动脉瓣关闭不全或传导阻滞。心脏受累时临床可无症状，也可有明显症状。

眼部病变：25% 强直性脊柱炎患者可发生急性结膜炎、虹膜炎、眼色素膜炎、葡萄膜炎，眼部病变常为自限性，有时需用肾上腺糖皮质激素治疗，若治疗不当可致失明。

肺部病变：少数患者可出现肺上叶纤维化，并有囊肿形成与实质破坏，表现咳嗽、气喘，甚至咯血，并可能伴有反复的肺炎、胸膜炎。

肾脏淀粉样变虽比较少见,但它是本病主要死亡原因之一。强直性脊柱炎可合并 IgA 肾病。另外耳部、前列腺、神经系统均可有病变,但少见。

3.检验与检查

(1)实验室检查:多数患者血沉增快,C 反应蛋白增高,IgA、IgM 增高,类风湿因子、ANA 阴性,HLA-B27 大多数阳性,15% 有轻度贫血,部分患者碱性磷酸酶增高。

(2)X 线检查:对强直性脊柱炎的诊断有极为重要的意义。强直性脊柱炎的早期最特征的变化是在骶髂关节,98%～100% 的患者早期即有骶髂关节 X 线改变,这是诊断本病的重要依据。通常按纽约标准分级:0 级为正常骶髂关节;Ⅰ 级为可疑骶髂关节病变;Ⅱ 级骶髂关节边缘模糊,略有硬化和微小侵蚀,关节腔轻度变窄;Ⅲ 级骶髂关节两侧硬化,关节边缘模糊不清有侵蚀病变伴关节腔消失;Ⅳ 级关节完全融合或强直伴残存的硬化。

(3)脊柱 X 线改变:90% 自下而上改变,早期椎间小关节椎体骨小梁模糊,椎体"方形椎",晚期脊柱强直,其典型影像为"竹节样"改变。

(二)诊断标准(纽约诊断标准)

1.临床诊断

(1)腰椎在所有 3 个方面(前屈、侧弯、后仰)活动皆受限。

(2)胸腰部或腰椎疼痛病史。

(3)胸廓扩张受限,在第 4 肋间水平测量,只能扩张 2.5 cm 或少于 2.5 cm。

2.分级

(1)肯定的强直性脊柱炎:①Ⅲ～Ⅳ 级双侧骶髂关节炎,同时至少具备 1 项临床诊断标准;②Ⅲ～Ⅳ 级单侧骶髂关节炎;③Ⅱ 级双侧骶髂关节炎,并具备临床诊断标准①或具备临床标准②和③两项。

(2)可能的强直性脊柱炎:Ⅲ～Ⅳ 级双侧骶髂关节炎而不具备临床诊断标准。

三、治疗

(一)临床评价

强直性脊柱炎的治疗目的在于控制炎症,减轻或缓解症状,维持正常姿势和最佳功能状态,防止畸形。要达到上述目的,关键在于早期诊断、早期治疗,采取综合措施进行治疗。目前,大多数学者观察后认为甲氨蝶呤能缓解病情,能阻止病情进一步发展,但也有人认为甲氨蝶呤仅能改善症状,除非甾体抗炎药对控制症状有效外,尚无公认的对强直性脊柱炎特效治疗或控制疾病的药物。中医中药对强直性脊柱炎的治疗也是如此,以改善症状为主,尚未进行深入细致的研究,更勿论缓解病情的药物。但中医通过补肾填精,活血舒筋,可以减轻或缓解症状,控制炎症,调节免疫功能。有报道中西医结合治疗疗效更好。特别是患者不适合用甲氨蝶呤或其他西药时,中医药采用多种治疗手段可以发挥较大的作用。

(二)中医治疗

中医多种疗法配合使用,可共同起到补肾活血、祛风散寒、疏通筋络的作用。

1.辨证论治

辨证要点:辨邪实正虚。邪实又分风寒湿邪瘀血偏重之不同,正虚需辨肾气、肾阳、肾阴抑或气血亏虚。

(1)肾虚督寒。

1)证候:腰骶、脊背疼痛,晨僵,项背僵痛,活动不利,得温痛减,背冷恶寒,四肢关节酸痛肿着,舌苔薄或白,脉沉弦或细迟。

2)治法:益肾蠲痹,温经散寒,活血通络。

3)方药:方用独活寄生汤加减。羌、独活各 10 g,桑寄生 10 g,杜仲 10 g,鸡血藤 15 g,红花 10 g,威灵仙 15 g,续断 10 g,桂枝 10 g,鹿角片(或胶)10 g,淫羊藿 10 g。

若疼痛走窜不定,怕风,风邪偏重,加青风藤 30 g、防风 10 g;关节肿胀,舌苔白腻,湿邪偏重,加木通 6 g、生薏苡仁 30 g;疼痛较甚,怕冷,遇寒加重,寒邪偏重加制附子 10 g、川草乌各 6 g、细辛 3 g;若病程长,脊柱关节疼痛固定畸形,舌有紫斑,可加重活血化瘀药,如土鳖虫 10 g、三棱 10 g、莪术 10 g、乌梢蛇 10 g 等。

(2)肝肾两虚,邪郁化热。

1)证候:腰背疼痛,腰骶及项背强直畸形,活动障碍,胸廓不张,低热形羸,腰膝酸软,头晕耳鸣,形体消瘦,大便干,小便黄,舌苔黄腻,脉滑数或弦滑数。

2)治法:滋补肝肾,清热通络。

3)方药:健步壮骨丸加减。龟甲 10 g,知母 10 g,黄柏 10 g,当归 10 g,白芍 20 g,杜仲 10 g,怀牛膝 10 g,鳖甲 10 g,秦艽 10 g,木瓜 10 g,补骨脂 10 g,红花 10 g。

对关节疼痛,扪之发热,口干,舌红之化热型,去杜仲,加生石膏 30 g、虎杖 20 g;肾阴虚,加生地黄 10 g、桑椹子 10 g;若脊柱僵直变形,可加白僵蚕 10 g、制南星 10 g、土鳖虫 10 g 等。

中成药:①风痛宁,每次 4 片,每天 3 次,具有祛风除湿,消炎止痛作用,少数患者会出现皮肤瘙痒、皮疹等变态反应。②风湿马钱片,每次 1~2 片,每天 2 次,最多每天不超过 6 片,具有散寒止痛之功效,对疼痛较甚的患者有一定的疗效。部分患者有口唇发麻,心律失常。③雷公藤片及雷公藤总苷片,每次 1~2 片,每天 3 次,有抗炎和抑制免疫作用,适用于早中期患者。1 个月为 1 个疗程,连服 1~2 个月后观察疗效。不良反应主要有肝功能损害、胃肠道反应、生殖系统损害,可与甲氨蝶呤合用。

2.辨病治疗

(1)朱良春应用益肾蠲痹丸(地黄、当归、淫羊藿、全蝎、蜈蚣、蜂房、鹿衔草、地鳖虫)治疗,疗效满意。

(2)王为兰用益肾通督片(狗脊、菟丝子、骨碎补、枸杞子、生熟地、猪脊髓、鹿角胶、水蛭、白芥子),田常炎等用洋金花制剂治疗,均取得一定疗效。

3.针灸治疗

多选用夹脊两侧有关穴位,如大椎、身柱、脊中、命门、肾俞、腰俞、阳关等穴,合并坐骨神经疼痛的选用环跳、坐骨穴、委中、承山等穴。每次选 4～5 个穴位,每天 1 次。

4.推拿治疗

其目的是疏通经络,增加关节活动幅度和改进肌肉、皮肤的营养状态。对晚期患者,按摩手法要轻柔、和缓,不可粗暴,以防骨折。

5.外治法

如南星止痛膏、麝香追风膏等,对腰背痛,并有天气变化或遇冷加重者,可在疼痛局部敷用。另可用祛风散寒、活血止痛药,或加用补肾强骨及搜风剔络之虫类药,让患者熏蒸泡浴或泡酒饮用。

(三)西医治疗

西医治疗包括教育患者和家属,使其了解疾病的性质、病程、治疗措施及预后,增强抗病的信心和耐心,注意维持正常的姿势和活动能力,睡硬板床,每天俯卧半小时,防止脊柱弯曲畸形;保持乐观情绪,戒烟酒;了解药物的作用和不良反应,以利配合治疗,取得更好的效果。另外还有体疗、理疗、药物及外科治疗等。

1.药物治疗

(1)非甾体抗炎药:吲哚美辛 25～50 mg,每天 3 次口服;吡罗昔康每次 20 mg,每天 1 次口服;萘普生每次 0.25 g,每天 2 次口服;布洛芬每次 0.1 g,每天 3 次口服;双氯芬酸(扶他林)每次 50～150 mg,每天 1 次口服;西乐葆每次 0.1 g,每天 2 次等。

(2)柳氮磺吡啶:剂量由每次 0.25 g,每天 3 次开始,每周增加 0.25～1.0 g,每天 3 次维持,最多不超过每次 0.75 g,每天 3 次,药效随服药时间的延长而增加。不良反应主要为消化道症状、皮疹、血象及肝功能改变等,但均少见。柳氮磺吡啶是治疗强直性脊柱炎的首选药物。

(3)甲氨蝶呤:据报道疗效于柳氮磺吡啶相似,小剂量疗法为每周 1 次 5 mg,以后每周 10～15 mg。口服、肌内注射、静脉滴注均可。待见效后再减量维持每周 7.5 mg 或每两周 10 mg。不良反应有胃肠反应、骨髓抑制、口腔炎、脱发等,,故用药期间定期查肝功能和血象,忌饮酒。

(4)肾上腺糖皮质激素:一般情况下不主张用这类激素,但在急性虹膜炎或外周关节炎用非甾体抗炎药治疗无效时,可用之局部注射或短期小剂量口服。

2.手术治疗

对严重脊柱畸形患者,可做矫形手术,包括脊柱截骨术、全髋关节置换术、髋关节成形术等。

3.其他治疗

对肺部病变者主要应对症治疗,积极预防和治疗继发感染;心脏病变如主动脉瓣关闭不全严重者可行主动脉瓣换瓣手术;对严重传导阻滞者可安装人工心脏起搏器。另有血浆置换、免疫吸附治疗。

(四)中西医综合治疗经验

1.中西医综合治疗的必要性

强直性脊柱炎是一个损害脊柱关节并涉及全身系统的慢性疾病,西医治疗大都采用非甾体抗炎药、甲氨蝶呤、柳氮磺吡啶等,并需要长期服用,但不良反应较大,患者往往难以坚持。且目前尚无公认的对强直性脊柱炎特效治疗或控制疾病的药物。中医通过辨证论治,标本兼顾,一方面补肾填精,活血舒筋,一方面祛风湿,化痰瘀,往往可以减轻或缓解症状,控制炎症。特别在患者不适合用甲氨蝶呤或其他西药时,中医药采用多种治疗手段可以发挥较大的作用。

2.中西医综合治疗的经验

(1)强直性脊柱炎好发于年轻男性(也有不少女性患者),有相当一部分患者发病年龄<16岁,还有一部分患者正值生育期(包括男性),柳氮磺吡啶为这些患者的首选药物,若加用补肾填精、化湿通络之中药,可以共同达到调节免疫、消炎止痛、增加疗效的作用,对减少柳氮磺吡啶的用量可能有帮助,而且相对来说不良反应较小,不影响患者的生长发育及生育。

(2)对服用柳氮磺吡啶、甲氨蝶呤后因严重不良反应不能耐受的患者,通过辨证论治、标本兼顾,结合辨病论治,同时教育患者,注意维持正常的姿势和活动能力,防止脊柱弯曲畸形。配合针灸、体疗、理疗及外治疗法等,往往能收到较好的疗效。

(3)强直性脊柱炎晚期患者,大多脊柱关节畸形,疼痛并不明显,但肢体功能明显减退甚至丧失,身体消瘦,抵抗力下降,低热盗汗,此时病情相对稳定,关节畸形已难以改变,用柳氮磺吡啶、甲氨蝶呤风险已经大于效益,而中药补益肝肾、舒筋活血、化痰祛瘀,可以达到扶正祛邪、调整免疫、减轻症状的目的。

第五节 痛风性关节炎

痛风性关节炎是由尿酸代谢异常引起的关节疼痛红肿,反复发作,血尿酸增高,并可累及肾脏和形成痛风石的一种疾病。本病分为原发性和继发性两种。前者是本节介绍的重点。后者常继发于血液病、肾脏病、恶性肿瘤等,不做具体介绍。

痛风,这一病名,在中医学文献中,早有记载,如《丹溪心法》《类证治裁》《证治准绳》《医学入门》等均列有"痛风"专门。并对病因证治做了详细描述。当然,这些文献中的"痛风",除包括本节所介绍的"痛风性关节炎"外,还包括一些其他疼痛性关节病。

一、病因、病理

先天禀赋不足,气不化津,内生湿浊;或因脾虚失运、化湿生痰;或因肾气不足、水运不利、湿浊内蕴;或因过食肥甘、湿热内聚等。总之,本病的病机主要是湿浊痰热积于体内,每当感受风寒、或劳累伤损或正气虚弱时则湿热流注关节、皮肤而发病。湿痰与气血搏结则形成皮下结节,湿浊内含于肾则伤肾。

西医学认为,本病是由于尿酸代谢异常而致血尿酸值增高、尿酸盐类沉积在关节滑囊、肌腱、肾脏、皮下和其他组织中所造成。尿酸是来源于体内嘌呤物质和核酸物质分解代谢的产物。正常人每天产生尿酸,如果生成速率与排出率相当,则血尿酸值能保持恒定状态,否则,可造成高尿酸血症。造成尿酸生成率与排出率失调的原因:一为体内嘌呤物质和核酸物质分解代谢旺盛,致尿酸生产过多(内源性);二为大量食入富于嘌呤的食物如动物的肝、肾、脑,鱼子、沙丁鱼、瘦肉、豆类等引起尿酸增多(外源性);三为患者肾脏排泄尿酸的能力低于正常。使尿酸聚留血中,从而形成高尿酸血症。血中尿酸绝大部分以尿酸钠离子形式存在。在生理状态下尿酸钠的浓度很低,男性的饱和度约为 0.42 mmol/L,女性约为 0.357 mmol/L。超过此值,将因过饱和而析出结晶。尿酸钠结晶(盐)沉积在关节、滑囊、肌腱、肾脏、皮下和其他组织,即可形成痛风性关节炎、痛风石及痛风肾等。

痛风性关节炎的病理过程,首先是尿酸钠结晶沉积在骨端松质骨关节囊附着处,使局部骨质吸收。以后尿酸盐进一步沉积在软骨,软骨下骨质和关节腔内。随着关节腔内沉积的尿酸钠结晶量增多,刺激滑膜,引起滑膜的急性炎性反应。使滑膜充血、肿胀、关节液增加。而出现关节红肿热痛的急性炎症表现,经过治疗和休息数天后急性炎症消退。但可反复发作。日久则滑膜增生肥厚,软骨面变薄、消失,骨端破坏吸收,边缘骨质增生,形成纤维强直。尿酸盐沉积多的大片骨质吸收,局部皮肤隆起、变薄,甚至破溃。

痛风石由多中心的尿酸钠结晶、结晶间物质、炎性或异物性肉芽肿形成。

痛风肾,尿酸钠结晶多数沉积在肾髓质内,结晶周围可见红细胞炎性反应,肾小盏内可见尿酸盐结石,晚期部分患者可发生肾盂肾炎或肾血管病及高血压。

二、临床表现与诊断

(一)临床表现

原发性痛风,好发于 30～50 岁男性。女性发病较少,且多见于绝经期妇女。10%～60%有家庭遗传特点。50%以上的第 1 跖趾关节为首发关节,依次为足背、足踝、足跟、膝、腕、掌指关节等,罕见于骶髂、脊柱、髋和肩关节。初起发病急骤,大多于夜间突然发病,单一关节红肿、剧痛、灼热。活动受限,可伴有身热、多汗等全身症状。一般持续 3～11 天症状缓解,炎症消退。首次发病后全身和受累关节可完全恢复正常。间隔数天甚至数年,上述症状再次发作,如此反复发病,间隔时间越来越短,受累关节数目增多。引起发病的诱因,常为饮酒、暴食肥甘、着凉、劳累、创伤或精神刺激等,多次发病后主要受累关节可发生僵硬、畸形,功能严重障碍,或形成溃疡,经久不愈合。部分患者在耳轮及尺骨鹰嘴处可发生结节样痛风石,约 1/3 患者可出现痛风性肾病。

1.血尿酸测定

急性发作性关节炎,血尿酸高于同性别正常人平均值 150～380 μmol/L 为可疑,超过 380 μmol/L 即可肯定诊断。

2.尿尿酸测定

给予无嘌呤饮食正常男性 24 小时尿尿酸总量不超过 3.54 mmol(600 mg),如果 24 小时尿尿酸＞4.5 mmol 提示尿酸产生过多。大多数原发性痛风尿尿酸＜3.54 mmol/d,非肾源性继发性痛风尿尿酸＞4.5 mmol/d。临床治疗时,对尿酸排泄少者,可用排尿酸药,尿酸排泄多者须用抑制尿酸生成药而不宜用排尿酸药。

3.关节液和痛风石镜检

取关节液 1 滴放玻片上镜检可见针状结晶。痛风石吸出物,可加稀硝酸 5 滴,加热干燥后再加氨溶液,则呈紫色。

X 线摄片早期多无异常或仅见受累关节周围软组织肿胀。病程长者可见局部骨质疏松、腐蚀,或受累关节附近的骨质有穿凿样、虫蚀样、蜂窝状或囊状破坏,边界清楚,周边骨密度正常或增高。痛风石钙化则 X 线片上可见钙化阴影。

(二)诊断

典型的急性发作性关节炎,并有反复发病史,结合患者年龄、性别、阳性家族史及其诱因;血尿酸增高或关节液有尿酸钠结晶。

本病急性期应与风湿热、急性化脓性关节炎、蜂窝织炎等鉴别;慢性期应与类风湿关节炎等鉴别。

三、治疗

(一)中医辨证治疗

1.湿热下注证

急性发作性下肢关节痛肿红热(多为单关节),活动受限或伴全身发热,脉滑数,苔黄腻。治宜除湿清热,消肿止痛。内治以三妙丸加胆南星、生薏苡、桂枝、木防己、威灵仙、桃仁、红花、忍冬藤、车前子。外治以骨疽拔毒散(经验方:芒硝20 g,明矾20 g,生南星20 g,冰片3 g,共研细末)蜜调外敷患处。

2.风寒湿证

肢体关节疼痛,屈伸不利,或呈游走性疼痛,阴雨寒凉加重,或痛处固定不移,发作性剧增。涉及多个关节,以上肢居多。脉弦紧或浮弦,舌苔薄白。治宜祛风散寒、除湿通络。方用通痹汤(当归、丹参、鸡血藤、海风藤、透骨草、独活、钻地风、香附)加减。风胜者加防风、羌活、威灵仙;寒偏胜者加制川乌、制草乌、桂枝、细辛;湿胜者加薏苡仁、萆薢。

3.痰瘀痹阻证

关节肿大、胀痛不适,发作性加剧,日久不愈反复发作;或病如针刺,固定不移,局部皮色紫暗,甚至关节强直,屈伸不利,皮下结节舌质胖肿紫或有瘀斑,苔白腻,脉弦涩。治宜化痰活血、通络。内治以化瘀通痹汤(延胡索、当归、丹参、乳香、没药、鸡血藤、香附、透骨草)加白芥子、僵蚕。痰瘀久留痛,病如针刺,昼轻夜重加蜈蚣、土鳖虫、炮山甲等。外治以骨疽拔毒散外敷局部。

(二)西药治疗

原发性痛风尚无根治药物,目前所采用的治疗方法。都是旨在预防和中止急性发作、排泄尿酸或抑制尿酸合成,晚期结合手术刮除痛风后促进创口愈合,或采用关节重建解决关节功能障碍。

1.预防发病

低嘌呤、低热量饮食。避免高嘌呤食物如动物的心、肝、肾、脑、沙丁鱼、酵母等摄入,以及其他引起急性发作的诱因。鼓励多饮水、多食碱性食物如蔬菜、柑橘、西瓜、冬瓜、牛奶等。

2.控制急性症状

(1)秋水仙碱:首次 0.5～1.0 mg 口服,以后每小时 0.5 mg。直到疼痛缓解或出现严重胃肠道反应,而不能耐受时,改为维持量 0.5 mg,每天 1～2 次。有肾功能减退者每天用量不宜超过 3 mg。一般服药 12 小时后开始消肿,1～2 天后病痛完全消失。不能接受口服者,可用秋水仙碱 2 mg 加入生理盐水 20 mL,静脉缓注,不能外漏,必要时 6～8 小时后可重复注射 1 次。总量不超过 4～6 mg。用药过程中除注意严重胃肠道反应外,还需定期复查血象和肝功能,以防血白细胞减少或药物性肝损害。

秋水仙碱控制痛风急性症状,疗效迅速明显,但不能抑制尿酸生成,亦不能增加尿酸的排泄。

(2)非甾体抗炎药:以吲哚美辛为代表,开始为 25～50 mg 口服,每天 3～4 次,一般 24 小时开始显效,2～3 天症状明显减轻后逐渐减量,可同时配合扶他林乳胶剂,外涂局部。一日数次。

(3)糖皮质激素:对于用秋水仙碱或非甾体抗炎药无效或不能耐受者,可用促肾上腺皮质激素加入葡萄糖液 500 mL 内静脉滴注,或泼尼松 10 mg,每天 3 次口服。疗程 2～3 天。糖皮质激素能迅速控制痛风急性症状,但停药后往往出现"反跳",因此不要轻易使用。

上述药物联合应用,并适当给予小剂量降尿酸药(不宜单独使用),可以减少药物用量减轻不良反应,缩短疼痛缓解时间。

3.降血尿酸

(1)排尿酸药。①丙磺舒:从 0.25 g 开始,每天 2 次口服。2 周内增至 0.5 g,每天 3 次。最大剂量不超过每天 3 g。有少许患者可发生皮疹、发热、胃肠道反应,偶可引起痛风性发作。本药属磺胺类,对磺胺过敏者禁用。②磺吡酮:从 50 mg 每天 2 次开始,渐增至 100 mg 每天 3 次。适用于某些难治的患者,与丙磺舒合用,有协同作用。对胃肠道刺激及骨髓毒性比丙磺舒较高。③别嘌醇:25～100 mg,每天 1 次。约 90% 的患者,高尿酸血症可得到控制。适用于有广泛痛风结节和用丙磺舒或别嘌呤有困难的患者。

使用上述排尿酸药,应同时服用碳酸氢钠,并大量饮水。以碱化尿液、保持尿量充沛。对于肾功能不佳、有尿路结石,年龄＞60岁、尿酸排泄＞4.1 mmol/d者,不宜应用。

(2)抑制尿酸合成:别嘌呤醇 100 mg,每天 3 次,口服。必要时可增至 200 mg,每天 3 次。近年有人认为,每天 1 次用药,与分次用药疗效相同。有明显肾功能不佳者,用量应减半。本药主要适用于尿酸生成过多和不适宜使用排尿酸药者。用药过程中出现尿酸转移性痛风发作,可辅以秋水仙碱治疗。

参 考 文 献

［1］郭凯.中医骨伤科疾病诊疗及护理［M］.北京:科学技术文献出版社,2020.

［2］李楠,莫文.骨伤内伤学［M］.北京:人民卫生出版社,2021.

［3］李吉平,王岩,李波.中医骨伤科学［M］.贵阳:贵州科技出版社,2020.

［4］王海彬,穆晓红.实验骨伤科学［M］.北京:人民卫生出版社,2021.

［5］杨鸫祥,赵勇.中医骨伤科学［M］.北京:中国中医药出版社,2020.

［6］詹红生,杨凤云.中医骨伤科学［M］.北京:人民卫生出版社,2021.

［7］梁明.现代骨伤与骨病临床诊疗学［M］.哈尔滨:黑龙江科学技术出版社,2020.

［8］莫文.中医骨伤常见病证辨证思路与方法［M］.北京:人民卫生出版社,2020.

［9］黄辉春,原志红,李建德,等.实用骨伤科诊疗［M］.北京:科学技术文献出版社,2020.

［10］刘密.骨伤科常见病中医药适宜技术［M］.北京:中国中医药出版社,2020.

［11］马勇.伤筋动骨无创疗法［M］.郑州:河南科学技术出版社,2021.

［12］赵文海,詹红生.中医骨伤科学[M].上海:上海科学技术出版社,2020.

［13］冷向阳.中医骨伤科学基础[M].北京:人民卫生出版社,2021.

［14］栾金红,郭会利.骨伤影像学[M].北京:中国中医药出版社,2021.

［15］田昭军.传统中医骨伤治疗学[M].天津:天津科学技术出版社,2020.

［16］阮玉山,李菲,顾霄鹏.现代骨伤与骨病临床诊疗学[M].汕头:汕头大学出版社,2020.

［17］沈钦荣.理伤续断得录[M].北京:中国中医药出版社,2021.

［18］徐文铭.现代中医骨伤科诊疗精要[M].北京:科学技术文献出版社,2021.

［19］王轩.现代中医骨科理论与临床应用研究[M].长春:吉林科学技术出版社,2021.

［20］陈新宇,王春英.中医正骨疗伤法[M].成都:四川科学技术出版社,2020.

［21］樊效鸿,李刚.骨伤科手术学[M].北京:人民卫生出版社,2021.

［22］刘凯.临床中西医常见疾病诊疗精要[M].北京:中国纺织出版社,2021.

［23］付士芳,李跃彤,任凤蛟,等.中医传统功法易筋经在骨伤科疾病康复中的研究进展[J].天津中医药,2021,39(5):675-680.

［24］王明亮,梁明,田增辉,等.明清时期中医骨伤科的治疗技术初探[J].中医正骨,2020,34(5):71-74.

［25］朱立国,邱贵兴.坚持中西医并重,提升中医骨伤科循证研究水平[J].中国骨伤,2021,34(1):1-4.

［26］刘玉红.基于五体辨证的治则在中医骨伤科中的应用现状[J].中医临床研究,2020,14(11):118-119.

［27］张佳铭,周铖,张莹,等."动静结合"理念在中医骨伤科学中的应用[J].中医文献杂志,2021,39(6):88-92.